育儿知识百科

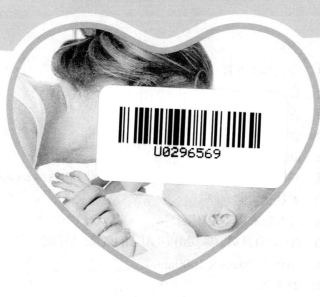

岳然/编著

青岛出版社 QINGDAO PUBLISHING HOUSE

国家一级出版社
全国百佳图书出版单位

图书在版编目（CIP）数据

育儿知识百科 / 岳然 编著. — 青岛：青岛出版社, 2013.11
ISBN 978-7-5436-9822-2

Ⅰ.①育… Ⅱ.①岳… Ⅲ.①婴幼儿—哺育 Ⅳ.①R174

中国版本图书馆CIP数据核字(2013)第266988号

书　　名	育儿知识百科
编 著 者	岳　然
出版发行	青岛出版社
社　　址	青岛市海尔路182号（266061）
本社网址	http://www.qdpub.com
邮购电话	13335059110　0532-85814750（传真）0532- 68068026
责任编辑	尹红侠　曲　静
印　　刷	北京德富泰印务有限公司
出版日期	2014年1月第2版　2019年6月第3版第5次印刷
开　　本	16开（720mm×1000mm）
印　　张	24.5
字　　数	300千
书　　号	ISBN 978-7-5436-9822-2
定　　价	29.8元

编校质量、盗版监督服务电话 4006532017 0532-68068670
青岛版图书售后如发现质量问题，请寄回青岛出版社出版印务部调换。
电话：0532-68068629
本书建议陈列类别：育儿类　生活类

前言

孩子是上天赐予父母的珍贵礼物，是降临人间的可爱天使。孩子是父母手心里的宝贝，需要父母的呵护、疼爱和精心的养育，爱和责任是每位新手爸妈需要承担和面对的挑战，新手爸妈需要及时掌握科学的育儿知识、正确的喂养方法和先进的早教理念。

让宝宝健康快乐成长，身体棒棒，聪明伶俐，是父母的最大心愿。新生宝宝娇嫩柔弱，小婴儿身体抵抗力普遍偏低，若父母稍稍护理不当或喂养不当，小宝宝就容易生病。一旦宝宝生病，新手爸妈难免会担心焦急，常常束手无策。面对生病的宝宝，父母一定要学会正确的护理和喂养方法，因为正确的护理喂养方法才能为宝宝的健康保驾护航，而不当的护理喂养还容易让宝宝的病情加重。

为此，我们精心推出了这套孕产育儿百科丛书，丛书的编者系多年从事儿科和妇产科临床工作的资深专家，并由全国知名妇产育儿早教专家戴淑凤教授精心审定，全套丛书共分6册，分别是《怀孕分娩育儿百科》《怀孕知识百科》《十月怀胎百科》《胎教知识百科》《新生儿婴儿护理百科》《育儿知识百科》，本书《育儿知识百科》是其中的一册。这套丛书内容涵盖孕前准备、孕期保健、孕期营养、孕期胎教、新生儿护理、婴幼儿护理、宝宝喂养、宝宝早教等各个方面，知识全面，讲解细致，是新手爸妈孕育宝宝的绝佳指南。

《育儿知识百科》按照0~3岁宝宝的各月龄分别详述宝宝身心发育状况、保健护理、营养饮食、早期教育、疫苗接种等各种育儿知识。本书附录中分别按照4~6个月、7~9个月、10~12个月详细介绍宝宝各阶段的辅食做法，并配以详细的食材调料和功效解析。书中还配有可爱的手绘卡通图片和温馨的健康小贴士，能给准妈妈带来轻松美好的阅读体验。

本书内容实用全面，对于宝宝每个月龄的日常护理、生活喂养、早期教育等各个方面都进行了细致周到的讲解，囊括了宝宝日常生活的点点滴滴，通过一个个细节体现出浓浓的爱子之心和先进的育儿理念，值得新手爸妈阅读参考。愿本书能帮助新手爸妈轻松应对各种育儿困惑和养育难题，陪伴宝宝一起快乐成长。

编　者

2019年3月

目 录

Part 4 3~4个月

Part 5 4~5个月

Part 6 5~6个月

Part 7　6~7个月

Part 8　7~8个月

Part 9 8~9个月

宝宝的身体和感觉发育

宝宝的保健和护理

宝宝的饮食和营养

宝宝的早教

疫苗接种

Part 10 9~10个月

宝宝的身体和感觉发育

宝宝的保健和护理

宝宝的饮食和营养

宝宝的早教

Part 11 10~11个月

Part 12 11~12个月

Part 13 12~14个月

Part 14 14~16个月

Part 15 16~18个月

Part 16 18~20个月

Part 19 24~27个月

Part 20 27~30个月

附　录

Part 1

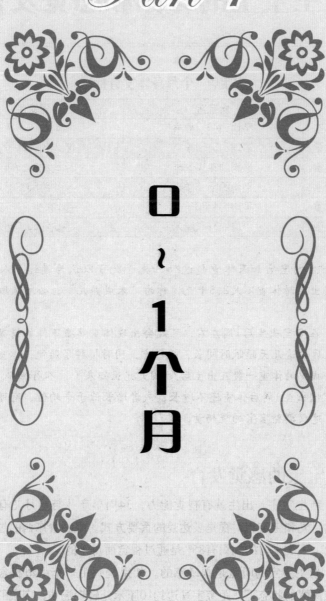

0～1个月

新生宝宝的身体和感觉发育

宝宝0~1个月身体发育标准

		女宝宝	男宝宝
出生时	身高	平均约49.7厘米	平均约50.4厘米
	体重	平均约3.24千克	平均约3.35千克
	头围	平均约34.0厘米	平均约34.5厘米
满月时	身高	平均约55.6厘米	平均约56.8厘米
	体重	平均约4.73千克	平均约5.11千克
	头围	平均约37.2厘米	平均约38.0厘米

足月出生的宝宝如果体重超过2500克，就可以认为渡过了人生的第一关。若宝宝出生时体重不足2.5千克，称为"未成熟儿"，必须采取特殊护理措施。

不过，在宝宝出生后1周左右，可能会出现体重略微下降的情况，这是因为宝宝出生后的这几天睡眠时间长，吃得少，同时排掉了胎便，体重自然就减轻了。这些减掉的体重一般在出生后7~10天就长回来了，不用担心。

如果宝宝出生1周后体重还不增长，或者增长低于平均值，有可能是妈妈喂奶不足，建议调整宝宝的喂奶量。

❤ 新生宝宝的感觉发育

视觉：新生宝宝一出生就有视觉能力，34周早产儿与足月儿有相同的视力，父母的目光和宝宝相对视是表达爱的重要方式。眼睛看东西的过程能刺激大脑的发育，人类学习的知识有85%是通过视觉而得来的。

听觉：新生宝宝的听觉是很敏感的。如果妈妈用一个小塑料盒装一些黄豆，在宝宝睡醒的状态下，距宝宝耳边约10厘米处轻轻摇动，宝宝的头会转向小盒的方向，有的宝宝还能用眼睛寻找声源，直到看见盒子为止。如果用温柔的呼唤作为刺激，在宝宝的耳边轻轻地说一些话，那么，宝宝会转向说话的一侧，如换到另一侧呼唤，也会产生相同的结果。新生宝宝喜欢听妈妈的声音，这声音会使宝宝感到亲切，宝宝不喜欢听过响的声音和噪声。如果听到过响的声音或噪声，宝宝的头会转到相反的方向，甚至用哭声来抗议这种干扰。

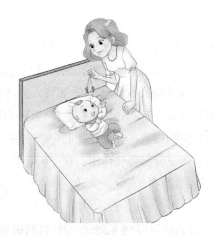

触觉：新生宝宝从生命的一开始就已有触觉，触觉是宝宝安慰自己、认识世界、与外界交流的主要方式。当妈妈抱起宝宝时，他们喜欢紧贴着妈妈的身体，依偎着妈妈。新生宝宝对不同的温度、湿度、物体的质地和疼痛都有触觉感受能力。就是说他们有冷热和疼痛的感觉，喜欢接触质地柔软的物体。嘴唇和手是宝宝触觉最灵敏的部位。

味觉：新生宝宝有良好的味觉，从出生后就能精细地辨别食物的滋味。给出生只有一天的新生宝宝喝不同浓度的糖水，发现他们对比较甜的糖水吸吮力强，吸吮快，所以喝得多；而对比较淡的糖水喝得少；对咸的、酸的或苦的液体有不愉快的表情，如喝酸橘子水时会皱起眉头。

嗅觉：新生宝宝能认识和区别不同的气味。当他开始闻到一种气味时，有心率加快、活动量改变的反应，并能转过头朝向气味发出的方向，这是新生宝宝对这种气味有兴趣的表现。

🌱 新生宝宝的心理发育

妈妈可以发现，新生宝宝最喜欢看妈妈的脸。有资料表明，被妈妈多加关注的宝宝安静、易笑。

在宝宝出生后30分钟内，最好把宝宝放置在妈妈胸前。不管新妈妈此刻是否精疲力竭，都应努力抱抱宝宝，让宝宝伏在妈妈胸口睡上一小觉。分娩后的搂抱对母子关系的建立和日后安抚宝宝都有事半功倍之效，宝宝的表情也会因此显得安恬及放松。如果宝宝出生后12小时还没有躺进妈妈怀抱，会使宝宝情绪上惶惑不安。

此外，每次小宝宝醒来时，妈妈可在宝宝的耳边轻轻呼唤宝宝的名字，并温柔地与其说话，如"宝宝饿了吗？妈妈给宝宝喂奶奶""宝宝尿尿了，妈妈给宝宝换尿布"等。宝宝听到妈妈柔和的声音，会把头转向妈妈，脸上露出舒畅和安慰的神态，这就是宝宝对妈妈声音的回应。经常听到妈妈亲切的声音可以使宝宝感到安全、宁静，也为日后良好的心境打下基础。

皮肤是最大的体表感觉器官，是大脑的外感受器。温柔的抚摸会使关爱的暖流通过爸爸妈妈的手默默地传递到孩子的身体、大脑和心里。这种抚摸能滋养宝宝的皮肤，并可在大脑中产生安全、甜蜜的信息刺激，对宝宝智力及健康的心理发育起催化作用。在平时，妈妈可以发现，常被妈妈抚摸及拥抱的孩子，性格温和，安静、听话。

🌰 新生宝宝特殊的生理现象

在照料宝宝的时候，妈妈最好能了解宝宝的这些特殊生理特征，并将这些生理特征和其他的疾病征兆区别开来，以便更好地照料宝宝。

体重减轻

新生宝宝出生后2～3天，由于皮肤上胎脂的吸收、排尿、体内胎粪的排出及皮肤失水，加之刚出生的宝宝吸吮能力弱、吃奶少，体重非但不增，反而出现暂时性下降。在出生后3～5天体重下降有时可达出生体重的6%～9%，在出生后7～11天恢复到出生时的体重，这称为生理性体重下降。如果体重下降超过出生体重的30%以上，或在出生后第13～15天仍未恢复到出生时的体重，这是不正常的现象，说明有某些疾病，如新生儿肺炎、新生儿败血症、腹泻等，或母乳不足，应做进一步检查。

巩膜、皮肤发黄

新生宝宝的皮肤为粉红色，生后2～3天时，细心的父母会发现宝宝的皮肤发黄，有的宝宝眼睛的白眼珠（巩膜）也发黄，第4～5天明显，8～12天后自然消退。宝宝除皮肤发黄外，全身情况良好，无病态，医学上叫作生理性黄疸。

生理性黄疸的表现是：宝宝吃奶很好，哭声响亮，不发热，大便呈黄色，4～6天时黄疸明显，在出生后第10～14天消退，如果是早产儿可以在出生后第三周消退。生理性黄疸的产生主要是新生宝宝红细胞破坏过多和肝细胞功能不完善造成的，一周以后，随着红细胞破坏的减少，肝功能日趋完善，生理性黄疸便逐渐消失。早产儿黄疸可能较重，常持续7～10天，个别的生理性黄疸可持续40多天，但是如果宝宝精神很好，体重增加，大便正常，父母也不必担心。如果黄疸在出生后24小时之内出现，黄疸程度严重，血清胆红素每升大于221微摩，且黄疸持续两周以上不消退，或黄疸消退后又重新出现或进行性加重，要考虑为病理性黄疸，应查找原因，进行治疗。

头部血肿

新生宝宝头颅血肿是头经产道娩出时受挤压，使位于骨膜下的血管受损伤出血所形成的，多于出生时或出生后数小时出现，数日后更明显。其表现为血肿发生在骨膜下，不超过骨缝，局部肤色正常，有波动感，消退时间至少需2～4周。此症多无明显不良后果，如果头颅血肿过大，可引起新生宝宝贫血或胆红素血症，即出现黄疸，此时应作相应处理。

乳房肿胀

新生宝宝出生以后数日内，可见乳腺肿大，形如蚕豆或核桃大小，2～3周消退。这种现象是因为来自脑垂体前叶的催乳激素刺激肿大的乳腺而引起的泌乳，这也是新生宝宝常见的一种生理状况。这时千万不要挤压乳房，以免损伤、感染。

阴道出血

细心的父母常常发现刚出生1～2天的女婴尿布上有非脓性分泌物，少数女婴在出生后第一周末还会流出少量血性分泌物，人们把它叫作"假月经"。这种假月经与成年女性的月经从道理上讲是相同的，即为雌激素及孕激素的撤退所造成的，对新生宝宝只是一次性的暂时现象。因为胎儿在妈妈子宫内受胎盘雌激素及孕激素的影响，激素维持在一定水平，出生后剪断脐带，激素的来源中断，就可以引起子宫内膜脱落，临床上表现为"假月经"。这属于正常的生理现象，不需要任何治疗，一般过几天就会自然消失，父母不必为此而担心。

新生宝宝的保健和护理

如何给新生宝宝选择衣服

由于宝宝生长发育迅速和好动，所穿的衣服不应束缚其活动，不要影响宝宝的自由呼吸、血液循环和消化，不应对皮肤有刺激和损害，最好不使用腰带，以防约束胸腹部。

宝宝衣物的选择

上衣最好是无领小和服，掩襟略宽过中线，大襟在腹前线处系布带，以使腹部保暖良好；后襟较前要短1/3，以免尿便污染和浸湿。这种上

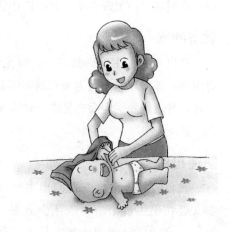

衣适于新生宝宝和2～3个月的宝宝。

新生宝宝下身可穿连腿裤套，用松紧搭扣与上衣相连。这类衣服一方面可防止松紧腰带对胸腹部的束缚，也便于更换尿布，还对下肢有较好的保暖作用，可避免换尿布时下肢受凉。

宝宝的衣服宜选用纯棉材质，不含荧光剂、福尔马林成分，透气吸水性佳，不伤宝宝肌肤。

贴心提示

许多家庭喜欢把宝宝的衣物放入大人的衣柜里，但有一点是需要注意的，大人的衣柜中常会放入一些樟脑丸或其他化学制品，用来防蛀虫、防潮湿等，而这些化学制品对宝宝会造成一定的影响。因此，储藏宝宝衣物的衣柜不要放樟脑丸。

🅗 如何给新生宝宝穿脱衣服

给新生宝宝穿衣服时可采用如下方法：

❶ 把宝宝放在一个平面上，确认尿布是干净的，如有必要，应更换尿布。

❷ 穿汗衫时先把衣服弄成一圈，并用两拇指在衣服的颈部拉撑一下。把它套过宝宝的头，同时要把宝宝的头稍微抬起。把右衣袖口弄宽并轻轻地把宝宝的手臂穿过去，另一侧也这样做，把汗衫往下拉。

❸ 穿连衣裤时，先解开连衣裤的纽扣，妈妈这样做的时候，要密切注意着宝宝。

❹ 把连衣裤展开，平放，抱起宝宝放在连衣裤上面。

❺ 把右袖弄成圈形，通过宝宝的拳头，把他的手臂带出来。当妈妈这样做的时候，把袖子提直，另一侧做法相同。

❻ 把宝宝的右腿放进连衣裤底部，另一腿做法相同。

给新生宝宝脱衣服时可采用如下方法：

❶ 把宝宝放在一个平面上，从正面解开连衣裤套装。

❷ 因为妈妈可能要换尿布，先轻轻地把宝宝的双腿拉出来。必要时换尿布。

❸ 把宝宝的双腿提起，把连衣裤往上推向背部到他的双肩。

❹ 轻轻地把宝宝的右手拉出来，另一侧做法相同。

❺ 如果宝宝穿着汗衫，把它向着头部卷起，握着宝宝的肘部，把袖口弄成圈形，然后轻轻地把手臂拉出来。

❻ 把汗衫的领口张开，小心地通过宝宝的头，以免擦伤他的脸。

🅗 正确包裹新生宝宝

❶ 为达到好的保暖效果，包裹宝宝的衣被要柔软、轻便、保暖，并应选用纯棉柔软浅色质料的内衣，冬天可将内衣和薄绒衣或薄棉袄套在一起穿。

❷ 放置尿布时，将柔软、吸水性强的尿布叠成长条形给宝宝垫好（注意尿布向上反折时不能过脐部），再将一块方尿布对折成三角形垫好，然后将上衣展平，再用衣被包裹。

❸ 随着季节和室温的不同，包裹方法也应不同。冬季室温较低时，可用被子的一角绕宝宝头围成半圆形帽状；如果室温能达到20℃左右则不必围头，可将包被角下折，使宝宝头、上肢露在外面。包被包裹松紧要适度，太松或太紧都会令宝宝感到不舒服，包被外面也不要用布带紧束捆绑。捆绑过紧不利于宝宝四肢自由活动，会影响其生长发育。夏季天气较热时，只需给宝宝穿上单薄的衣服或

是包一条纯棉质料的毛巾就可以了。

❹ 注意不要采取"蜡烛包"式来包裹宝宝。这种"蜡烛包"不仅限制了宝宝的自由活动和正常呼吸，而且严重影响宝宝的正常发育。宝宝下肢的自然状态是屈曲状，下肢屈曲略外展的体位还可以防止髋关节脱位。

名词解释

"蜡烛包"是将宝宝的胳膊和腿伸直，再用布和小被子包裹好，用一条带子捆扎，呈强迫状态"I"字形。

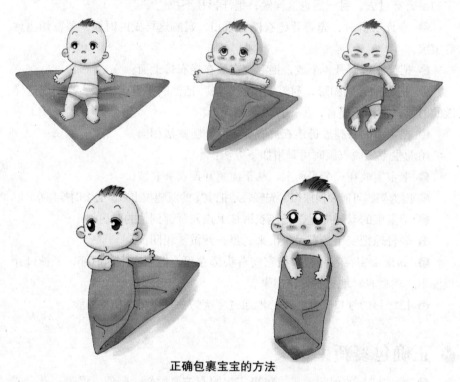

正确包裹宝宝的方法

如何给宝宝挑选纸尿裤和尿布

如何选购纸尿裤和尿布

❶ 腰围、腿围：要选择腰围有部分加宽，或是大腿附近的剪裁有增加伸缩功能的纸尿裤。妈妈选购的时候，要注意纸尿裤伸缩剪裁的部分是否完全服帖（约可容纳一根手指的宽度）在宝宝的肌肤上，假使肌肤上出现红红的勒痕，就是太紧了。

❷ 防漏侧边：防漏侧边设计能防止因小宝贝跑来跑去，动作太大而使尿液渗出尿布外的困扰，部分厂商还推出加大尿量吸收的设计，即使宝宝尿量较

多也不怕。

❸ 尿湿显示：对于还不能掌握什么时候该换尿布的新手爸妈来说，尿湿显示的设计就显得相当实用，只要观察尿布上的图案显示，就不用担心错过换尿布的最佳时机了。

❹ 宝宝的皮肤十分娇嫩，选用尿布的材料要讲究柔软、清洁、吸水性能好。可用棉布制作尿布，颜色以白、浅黄、浅粉为宜，忌用深色，尤其是蓝、青、紫色的。

给宝宝穿纸尿裤要注意什么

❶ 把宝宝两腿之间的松紧带整理好非常重要，最外侧的松紧带一定要拉出来，这是预防侧漏的关键。

❷ 根据宝宝的生长状况，及时给尿裤"升级"。

❸ 在宝宝大便后，一定立即清理更换，及时用水洗或用湿纸巾清理，还可给宝宝涂上护臀霜，这对防止"红屁股"很重要。

> **贴心提示**
>
> 虽然纸尿裤使用方便，但不宜长时间穿戴。由于穿上纸尿裤会形成一个潮湿的环境，不利于皮肤的健康，因此取下纸尿裤后不要马上更换新的纸尿裤，让皮肤透透气，保持皮肤干爽，有利于预防尿布疹。

🌧 如何给宝宝换尿布

婴儿皮肤薄嫩，血管丰富，易擦伤而引起感染。宝宝在婴儿期需日夜包尿布，直到他受到大小便的训练为止。特别在宝宝出生后的头几个月里，更要及时正确地为宝宝更换尿布。

❶ 宝宝排便后，用温水和医用纱布擦洗宝宝的两腿褶皱和生殖器官附近，女孩要从前向后清洗，而不应从后向前擦拭，否则容易将肛门口的细菌带到尿道

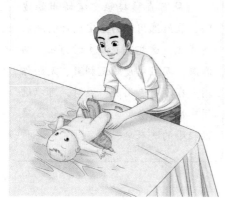

及阴道口，导致尿道、阴道感染。最后擦干净水分，防止尿布疹的发生。

❷ 将宝宝洗干净后，将干净的尿布放在宝宝的身体下面，尿布的底边放在宝宝的腰部，然后将尿布下面的一个角从宝宝两腿之间向上兜至脐部，再将两边的两个角从身体的两侧兜过来，最后再将尿布的三个角固定在一起，这样宝宝就像穿了条三角小

内裤。

❸ 如果是男孩，把尿布多叠几层放在阴茎前面；如果是女孩，则可以在屁股下面多叠几层尿布，以增加特殊部位的吸湿性。

❹ "穿戴完毕"后，要检查尿兜调整腰部的粘扣是否合身，松紧以妈妈的两个手指能放进去为宜。再检查大腿根部尿布是否露出，松紧是否合适，太松会造成尿液侧漏。

❺ 有的妈妈为了防止宝宝的尿液浸渍被褥，习惯在尿布外再垫上一层塑料布或橡皮布。这类物品不透气、不吸水，会致使宝宝臀部的周围环境潮湿，温度升高，容易引起尿布疹或霉菌感染。

> **贴心提示**
>
> 夏季气候炎热，空气湿度大，给宝宝换尿布时不要直接用刚刚暴晒的尿布，应待其凉透后再用；冬季气候寒冷，为宝宝换尿布时应用热水袋将尿布烘暖，也可放在大人的棉衣内焐热再用，使宝宝在换尿布时感到舒服。

🌢 尿布清洗有什么讲究

尿布必须经常洗涤，正确地洗涤尿布也是保证宝宝健康的关键。

❶ 将尿布上的大便用清水洗刷掉，再用中性肥皂搓在上面，静置30分钟，或用尿布专用洗涤剂，浸泡20～30分钟，然后搓洗，再用开水烫泡，水冷却后再稍加搓洗，然后用清水洗净晒干即可。

❷ 如尿布上无大便，只需要用清水洗2～3遍，然后用开水烫一遍，晒干备用就可以了。

❸ 洗干净的尿布要妥善收藏，放在固定的地方，避免污染，以备随时使用。

❹ 新生儿尿布忌用炉火烘烤，以防止返潮，刺激皮肤。如果尿布放在暖气上烘干，会使尿布变得很硬，最好把它晒在阳光下。另外，不要把尿布和婴儿衣物放在一起清洗。

> **贴心提示**
>
> 尿布直接接触宝宝娇嫩的皮肤，最好选用专为宝宝设计的洗衣液清洗。这些洗衣液去污力强，易漂洗，而且对皮肤无刺激、无副作用。在没有专用洗衣液时，可以选用中性且不含荧光剂的洗衣粉或碱性较小的洗衣皂、香皂。

怎样布置宝宝的房间

❶ 温度适中。婴儿的体温调节能力还不够完善，很容易随着外界温度高低变化，导致体温过高或过低。因此，室内温度最好控制在25～26℃，宝宝会觉得最舒服。

❷ 灯光柔和。婴儿房内的灯光要充足柔和，不可太过刺眼。爸妈可以使用类似自然光的灯泡照明。此外，也可以装上数段式转换的灯，偶尔改变室内光线，给宝宝多种不同的视觉感受。

❸ 色调协调。刚出生的宝宝视力还没发展完全，尤其是四个月以内的宝宝，可说是个大近视眼，大概30厘米以外的景物就是一片朦胧了。因此，婴儿房的色调最好不要太过鲜艳，以免过度刺激宝宝的眼睛。

❹ 加装窗帘。婴儿房内可以加装窗帘，避免阳光直射房内，刺激宝宝的眼睛。到了晚上，把窗帘拉下也可以增加孩子的安全感。

❺ 使用木质地板。石材地板太冷硬，而地毯容易暗藏尘螨，引起小孩的过敏问题，因此，婴儿房内的地板材质最好选择木质的。至于婴儿房内经常铺设的安全地垫，为了怕不法厂商使用含有甲苯或二甲苯等毒物的材料，爸妈购买时最好选择正规厂家的产品。此外，安全地垫买回来之后，最好先放到阳台暴晒，让地垫的塑料味散去。如果使用一个月后安全地垫都还有怪味道，最好停止使用。

❺ 寝具要透气。婴儿床垫不要选择太厚的海绵垫，否则可能因汗水或尿水累积在海绵垫内无法挥发，而导致宝宝痱子、脓疮等问题。

> **贴心提示**
>
> 宝宝居室应选择向阳、通风、清洁、安静的房间。

给宝宝一个单独的小床

宝宝出生后，妈妈可以给宝宝一个专门的小床，但是，在出生后的前6周，妈妈都应该将宝宝的小床放在自己的床边，因为宝宝需要频繁地哺乳。

母婴同室有利于促进宝宝健康发育，有利于母乳分泌，有利于妈妈随时哺喂，有利于促进妈妈健康，有利于促进母婴感情，因此提倡母婴同室。但是母婴不宜同床，母婴同床睡觉，妈妈翻身的时候，有可能压着宝宝，对宝宝造成严重的伤害。

如何选择和装点宝宝的小床

❶ 宝宝床的表面要光滑，没有毛刺和任何突出物；床板的厚度可以保证宝宝在上面蹦跳安全；床的结构牢靠，稳定性好，不能一推就晃。

❷ 床的拐角要比较圆滑，如果是金属床架，妈妈最好自己用布带或海绵包裹一下，以免磕碰到宝宝。

❸ 床栏杆之间的间距适当，宝宝的脚丫卡不进去，而小手又可伸缩自如。床栏最好高于60厘米，宝宝站在里面翻不出来。

❹ 摇篮床使用中要定期检查活动架的活动部位，保证连接可靠，螺钉、螺母没有松动，宝宝用力运动也不会翻倒。

❺ 选购好小床后，妈妈还应该用可爱的玩具和鲜艳的色彩装点宝宝的小床，因为宝宝不仅要躺在小床里睡觉、游戏，还要在小床里学站、练爬，甚至蹦蹦跳跳，宝宝第一年的大部分时光是在小床里度过的。

🌱 怎样抱新生宝宝

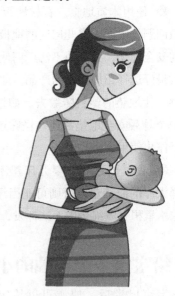

❶ 将宝宝仰面抱在手臂中：妈妈的左手臂弯曲，让宝宝的头躺在妈妈左臂弯里，右手托住宝宝的背和臀部，右胳臂与身子夹住宝宝的双腿，同时托住宝宝的整个下肢。左臂要比右臂略高10厘米左右。这样的抱法能使宝宝的头部及肢体得到很好的支撑，有安全感，也比较舒适。

❷ 让宝宝靠住大人的肩膀抱着：妈妈的一只手放在宝宝的臀下，支撑其体重；另一只手扶住宝宝的头部，让宝宝靠住妈妈的肩膀，贴在妈妈的胸前。这样抱宝宝，不但会使宝宝感到安全，而且身体可直立，无压迫感。

❀ 贴心提示 ❀

两种抱宝宝的方法，均可以根据自己习惯左右变动方向，也可以两种方法轮换使用。这样既能减轻大人的疲劳，也可以使宝宝因常变换姿势而感到舒服。

🌰 怎么护理新生宝宝的脐带

宝宝的脐带是连接胎儿和妈妈的生命线，曾经输送着妈妈与胎儿的血液，在胎儿生命形成过程中可以说是功不可没。胎儿在出生后1～2分钟内就结扎剪断了脐带，与妈妈完全脱离，开始自己独立生存。脐带结扎剪断后，会留有一小段脐带残端，是一个创面，要很好地保护，否则细菌在此繁殖，会引起脐部发炎，甚至导致败血症，危及宝宝生命。因此做好脐部护理，避免感染，对新生宝宝是非常重要的。

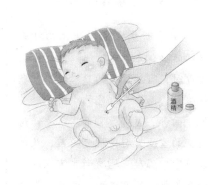

结扎剪断脐带时，必须消毒。居住在边远地区的产妇如果来不及赴医院分娩或发生急产，宝宝脐带结扎未来得及消毒的，应该在24小时内请医生重新消毒结扎脐带，并给宝宝注射抗生素与破伤风抗毒素，以预防新生宝宝破伤风和脐炎。脐带结扎后一般3～7天就会干燥脱落。在脐带尚未脱落之前，必须保持脐部干燥、清洁，避免被洗澡水及尿液弄湿；随时注意包扎脐带的纱布有无渗血、潮湿。如果包扎脐带的纱布弄湿了，要及时用消毒纱布更换。脐带脱落后，局部仍为创面，尚未结疤，仍需保持脐带脱落处的清洁和干净。可用75%的酒精擦拭，再覆盖消毒纱布，一般需持续半个月左右，直到创面结疤形成肚脐窝。

脐带布要经常换洗，脐带布可用一块长形的布条，两端缝上两根带子，这样的脐带布使用方便，应准备数根，便于经常换洗。如果脐带护理不好，可使脐带周围皮肤发红，脐部有黏液，甚至有脓性分泌物，带有臭味，这就是脐炎或脐部感染。脐炎可伴随发热、不吃奶，严重时可致黄疸加深，引起败血症、腹膜炎。因此，如果发现脐部有问题要及早处理，并及时送往医院治疗。

🌰 如何护理新生宝宝的肌肤

❶ 新生宝宝的皮肤是预防感染的一道保护屏障，但是，新生儿的皮肤非常娇嫩并且代谢快，易受汗水、大小便、奶汁和空气中灰尘的刺激而发生红肿

破溃，尤其是皮肤的皱褶处（如颈部、腋窝、腹股沟、臀部等），甚至发生感染，成为病菌进入体内的门户。因此，要经常给新生儿洗澡，保持皮肤干净，减少感染的机会。

❷ 新生宝宝皮肤娇嫩，皮肤角化层较薄，皮肤缺乏弹性，防御外力的能力较差，受到轻微的外力就可能发生损伤，皮肤损伤后又容易感染。因此，新生儿的衣着、鞋袜等要得当，指甲过长应用小剪刀剪掉，避免一切有可能损伤皮肤的因素。浴后为宝宝涂上婴儿润肤露，减低表面摩擦。

❸ 新生宝宝的皮肤薄，血管丰富，有较强的吸收和通透能力，因此，不可随意给新生儿使用药膏，尤其是含有激素类的药膏。必须使用时，待病情缓解后就应停用，决不可长期使用。给新生儿洗澡时，要使用刺激性小的婴儿皂、中性皂，不可使用成人用的香皂或药皂等。

❹ 新生宝宝皮肤上的汗腺、皮脂腺的分泌功能较强，皮脂易溢出，多见于头顶部（前囟门处）、眉毛、鼻梁、外耳道以及耳后根部等处，如不经常清洗，就会与空气中的灰尘、皮肤上的碎屑形成厚厚的一层痂皮。妈妈在给宝宝清洗时，应当先用植物油涂擦在痂皮上面，浸泡变软后，再用水清洗干净。决不可用手将痂皮撕下来，以免损伤皮肤。

> **❀ 专家叮咛 ❀**
>
> 由于新生宝宝皮肤上的汗腺分泌旺盛，尤其是室温较高、保暖过度时，可使汗腺的分泌物堆积在汗腺口，而形成红色的小疹子，多见于面部、背部或胸部。只要保持适宜的室温，避免过分捂盖、及时调节室内温度，增减新生宝宝的衣服或盖被，经常洗脸、洗澡，保持宝宝的皮肤清洁，不需要特殊处理，症状就会自然好转。

❀ 给宝宝洗澡要注意什么

新生宝宝身上有一股奶腥味，再加上吃奶的时候宝宝会流很多汗，因此要经常给宝宝洗澡。给宝宝洗澡既可以保持皮肤清洁，避免细菌侵入，又可通过水对皮肤的刺激加速血液循环，增强机体的抵抗力，还可通过水浴过程，使宝宝全身皮肤触觉、温度觉、压觉等感知觉能力得以训练，使宝宝得到满足，有利于宝宝心理、行为的健康发展。

洗澡用品的选择

❶ 宝宝的澡盆要专盆专用。

❷ 用专用的纯棉小毛巾，或者直接用消毒纱布。

❸ 准备消毒棉棒、棉球，指球等防止耳朵进水。

❹ 准备宝宝的浴巾。

什么时候不能给宝宝洗澡

❶ 打预防针后暂时不要洗澡。

❷ 遇有频繁呕吐、腹泻时暂时不要洗澡。

❸ 发热或热退48小时以内不建议洗澡。

❹ 喂奶后不应马上洗澡，一般应在喂完奶1~1.5小时后进行。

❺ 低体重儿要慎重洗澡。

❻ 如果宝宝的皮肤受到损伤，也不宜于洗澡，比如皮肤烫伤、水疱破溃、皮肤脓疱疮及全身湿疹等。

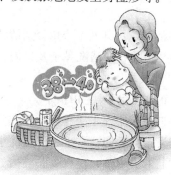

当宝宝的身体状况不适宜洗澡的时候，妈妈可以用柔软的温湿毛巾或海绵给宝宝擦身。擦浴时动作一定要轻，从上到下，从前到后逐渐地擦干净。如某处皮肤较脏，不易擦干净，可蘸宝宝专用肥皂水或宝宝油擦净皮肤，而后再用温湿毛巾把肥皂水或宝宝油擦干净，以防皮肤受到刺激而发红、破溃。

宝宝多久洗一次澡比较合适

从医学角度讲，最好每天给宝宝洗澡，但有时由于条件有限，室内温度无法控制到宝宝所能承受的范围，稍有疏忽，宝宝就生病了，特别是在寒冷的冬天。所以，给宝宝洗澡的间隔时间应根据气候来定。

夏天的时候，因为周围环境温度较高，妈妈可以一天给宝宝洗两次澡。春、秋或寒冷的冬天，由于环境温度较低，如家庭有条件使室温保持在24~26℃，也可每天洗一次澡，但是如果不能保证室温，最好每周洗1~2次澡。

❧ 贴心提示 ❧

许多年轻的父母一看到宝宝软软的囟门，就不敢触摸，更不敢给宝宝洗头。结果，常常在囟门处及周围形成头垢，并且出现结痂，还可因不及时清洗越积越厚，既影响美观，又会影响皮肤的新陈代谢而引发皮肤疾患。

🌱 如何给新生宝宝洗澡

❶ 准备好澡盆、毛巾与宝宝换洗的衣物，尿布、浴巾等放在顺手可取的固定地方。

❷ 洗澡时室内温度在24℃左右即可，水温在38～40℃。可以用肘部试一下水温，只要稍高于人体温度即可。也可以买宝宝洗澡用的温度计，洗澡时直接放到澡盆里。

❸ 让宝宝保持良好的情绪，可以在洗澡的时候和宝宝说话，给宝宝唱歌听，也可以将玩具戴在宝宝手腕上或者挂在宝宝头部上方，这些都能让宝宝变得安静，也能让洗澡变得更轻松。

❹ 手法一定要轻柔、敏捷，把宝宝衣服脱掉，用大毛巾被裹住宝宝，用掌心托住头，拇指与中指压住耳郭堵住耳眼。

❺ 先洗面部。将一个洗脸专用的小毛巾沾湿，用其两个小角分别清洗宝宝的眼睛，从眼角内侧向外轻轻擦拭；用小毛巾的一面清洗鼻子及口周、脸部；小毛巾的另外两角分别清洗两个耳朵、耳郭及耳后。

❻ 用少许清水清洗头部，按摩头皮，冲净，然后用小毛巾擦干。

❼ 洗完头面部后，去掉浴巾，妈妈左手握住宝宝左手手臂，让宝宝头枕在左臂上；用清水打湿宝宝的上身，让宝宝头微微后仰，右手用洗脸的小毛巾清洗宝宝颈部、前胸、腋下、腹部、手臂上下、手掌，注意皮肤皱褶处的清洗。

❽ 用洗臀部的小毛巾清洗宝宝的腹股沟、会阴部。换右手握住宝宝的左手臂，让宝宝趴在右手臂上，洗背部、臀部、下肢、足部。

❾ 用清水将宝宝的全身再冲洗一遍后，将宝宝抱出浴盆，用大浴巾将全身擦干，再将宝宝放在铺有干净床单的床上，盖上小被子。

❿ 新生宝宝洗澡的时间不宜过长，一般3～5分钟，时间过长易使宝宝疲倦，也易着凉。

> **育儿技巧**
>
> 如果宝宝的脐带不小心弄湿了，可用棉签蘸75%的酒精擦拭。

🌱 怎样观察宝宝的便便

宝宝的大便是与喂养情况密切相关的，同时也反映了胃肠道功能及相关疾病。妈妈应该学会观察宝宝的大便，包括大便的形状、颜色和次数等。

❶ 新生儿出生不久，会排出墨绿色糊状物，这是胎粪。这种情况仅见于

宝宝出生的头2~3天，这是正常现象。

❷ 宝宝出生后一周内，会出现棕绿色或绿色半流体状大便，有奶瓣。宝宝的大便变化说明消化系统正在适应所喂食物。

❸ 一般来说，母乳喂养的宝宝大便多为均匀糊状，呈黄色或金黄色，有时稍稀并略带绿色，有酸味但不臭，偶有细小奶瓣。宝宝每日排便2~4次，有的可能多至4~6次也算正常，但仍为糊状。宝宝此时表现为精神好、活泼。添加辅食后粪便则会变稠或成形，次数也减少为每日1~2次。

❹ 若是用配方奶来喂养，大便则较干稠，而且多为成形的、淡黄色的，量多而大，较臭，每日1~2次，有时可能会便秘。若出现大便变绿，则可能是腹泻或进食不足的表现，家长要留意。

❺ 有时候宝宝放屁带出点儿大便污染了肛门周围，偶尔也有大便中夹杂少量奶瓣，颜色发绿，这些都是偶然现象，妈妈不要紧张，关键是要注意小儿的精神状态和食欲情况。只要宝宝精神佳，吃奶香，一般没什么问题。

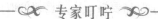

❀ 专家叮咛 ❀

如果宝宝长时间出现异常大便，如水样便、蛋花样便、脓血便、柏油便等，则表示宝宝生病了，应及时去咨询医生并治疗。

❧ 新手妈妈如何挤奶

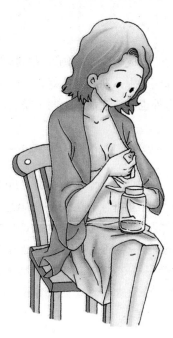

想要奶水源源不绝，让宝宝直接吸吮是最好的办法，但是当妈妈必须与宝宝短暂分开时，特别是休完产假回去上班时，或是因为其他因素，例如乳房太胀以至于宝宝无法含住乳头与乳晕、乳头破皮很严重等，无法直接哺喂母乳时，就必须先将奶水挤出来，否则不仅会胀奶，长期下去，还可能引发乳腺炎或泌乳减少。因此，正确的挤奶方式对于妈妈来说是很重要的。

❶ 用手挤压乳晕边缘。因为奶水储存在乳房中的输乳窦，在皮肤表面的位置就是乳晕，所以，正确的挤奶方式是使用大拇指与食指按压乳晕

边缘，并且改变按压的角度，才能将乳房中的所有奶水挤出来。通常只要乳腺通畅，用手挤奶水并不会痛。

❷ 手固定在一个位置挤压。手要直接固定在乳晕边缘的位置并且挤压，不要在皮肤上滑动，例如由乳房前方往乳晕的位置推挤，这样一来，附近的皮肤容易不舒服或变粗糙，挤奶效果也不好。

❸ 千万不要挤压乳头。乳头只是奶水的出口，并不是储存奶水的地方，挤乳头不仅挤不出奶水，还会使乳头受伤。

一般来说，当妈妈开始有奶水后，宝宝一天需要喂奶8～12次，也就是每隔2～3小时需要喂一次奶，因此妈妈若模拟宝宝的喝奶时间来挤奶的话，一般2～3小时需要挤一次。挤奶的时间原则上是只要挤到乳房舒服，不再胀奶，或是挤到宝宝需要的量即可。挤奶顺利时，通常10～20分钟就可结束，如果奶水较少，有时候必须花到半小时才会挤完奶。

当宝宝吸吮乳房时，妈妈也可以手触摸乳房周围是否还有哪个部位仍有肿胀，若有肿胀则表示这个部位的奶水尚未移除，此时可用手按压这个部位，帮助奶水流出来。

> **育儿技巧**
>
> 必须长期将奶水挤出来的妈妈可以用挤奶器代劳，这样比较省时省力。

挤出来的母乳怎样保存

要如何保存挤出来的奶水，才能维持它的营养成分呢？妈妈可以将挤出的母乳放入有盖子的干净玻璃瓶、塑料瓶或是母乳袋中，并且密封好，同时记得不要装满瓶子，因为冷冻后的母乳会膨胀，另外也应该在瓶子上写上挤奶的日期与时间，方便之后使用。

在保存时间上，有几点要注意：

❶ 挤出来的奶水放在25℃以下的室温6～8小时是安全的。

❷ 放在冷藏室可保存5～8天。

❸ 冰箱中独立的冷冻库可放3个月。

❹ −25℃以下的超强冷冻柜可放置6～12个月。

在冷藏室解冻但未加热的奶水，放在室温下4小时内就可以饮用；或

> **贴心提示**
>
> 母乳袋一般有50毫升、80毫升、100毫升、160毫升、200毫升等不同容量供选择。建议妈妈依照宝宝一餐的吃奶量选用适合的容量，并依照产品指示将封口密封，写上储存的日期及容量再冷藏或冷冻。

者放在奶瓶里隔水加热（水温不要超过60℃）；或是在流动的温水下解冻；但千万不能用微波炉解冻或是加温，否则会破坏营养成分；也可放在冷藏室逐渐解冻，24小时内仍可喂宝宝，但不能再放回冷冻室冷冻。如果是在冰箱外以温水解冻过的奶水，在喂食的那一餐过程中可以放在室温中，而没用完的部分可以放回冷藏室，在4小时内仍可使用，但不能再放回冰冻室。

早产儿怎么护理

早产儿又称未成熟儿，是指出生时体重不足2500克，身长在46厘米以下，胎龄未满37周，器官功能尚未成熟的新生宝宝。早产儿因为各器官、系统发育不成熟，对外界适应能力差，甚至连吸吮和吞咽都成问题，所以保暖、喂养等困难大，死亡的概率比足月新生宝宝要高得多，而且胎龄越低，死亡率越高。由于体温调节功能差，早产儿常有体温不升或体温过高；呼吸快而浅，易出现间歇性暂停甚至窒息；吸吮及吞咽能力弱，易溢奶；免疫功能差，抵抗力弱，即使轻微感染也易发展为败血症等。

早产儿的护理，要特别注意以下两点：

❶ 注意保暖。室温应当保持在34～36℃，相对湿度在55%～65%。

❷ 预防感染。早产儿抵抗能力差，要特别注意防止感染。要注意清洁早产儿的皮肤，预防皮肤感染，早产儿脐部护理要精细。妈妈每天要检查宝宝的皮肤，看看是否发生脓疮，脐部是否出水流脓、红肿等。发现异常要及早到医院治疗。早产儿应尽量少与外人接触，特别是不能接触有病的人，妈妈更不能亲吻宝宝。妈妈给宝宝喂奶时，应洗净手和乳头，带好口罩，避免一切发生感染的可能。

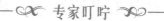
专家叮咛

新生宝宝口腔黏膜容易出现一层白膜，不易脱落。这叫鹅口疮，是一种霉菌感染，应到医院及时就诊。千万不可用不消毒的布擦嘴，以免擦伤口腔黏膜，致使细菌入血，发生败血症。

奶嘴奶瓶怎么选择

有些人工喂养的宝宝会对配方奶产生排斥，奶嘴上的开口过小、材质的软硬程度不当等，都能成为人工喂养的宝宝不爱吃配方奶的原因。

奶嘴的选择

奶嘴的软硬程度：选择奶嘴的时候，橡皮奶头不宜过硬和过软。过硬小宝宝吸不动；过软的奶头会因吸吮时的负压而粘在一起，吸不出奶。

奶嘴的开口方式：市售的奶嘴有两种开口方式，小洞洞和十字叉。奶嘴上留有一个洞口，给细菌的侵入开了方便之门。而十字叉的开口在不用时处于封闭状态，挡住了细菌的入侵。宝宝吮吸时，十字叉能依宝宝的吸吮力量大小而开合，起到调节进食流量的作用。

奶嘴孔的大小：奶嘴孔的大小以奶瓶倒立时，奶以滴状连续流出为宜。喝水的奶嘴孔一般小于喂奶的奶嘴孔，应用时应区分清楚。过大的奶嘴孔在宝宝吸吮的时候出奶过急会引起呛奶，过小的奶嘴孔会让宝宝在吃奶的时候费劲。

不管怎么样，要尽量选用与妈妈的乳头相似的奶嘴，对不喜欢橡胶味道的宝宝，可以换成乳胶或硅胶做成的奶嘴。

奶瓶的选择

奶瓶最好用玻璃瓶，这种奶瓶内壁光滑，容易清洗和煮沸消毒，吃奶时容易观察液面，可避免宝宝进食时奶头部未充满乳汁导致吸入过多的空气而引起漾奶。奶瓶最好带帽，可避免消毒过后的奶瓶再次污染。应多准备几个奶瓶，用过的奶瓶一定要洗净，煮沸消毒20分钟以上才可以用，否则会因奶瓶或奶头清洁不彻底，细菌繁殖而引起宝宝消化道感染。

🍼 宝宝不吸奶瓶怎么办

很多小宝宝出生后几个月，妈妈要上班，不得不将奶水挤出，用奶瓶喂养宝宝，或者因其他原因需要给宝宝添加配方奶，宝宝却拒绝吸奶瓶，不管奶瓶里是母乳还是配方奶。

其实妈妈不必为此苦恼，因为宝宝几个月来习惯直接吸吮母乳之后，母乳的气味、吸吮方式以及与妈妈的互动等方面早已深刻印在宝宝脑海里，不容易作改变或调整，妈妈应该十分欣慰宝宝与妈妈如此亲密。宝宝拒绝吸吮母乳时，建议妈妈维持直接吸吮方式，不要作任何更改为佳。

如果妈妈因为偶尔外出不能持续让宝宝直接吸吮，可以暂时1～2次用杯子、滴管喂食。如果妈妈要上班，无法在白天直接哺喂母乳，而必须改

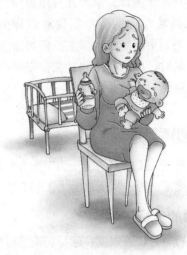

以其他方式的话，仍可以选择用杯子、滴管喂食，而不一定需要用奶瓶喂。当然，若仍希望用奶瓶喂食，就需要先多多和宝宝沟通，然后用渐进方式，先依照孩子需求来喂食瓶装母乳，多次尝试将母乳润湿宝宝嘴唇边以及奶嘴边，鼓励宝宝吸吮舔食，而后再放入奶嘴与奶瓶即可。

> **贴心提示**
>
> 妈妈不要因为小宝宝不吸吮奶瓶而伤脑筋或失去耐心，只要妈妈按照渐进的方式来对待宝宝，温柔细致，同时选择更适合宝宝的奶嘴，相信一定会成功的。

🌰 妈妈哺乳期间生病可以用药吗

哺乳的妈妈有时也会生病，也得用药，有好些药物都能使妈妈退乳，如中药有炒麦芽、花椒、芒硝等，西药有雌激素、左旋多巴、麦角新碱、维生素B$_6$、阿托品类与利尿药物等。因此妈妈若在哺乳期中，不可轻易服用这些药物。好多药物还可随妈妈乳汁进入宝宝体内，从而对宝宝产生作用；尽管有的药物进入乳汁的浓度很低，但对于体稚身嫩的宝宝来说，其祸害甚大。

处于哺乳期的妈妈应用药物时要十分谨慎。为了防止婴儿发生药物不良反应，哺乳的妈妈生病用药时应遵循以下几条原则：

❶ 不是非用不可的药物尽量不用，如果是必须使用的药物，应严格按规定剂量和疗程使用。

❷ 在同类型药物中，尽量选用对母婴危害较少的药物，如卡那霉素和庆大霉素能引起婴儿听觉神经损害，可改用其他毒性较小的抗生素。

❸ 尽量减少联合用药，减少辅助用药。

❹ 当必须使用哺乳期禁用的药物时，应暂停哺乳。

还有些药物虽然也能引起婴儿药物不良反应，但危害不大，通过调整剂量或改变用药时间，比如先哺乳后用药等方法，是可以慎重使用的。因此，哺乳妈妈患病后，能少用药的尽量少用，非用不可的药物应在医生指导下使用，并严密观察婴儿的情况，绝对不可自行购药或用药，以免影响孩子的健康。

🌰 怎样读懂宝宝的哭声

哭对宝宝来说，最正常不过了，在宝宝会讲话以前，这是他唯一能让大人感觉到他的方式。在刚开始的时候，妈妈肯定觉得宝宝的各种哭声都一样，但是细心的妈妈会发现，哭声可是宝宝的"语言"哦，宝宝在用他自己的语言来表达他的需要并和周围的人交流呢。

学会分辨宝宝的哭声

❶ 饥饿： 当宝宝饥饿时，哭声很洪亮，哭时头来回活动，嘴不停地寻找，并做着吸吮的动作。只要一喂奶，哭声马上就停止。吃饱后会安静入睡，或满足地四处张望。

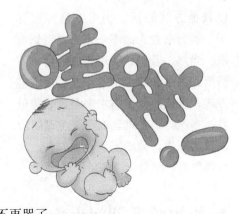

❷ 感觉冷： 当宝宝冷时，哭声会减弱，并且面色苍白，手脚冰凉，身体紧缩，这时把宝宝抱在温暖的怀中或加盖衣被，宝宝觉得暖和了，就不再哭了。

❸ 感觉热： 如果宝宝哭得满脸通红，满头是汗，一摸身上也是湿湿的，被窝很热或宝宝的衣服太厚，那么减少铺盖或衣服，宝宝就会慢慢停止啼哭。

❹ 便便了： 有时宝宝睡得好好的，突然大哭起来，好像很委屈，就可能是宝宝大便或者小便把尿布弄脏了，这时候换块干的尿布，宝宝就安静了。

❺ 不安： 宝宝哭得很紧张，妈妈不理他，他的哭声会越来越大，这就可能是宝宝做梦了，或者是宝宝对一种睡姿感到厌烦了，想换换姿势可又无能为力，只好哭了。妈妈拍拍宝宝告诉他"妈妈在这儿，别怕"，或者给宝宝换个体位，他就会接着睡了。

❻ 生病： 宝宝不停地哭闹，用什么办法也没用。有时哭声尖而直，伴发热、面色发青、呕吐，或是哭声微弱、精神萎靡、不吃奶，这就表明宝宝生病了，要尽快请医生诊治。

> **贴心提示**
>
> 有些宝宝常常在每天的同一个时间"发作"，若排除了各种异常病理因素，那就是宝宝想哭了。这个时候，要学会安抚宝宝，如带宝宝出去散步、给他唱歌、帮助他打嗝等，都能有效地让宝宝停止哭泣。

如何礼貌地拒绝过多的探视者

随着宝宝降临人世，年轻的妈妈及家人满心欢喜，亲朋好友闻讯更是拎着鲜花、补品、宝宝用品络绎不绝地前来探视。虽然在母体中获得的免疫能力，能够让新生儿6个月内成功抵抗外部细菌的侵袭，但过多探视，成人呼吸道中的微生物可能成为新生儿的致病菌。新生儿的生活环境要安静舒适，空气新鲜，远离感染源。过多探视对新妈妈产后恢复也不利，如果休息不好，乳汁分泌就会减少，给母乳喂养带来困难。

刚分娩后大家来探视，许多妈妈由于心情激动完全忽视自身休息，导致疲惫乏力，这时应该简短礼貌地回复大家的询问，尽量少说话多休息，或由家人出面接待。新妈妈和宝宝由于免疫力低下容易被传染，因此有慢性病或感冒的亲友最好不要探视产妇，尽量减少探望时间或接触婴儿。妈妈可以含蓄地告诉别人"宝宝正在睡觉，不然醒后哭闹，我会更加疲惫"，或说"现在感觉有点累"等委婉的措辞，以避免引起交叉感染。

在含蓄而委婉拒绝探视宝宝这个问题上，爸爸要发挥重要作用，爸爸可以提前用手机告诉亲朋好友适宜的探视时间，合理安排，避免人员过多、时间过长，保证妈妈体力和精力的顺利恢复。

爸爸也可以提前通过E-mail、QQ等发信息告诉大家妈妈和宝宝的近况，表示要听从医生的话多注意休息，尽量避免探视，还可以用数码相机拍下宝宝的照片上传到论坛，让同事、朋友一睹小宝贝的风采。

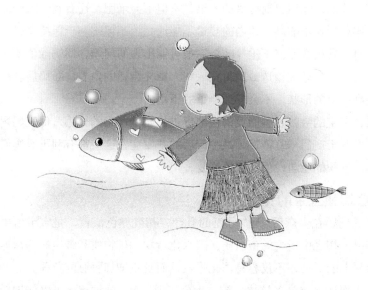

新生宝宝的饮食和营养

🔹 母乳喂养，母子双赢

母乳喂养妈妈身材恢复快

很多妈妈害怕母乳喂养，怕工作紧张没有时间，怕身体变胖，是新妈妈最担心的两个原因。其实这种担心完全是不必要的。

喂奶本身是一个大量消耗热量的过程，消耗热量的顺序依次是腹部、腿部、臂部和脸部，能够起到瘦身的效果，不但不会增肥，还有利于减轻体重。

新妈妈产后若不哺乳，体内的热量不能消耗，不但不利于保持身材，还容易发胖。对于乳房变形、下垂等哺乳后很可能出现的问题，妈妈除了要注意正确的哺乳姿势外，还应该选戴肩带宽一些、罩杯合适的内衣，断奶后乳房也会基本恢复到原来的形状，不会导致严重的下垂。

同时，宝宝的吸吮过程能反射性地促进妈妈催产素的分泌，促进妈妈子宫的收缩，有利于产后子宫恢复，减少产后的并发症，这些都有利于妈妈们消耗掉孕期体内堆积的脂肪，促进形体恢复。

初乳能够增强宝宝的免疫力

初乳是妈妈在生产后5天内分泌的乳汁，初乳颜色淡黄，是宝宝出生后最佳的营养品。初乳中所含的蛋白质、碳水化合物、矿物质和维生素等营养素最适合宝宝早期的需要，不仅容易消化吸收，而且不增加肾脏的负荷。

初乳里面还含有许多抗体，被称为分泌型IgA，这种抗体可以保护新生儿的肠道，防止细菌及会导致新生儿过敏的大蛋白分子的侵入。因此，一定要尽可能地让宝宝吃上妈妈的初乳。

研究证明，出生后半小时内吃到初乳的宝宝与不吃初乳的宝宝相比，后者免疫系统发育不完善，容易患各种疾病。

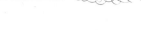

🌸 妈妈要给宝宝早开奶

按照传统习惯，新生宝宝要到24小时后才能喂母乳，有的甚至主张待乳房发胀以后（2~3天）再给宝宝喂奶。理由是，妈妈分娩后需要休息，新生宝宝在母体内已经储存了营养，晚些时候喂奶无妨。

其实，喂奶过晚对新生宝宝健康不利。一般来说，喂奶晚的新生宝宝黄疸较重，有的还会发生低血糖，而低血糖能引起大脑持续性损害，尤其是体重轻、不足月的新生宝宝更容易发生低血糖症。有的新生宝宝因喂奶过晚还会发生脱水热。因此，妈妈应该尽早给新生宝宝喂奶。

宝宝出生后应立即吃母乳或起码在两小时以内吃母乳。母乳分泌受神经、内分泌调节，新生宝宝吸吮妈妈乳头，可以引起母乳神经反射，促使乳汁分泌和子宫复原，减少产后出血，对哺乳和恢复产妇健康都有利。研究发现，新生宝宝在出生后20~30分钟吮吸能力最强，如果未能得到吮吸刺激，将会影响以后的吮吸能力，而且新生宝宝在出生后一小时是敏感时期，是建立母婴相互依赖感情的最佳时间。

早喂奶还可以预防宝宝低血糖的发生和减轻生理性体重下降的程度。所以，只要产妇情况正常，分娩后即可让新生宝宝试吮妈妈的乳头，让宝宝尽早地学会吃奶和吃到母乳，这对妈妈和宝宝都很有利。

🌸 没开奶前可以喂宝宝其他代乳品吗

有的妈妈出奶时间长，家人怕宝宝饿着，就用糖水、配方奶等母乳替代品喂养宝宝，其实这完全没有必要，因为新生儿在出生前，体内已储存了足够的营养和水分，可以维持到妈妈来奶，而且只要尽早给新生儿哺乳，少量的初乳就能满足刚出生的正常新生儿的需要。所以，妈妈不要因为宝宝不吃奶而给宝宝喂糖水，也不能因为三天内还没有分泌乳汁就放弃母乳喂养，改用配方奶喂养宝宝。一般情况下，在宝宝出生1~2周后妈妈才会真正下奶。但在宝宝出生后，要让他多吸吮、多刺激妈妈的乳房，使之产生"泌乳反射"，才能使妈妈尽快下奶，直至足够宝宝享用。

开奶前用母乳替代品喂宝宝，对宝宝和妈妈都不利。对宝宝的危害是：宝宝吃饱以后，不愿再吸吮妈妈的乳头，也就得不到具有抗感染作用的初乳；而人工喂养又极易受细菌或病毒污染，容易引起新生儿腹泻、过

> **✺✺ 专家叮咛 ✺✺**
>
> 对新妈妈来说，推迟开奶时间会使自己来奶的时间推迟，新妈妈以后也更容易发生胀奶或乳腺炎。

早地用配方奶喂养也容易使新生儿对奶粉过敏等；如果开奶前用母乳替代品喂宝宝，还会使宝宝产生"乳头错觉"（奶瓶的奶头比妈妈的奶头易吸吮）。另一方面，因为奶粉冲的奶比妈妈的奶甜，也会造成新生儿不爱吃妈妈的奶，造成母乳喂养失败。

🌱 母乳喂养宝宝的方法

给宝宝喂哺母乳并不是一个简单的过程，妈妈要注意掌握一些方法以便更好地喂养宝宝。

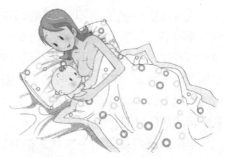

❶ 宝宝出生后1～2小时内，妈妈就要多抱抱宝宝。

❷ 出生后头几个小时和头几天，要多让宝宝吸吮母乳，以达到促进乳汁分泌的目的。宝宝饥饿时或妈妈感到乳房充满时，可随时喂哺，哺乳间隔是由宝宝和妈妈的感觉决定的，这也叫按需哺乳。

❸ 宝宝出生后2～7天内，喂奶次数频繁，通常每日喂8～12次，当宝宝睡眠时间较长或妈妈感到乳胀时，可叫醒宝宝随时喂哺。

❹ 纯母乳喂养的宝宝，除母乳外不添加任何食品，也不用喂水，宝宝什么时候饿了什么时候吃。

有的妈妈在喂宝宝的时候喜欢把宝宝的小脑袋紧紧地搂住，这种喂奶的方法存在很大的安全隐患。首先妈妈要知道，新生宝宝只能用鼻子呼吸，喂奶的时候千万要注意：别把宝宝的鼻子给堵住。这是因为新生宝宝喉头的位置相对较高，这可以确保宝宝在吃奶的时候奶水不会意外地呛到气管里去，但这也造成宝宝无法用嘴而只能通过鼻子呼吸。如果宝宝呼吸的时候很费劲，可以用宝宝专用棉签帮宝宝把鼻孔里的堵塞物清理掉。几个月后，宝宝就可以用嘴呼吸了。

🌱 正确的母乳喂养姿势

躺着喂奶：分娩后的第一天妈妈会很累，这个时候一般建议让妈妈躺着喂奶，躺着喂的时候要求妈妈把身体侧着喂。喂奶的时候让宝宝躺在床上而不要躺在妈妈胳膊上，这个时候宝宝的身体也要侧过来和妈妈面对面；把宝宝的鼻头对着妈妈的乳头，要把宝宝搂紧，注意搂紧的是宝宝的后背而不是头部。宝宝宝吸吮乳头、吃奶是对妈妈乳房很好的刺激过程，妈妈很容易睡着。但是如果宝宝的头部被抱紧，而妈妈处于睡着的状态，就特别危险，可能会因为妈妈的乳房把宝宝的鼻子堵住而造成宝宝呼吸困难甚至窒息。所以妈妈在喂奶的时候一定要注意手是扶着宝宝的后背而不是头部。

坐着喂奶：一般是在宝宝出生一段时间以后。妈妈应当坐在沙发或者床上这种比较舒服的地方，在医院的话可以把病床摇起来，尽量坐得舒服些。宝宝的姿势也需要注意，正确的姿势应该是宝宝的肚皮和妈妈的肚皮紧贴着，在宝宝身下垫个枕头，手要托着宝宝的臀部，让宝宝的头和身子成一条直线，鼻头对着乳头。

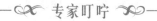

专家叮咛

很多妈妈喜欢用手夹着乳头往宝宝嘴里放，这是不对的。用手夹住乳头会把乳头的乳腺管堵死，这样会影响宝宝吸吮。正确的方法是：把乳头用手呈C字形托起，让宝宝含住乳晕。只有让宝宝含住乳晕，才不容易使乳头破裂。

❧ 人工喂养宝宝的方法

人工喂养是指由于各种原因无法进行母乳喂养，而只好采用其他乳品和代乳品喂哺宝宝的一种方法。人工喂养比母乳喂养复杂一些，但只要细心，同样会收到较满意的喂养效果。

在进行人工喂养时，妈妈要注意奶粉的调配、奶粉的温度、奶瓶喂养的方式等很多问题。

应严格按照奶粉说明调配配方奶，过浓不易吮吸，过稀达不到营养效果。第一次喂食后注意观察宝宝的皮肤和大便，在两次奶之间一定要给水。人工喂养的宝宝要多喝水才行，否则容易上火。

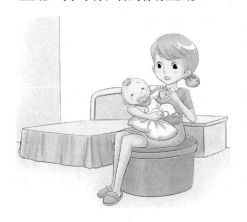

给宝宝喂奶时奶的温度要适宜，妈妈可滴一滴奶于手臂内侧，感觉稍有点儿热最为合适，一般在40℃左右，也可以用温度计测量下。千万不能由成年人先吮几口再去喂宝宝，成年人口腔里常常有一些细菌，宝宝抵抗力差，吃进去容易生病。

喂养姿势与母乳喂养相同，但奶瓶不要倾斜过度，其次奶嘴内应全部充满奶液，以防宝宝吸入空气而引起溢乳。妈妈双眼最好温柔地看着宝宝。

新生儿期每天的喂奶量（指配方奶）可按每千克体重计算，一般每千克体重100毫升左右。新生宝宝一般每天要喂7～8次，每次间隔时间为3～3.5小时。如3千克体重的宝宝，每日需喂奶为100毫升×3=300毫升，再加上150毫升水，总量为450毫升，分7～8次吃，每餐为60～70毫升。

人工喂养要注意补充维生素

由于人工喂养提供的营养无法满足宝宝全部的营养需求，因此应在出生后两周就开始补充鱼肝油和钙剂。鱼肝油中含有丰富的维生素A、维生素D。开始时可每日一次，每次1滴，如食欲、大小便正常，可逐渐增加。每日补充维生素D10微克。同时，还应适量补充钙剂。但要注意，补钙的同时要补鱼肝油，否则钙不能很好地被吸收。

❀ 混合喂养宝宝的方法

对于宝宝来说，最好通过母乳喂养，采用混合喂养只限于母乳确实不足，或妈妈有工作而中间又实在无法哺乳的时候。

混合喂养的两种方式

❶ 每次哺乳时，先喂5～10分钟母乳，然后再用配方奶来补充不足部分。

❷ 根据乳汁的分泌情况，每天用母乳喂3次，其余3次或4次用配方奶来喂。

混合喂养时，如果想长期用母乳来喂养，最好采取第一种方法。因为每次先用母乳喂，不足部分用配方奶补充，这样可相对保证母乳的长期分泌。如果妈妈因为母乳不足，就减少喂母乳的次数，就会使母乳量越来越少。

第一种方法比较适用于母乳不足而有哺乳时间的妈妈。

第二种方法适用于无哺乳时间的妈妈。

混合喂养的具体方法

母乳是否不足，最好根据宝宝体重增长情况分析。如果一周体重增长低于200克，可能是母乳量不足了，可添加一次配方奶，一般在下午四五点钟加一次配方奶，加多少，可根据宝宝的需要。妈妈可以先准备100毫升配方奶粉，如果宝宝一次都喝光，好像还不饱，下次就冲120毫升。如果宝宝不再半夜哭了，或者不再闹人了，体重每天增长30克以上，或一周增加200克以上了，就表明配方奶粉的添加量合适。如果宝宝仍然饿得哭，夜里醒来的次数增加，体重增长不理想，可以一天加2次或者3次，但不要过量，过量添加奶粉，会影响母乳摄入，也会使宝宝消化不良。

贴心提示

夜间妈妈比较累，尤其是后半夜，起床给宝宝冲奶粉很麻烦，最好采取母乳喂养。因为夜间妈妈休息时，乳汁分泌量相对增多，而宝宝的需要量又相对减少，因此，母乳就能满足宝宝的需要。但如果母乳量太少，宝宝吃不饱，反而会缩短吃奶的间隔时间，影响母子休息，这时还是以配方奶为主才比较妥善。

🔅 如何让奶水更充足些

妈妈有母乳喂养的心愿，但只有这个还是不够，妈妈需要有足够的奶水来保证宝宝的营养。那么，如何让妈妈的奶水源源不绝呢?

树立全母乳喂养的信心

信心对于坚持母乳喂养是非常重要的，新妈妈和准妈妈们完全没必要担心自己的奶水不充足，要相信，只要当妈妈，就一定有奶水。

孕期做好乳房护理

妈妈需要在怀孕5个月后每天用温水擦拭乳头10～30下，目的是让乳头的皮肤变厚，以免将来婴儿吮吸时疼痛。做这一项要量力而行，因为擦拭乳头容易刺激子宫收缩，如果妈妈感觉到宫缩，请立即停止擦拭。

怀孕7个月后每天轻轻挤一下乳头，促进乳腺畅通，有的妈妈怀孕7个月时就已经可以挤出乳汁了。

了解宝宝的生长周期

出生后的第3周、第6周、第3个月和第6个月是婴儿的猛长期，在这一阶段，宝宝们就像鸟窝里的小鸟，一整天都张着嘴找吃的。很多宝宝在第3周和第6周都不停地吃奶，这并不能说明妈妈的奶水不足，这时婴儿所需要的养分比较多，他就通过频繁吸吮来刺激妈妈分泌更多的乳汁。在这种时候，坚持勤喂几天，一旦乳汁分泌量达到宝宝的要求，他自然会降低吸吮的频繁程度。所以这时不要给宝宝加奶粉，继续让宝宝吃妈妈的奶，虽然妈妈辛苦一些，但是只有这样才能保证将来的奶够宝宝吃。

奶只会越吸越多，越攒越少

有的妈妈觉得自己的奶水不足，奶不胀，所以就给宝宝加一顿奶粉，希望下一顿把奶攒多了再喂宝宝。这种做法是极其错误的。妈妈的乳房是为宝宝"量身定做"的，宝宝吸的次数多了，奶水的分泌量会适应宝宝的饭量而增长；吮吸的频率少了，或者一次吮吸的时间短了，奶水的分泌量也随之减少。

多吃催奶食物

催奶汤水当然是必不可少的了。只要妈妈注意多喝催奶汤水，摄入足够的水分，身体会根据宝宝的饭量做出反应，分泌出更多乳汁。

❂ 怎样让奶水更营养

母乳的主要营养成分就是蛋白质、脂肪和糖类；母乳中的蛋白质大部分是易于消化的乳清蛋白，且含有代谢过程所需的酶以及抵抗感染的免疫球蛋白和溶菌素；母乳中含有多量不饱和脂肪酸，并且脂肪球较小，易于吸收；母乳中所含的糖主要是乳糖，在婴儿消化道内变成乳酸，可以促进消化，有利于钙、铁、锌等的吸收，也能促进肠道内乳酸杆菌的大量繁殖，增强消化道抗感染能力；母乳中钙、磷含量不高，但比例恰当，易吸收。

妈妈所摄入的营养元素偏少时，母乳中所含的这些营养元素的含量也会相应降低；如果妈妈营养不足，即使母乳分泌很多，但营养素浓度会很

> ❧ 专家叮咛 ❧
>
> 有的妈妈在怀孕前为了防止发胖而采用减肥食谱，但到了哺乳期，建议采用普通食谱。怀孕期有服用复合维生素的习惯的妈妈，在哺乳期应当继续坚持。

低。因此，产后选择母乳喂养的妈妈一定要多吃含蛋白质、脂肪以及糖类丰富的食物，以充分保证母乳的营养，鲫鱼、猪蹄、排骨、莲子、桂圆等都是增加母乳营养的好东西。

❂ 怎样从宝宝口中抽出奶头

一般宝宝吃饱了会主动松开乳头，但有时宝宝还会咬住乳头，妈妈结束哺

乳要从宝宝嘴里抽出乳头时，注意不要硬拉，硬拉会拉伤乳头。

巧妙拉出乳头的办法是：当宝宝吸饱乳汁后，妈妈可用手指轻轻压一下宝宝的下巴或下嘴唇，这样做会使宝宝松开乳头。

妈妈需要注意的是：一般宝宝在头两天只吸2分钟左右的乳汁就会饱，3~4天后可慢慢增加到6分钟左右，每侧乳房约吸3分钟。这时妈妈要注意尽量让一侧乳房先吸空，这会有利于增加泌乳，因为老不吸空，乳汁会慢慢减少。

此外，刚出生10多天的宝宝在吃奶的头五六分钟时间内就已经吸饱，剩下的时间只是含着乳头玩了，有的干脆就已经睡着。为了能让宝宝把一侧乳房的乳汁吸空，可用手轻轻捻婴儿的耳下垂，让他醒来再吸一些。如果宝宝实在不愿再多吸，就要及时把乳头抽出。此时乳房内如还有剩乳，可挤出来储存在冰箱里。

🍫 乳头内陷如何喂养宝宝

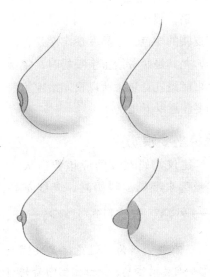

大概有10%的妈妈会有乳头内陷或扁平的苦恼。其实，只要宝宝能够很好地含住妈妈的乳头，那么乳头扁平或内陷一般也能顺利哺乳。

乳头内陷的妈妈，头几次喂奶，需要有熟练技巧的人帮助妈妈，让宝宝正确含住乳头。宝宝需要学会如何把嘴张大，以便可以把大部分乳晕含进嘴里。乳头突出并不是母乳喂养成功的关键，当宝宝吃奶时，他不应只是含住了乳头，而应该尽量把乳晕都含进嘴里。妈妈可以在产前向医生咨询这一问题，以便确保宝宝生下来后得到正确的帮助。不少妈妈都会发现，怀孕时期还扁平的乳头在哺乳期间由于宝宝的吸吮而突出了。

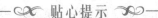

贴心提示

在开始哺乳的头几天，喂奶前使用吸奶器可以帮助内陷的乳头突出。妈妈要尽量避免胀奶，好让宝宝可以在妈妈乳房柔软的时候"练习"。

如果准妈妈乳头内陷，就需要提前矫正，在生宝宝前三四个月，洗澡的时候用肥皂清洗奶头，用手拔一下奶头。即使乳头正常的准妈妈怀孕后期最好也每天轻轻把乳头拉长，这有利于将来婴儿的吮吸。

有的妈妈存在一边的乳头内陷而另外一边正常的情况。这种情况下，宝宝可能本能地更愿意吃容易吃的一侧乳房，不过重要的是要有耐心，坚持让宝宝先吃不容易吃的那一边。

❧ 夜间如何给宝宝喂奶

忙碌一天的妈妈，到了夜间，特别是后半夜，通常十分困倦。当宝宝要吃奶时，妈妈睡得正香，在蒙蒙眬眬中给宝宝喂奶，乳房容易堵住宝宝鼻孔，使宝宝发生窒息。另外，由于光线暗，视物不清，妈妈不易看清宝宝皮肤的颜色，不易发现宝宝是否溢奶，尤其是躺着给宝宝喂奶时，宝宝有可能溢乳窒息。所以夜间给宝宝喂奶要注意以下几点：

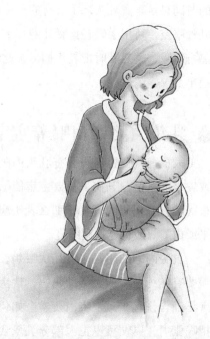

保持坐姿喂奶

建议妈妈在夜间应该像白天一样坐起来喂奶。喂奶时，光线不要太暗，要能够清晰看到宝宝皮肤的颜色；喂奶后仍要竖立抱，并轻轻拍背，待宝宝打嗝后再放下。观察一会儿，如宝宝安稳入睡，保留暗一些的光线，以便宝宝溢乳时及时发现。

延长喂奶间隔时间

如果宝宝在夜间熟睡不醒，就要尽量少惊动他，把喂奶的间隔时间延长一下。一般来说，新生儿期的宝宝，一夜喂两次奶就可以了。另外在

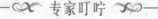

专家叮咛

有些妈妈为了避免宝宝哭闹影响自己的休息，就让宝宝叼着奶头睡觉，或者一听见宝宝哭就立即把奶头塞到宝宝的嘴里。这样会影响宝宝的睡眠，无法让宝宝养成良好的吃奶习惯，而且还有可能在妈妈睡熟后，乳房压住宝宝的鼻孔，造成宝宝窒息死亡。

喂奶过程中应注意，要让宝宝安静地吃奶，避免宝宝夜晚受惊吓，也不要在宝宝吃奶时与之嬉闹，以防止呛咳。每次喂完奶后应将宝宝抱直，轻拍宝宝背部使宝宝打出嗝来，以防止溢奶。

如何把握给宝宝喂奶的时间

宝宝一般是8~10分钟吸空妈妈的一侧乳房，这时再换吸另一侧乳房。让两个乳房每次喂奶时先后交替，这样可刺激产生更多的奶水。喂哺新生宝宝时，因产妇奶水还少，且母婴均处于学习阶段，喂的次数可多些，时间可以相应缩短一些。

正常喂奶间隔

新生宝宝喂奶的时间间隔和次数应根据宝宝的饥饿情况来定，也就是说宝宝饿了就要喂。若不到时间宝宝还不饿就喂，宝宝消化不了，容易造成腹胀；也不能长时间不喂，以免宝宝一下子吃得过饱，引起消化不良。一般白天每2~3小时喂一次，夜间可3~4小时喂一次，白天喂5~7次，夜里若宝宝不醒也可不喂，尽量让宝宝休息。刚出生的宝宝因为胃的容量小，所以喂奶的次数多一些，随着年龄增长，喂奶的次数会减少，吃奶逐渐变得有规律。要注意，不要宝宝一哭就用喂奶来哄宝宝，因为宝宝哭的原因有很多，应查找原因。如果喂奶次数过多或每次喂奶时间过长才能满足宝宝的需要，很可能是奶水分泌不够，应多想办法多下奶。

怎样判断宝宝吃饱

妈妈对宝宝是否吃饱了很是关心，由于我们无法直接知道宝宝是否吃饱了，因此可以从下列方面来进行判断：

· 喂奶前乳房丰满，喂奶后乳房较柔软。
· 喂奶时可听见吞咽声（连续几次到十几次）。
· 妈妈有下乳的感觉。
· 尿布24小时湿6次及6次以上。
· 宝宝大便软，呈金黄色糊状，每天2~4次。
· 在两次喂奶之间，宝宝很满足、安静。
· 宝宝体重平均每天增长15~30克，或每周增加105~210克。

怎么判断奶量是否充足

不少妈妈都担心自己的母乳能否满足宝宝的生长发育，学会判断母乳充足与否很重要，这不仅可以帮助妈妈正确安排宝宝的哺乳时间和吸吮量，还可以根据乳汁分泌的多少，从妈妈的膳食方面做适当调理。

妈妈奶量是否充足可以从几个方面判断：

❶ 从宝宝吃奶时下咽的声音上判断。宝宝平均每吸吮2～3次可以听到咽下一大口，如此连续约15分钟宝宝基本上就吃饱了。如果乳汁稀薄，每次喂奶时听不到咽奶声，即是乳汁不足。

❷ 宝宝吃奶后应该有满足感。如喂饱后他笑了，或者不哭了，或马上安静入眠，说明宝宝吃饱了。如果吃奶后还哭，或者咬着奶头不放，或者睡不到两小时就醒，都说明奶量不足。

❸ 注意宝宝大小便的次数。新生宝宝出生1周内每日排尿最多达20次，以后逐渐减少，大便4～5次，呈金黄色稠便，这些都可以说明奶量够了。奶水不够的时候，宝宝尿量不多，大便少且呈绿色稀便，这时妈妈就要增加喂养的次数。

❹ 足月新生宝宝头一个月每天平均增长15～30克体重，头一个月增加500～750克，第2个月增加600克。如果体重减轻了，要么是生病了，要么是喂养不当。喂奶不足或奶水太稀导致营养不足是体重减轻的因素之一。

❀ 早产儿如何喂养

早产儿体质差，若不注意喂养则容易造成宝宝营养不良，使生长发育受到影响。

目前，多主张尽早喂养早产儿。生活能力强的宝宝，可在出生后4～6小时开始喂养；体重在2000克以下者，应在出生后12小时开始喂养；若一般情况较差者，可推迟到24小时后喂养，先喂5%葡萄糖水1～2次，每次3～5毫升。如果宝宝吃得很好，可改喂奶。喂奶应少量多次，以母乳为优。若母乳不够或无母乳，可用早产儿配方奶喂宝宝。喂奶后要让宝宝侧卧，防止宝宝呛奶。无力吸奶的宝宝可用滴管将奶慢慢滴入其口中。开始喂少量，以后根据吸吮吞咽情况逐渐增多。天热时，可在两次喂奶期间再喂一次糖水，水量约为总量的一半。

对有吸吮能力的早产儿，应尽量直接哺喂母乳；吸吮能力差的，可先挤出母乳，而后用滴管缓缓滴入口内。

早产儿的喂哺量因人而异，原则是胎龄越小，出生体重越低，每次哺乳量越少，喂奶间隔时间也越短，视具体情况进行调整。

早产儿体内各种维生素贮量少，可特别添加维生素K_1、维生素C、维生素D等，出生4周后添加铁剂。

双生儿和巨大儿如何喂养

双生儿

绝大多数双胞胎不是足月分娩的，发育不成熟。双生儿消化能力普遍较差，宜采用少量多餐的喂养方法。

双胞胎刚开始少量喂5%的葡萄糖水。这是因为双胞胎体内不像单胎有那么多的糖原储备，若饥饿时间过长，可能会发生低血糖，对宝宝健康不利。

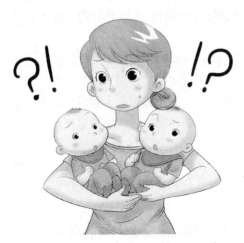

双生儿在12小时内可喂1～3次母乳。此后，体重不足1500克的新生宝宝，每2小时喂奶1次，每24小时喂12次；体重1500～2000克的新生宝宝，夜间可减少2次，3小时1次。这种喂法，是因为双胞胎个子瘦而轻，热量散失较多，每千克体重热量需要比单胎足月儿更多，每天每千克体重需热量35～60千卡。若无母乳或母乳不够，则可用牛奶和水配成1∶1或2∶1的分量，再加5%的糖喂养。奶量和浓度可随宝宝情况和月龄的增加逐步调整。

巨大儿

一般来说，正常足月儿出生体重范围在2500～4000克之间，超过4000克就是巨大儿。有些巨大儿并非病态是健康儿。如果宝宝特别健壮，喂养量应该以宝宝体重与正常儿体重的折中数计算。如正常新生宝宝平均出生体重为3千克，该宝宝的体重为5千克，则按4千克宝宝的喂养量给予喂养。可根据宝宝的实际情况，参考医生的意见确定宝宝的喂养方案。如果宝宝吃得多，身体长得也结实均称，身高与体重同步增长，那么就应该给予宝宝足够的喂养量，充分满足宝宝生长发育的需要。如果宝宝只长体重不长个，肌肉松弛不结实，那就得咨询医生了。

巨大儿往往胃口也大，妈妈的奶有可能不够吃，这样就必须采取混合喂养。

贴心提示

有的父母怕宝宝吃不饱，就在宝宝的奶中加入奶糕、健儿粉等辅食，这些辅食中多含淀粉，用来喂养巨大儿宝宝是不合适的。

哪些妈妈不宜母乳喂养宝宝

有下列病症的妈妈不宜母乳喂养宝宝

❶ 患慢性病需长期用药的妈妈：如癫痫需用药物控制者，甲状腺功能亢进尚在用药物治疗者，肿瘤患者正在抗癌治疗期间，这些药物均可进入乳汁中，对婴儿不利。

❷ 处于细菌或病毒急性感染期的妈妈：母亲乳汁内含致病的细菌或病毒，可通过乳汁传给婴儿。而感染期母亲常需应用药物，因大多数药物成分都可进入乳汁中，如红霉素、链霉素等，均对婴儿有不良后果，故应暂时中断哺乳，以配方奶代替，定时用吸乳器吸出母乳以防回奶，待妈妈病愈停药后可继续哺乳。

❸ 正在进行放射性碘治疗的妈妈：由于碘能进入乳汁，有损宝宝甲状腺的功能，应该暂时停止哺乳，待疗程结束后，检验乳汁中放射性物质的水平，达到正常后可以继续喂奶。

❹ 接触有毒化学物质或农药的妈妈：有害物质可通过乳汁使婴儿中毒，故哺乳期应避免接触有害物质及远离有害环境。如已接触，必须停止哺乳。

❺ 患严重心脏病和心功能衰竭的妈妈：哺乳会使母亲的心功能进一步恶化。

❻ 患严重肾脏疾病的妈妈：患有肾功能不全者，哺乳可加重脏器的负担和损害。

❼ 患严重精神病及产后抑郁症的妈妈：会对婴儿的安全构成威胁。

❽ 处于传染病急性期的妈妈：如母亲患开放性结核病，各型肝炎的传染期，此时哺乳对婴儿感染的机会将增加。

❾ 其他类疾病：服用哺乳期禁忌药物、急性或严重感染性疾病、乳头疾病、孕期或产后有严重并发症、红斑狼疮、恶性肿瘤、艾滋病等。

哪些宝宝不能接受母乳喂养

有下列病症的宝宝不宜接受母乳喂养：

❶ 患有先天性半乳糖血症：此类患儿在进食母乳、牛乳后，会引起神经系统疾病和智力低下，并伴有白内障，肝、肾功能损害等。新生宝宝凡是喂奶后出现严重呕吐、腹泻、黄疸、肝脾大等，应高度怀疑本病的可能，经检查后明确诊断者，应立即停止母乳及奶制品喂养，给予特殊不含乳糖的代乳品喂养。

❷ 患有枫糖尿症：患儿由于先天性缺乏分支酮酸脱羧酶，引起氨基酸代谢异常，临床表现是喂养困难、呕吐及神经系统症状。多数患儿伴有惊厥、低血糖、血和尿中分支氨基酸及相应酮酸增加，有特殊的尿味及汗味。患有本症的宝宝应给予低分支氨基酸膳食，可避免这种损害。另外，要注意喂食母乳要少量。

❸ 患苯丙酮尿症：这类患儿智能落后，毛发和皮肤色素减退，头发发黄，尿及汗液有霉臭或鼠尿味。患儿应摄取低苯丙氨酸的饮食，最好不吃母乳或仅吃少量母乳，而应摄入无苯丙氨酸的特制奶粉或低苯丙氨酸的水解蛋白质，辅食可选择奶糕及米粉、蔬菜等，并应经常检测血中苯丙氨酸的浓度。

❹ 患乳糖不耐受症：患儿由于体内乳糖酶缺乏，无法消化吸收乳糖，表现为患儿吃了母乳或牛乳后出现腹泻，长期腹泻则会影响到宝宝的生长发育，并导致免疫力低下及反复感染，这时宝宝应暂停母乳或其他奶制品的喂养，代之以不含乳糖的配方奶粉或大豆奶。

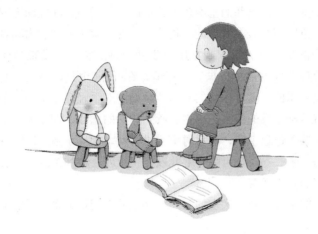

新生宝宝的智能开发

如何刺激新生宝宝智力发育

开发智力，首先要训练大脑对外界的反应。大脑对外界事物的反应过程包括三个环节，首先是外界刺激通过视觉、听觉、嗅觉、触觉等传入大脑，而后是大脑进行分析和综合，最后由效应器官产生反应。早期开发智力，就要从培养宝宝的视觉、听觉、动作和语言能力开始。

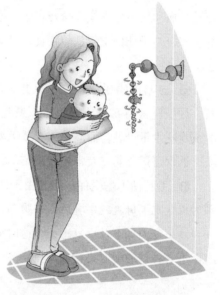

视觉能力的培养：虽然新生宝宝的视力有限，但半个月左右就可以分清明和暗了，所以在房间里挂上五彩缤纷的花鸟、可爱的小动物图画或装饰品，对宝宝而言都有刺激视觉的作用。黄色、蓝色和绿色等天然的颜色对宝宝具有安抚作用，鲜明的基本色可让房间充满活力，在摇床上或换尿布的小床上方悬挂色彩明亮且会舞动的小物体，可提高宝宝的注意力和观察力。

听觉能力的培养：科学家观察刚出生两分钟的宝宝，发现当他听到声音时脑电图有反应声响的波形。据国外报道，在妊娠6个月以后进行胎教，每天让孕妇听愉快的乐曲，随着乐曲的音律，孕妇用双手轻轻拍击相当于胎儿双足的部位，经过这种胎教的宝宝，出生后听到相同的乐曲，即能表现出喜悦的表情。妈妈平时要多逗逗宝宝，经常对宝宝讲讲话，如"小宝宝，吃饱了吗，你说什么呀，怎么啦"等，还可唱一唱儿歌，宝宝就会精神饱满，喜笑颜开，这也有助于宝宝的智力发育。

运动能力的培养：新生宝宝的脑发育和运动有密切关系。手的动作是由大脑支配的，同时大脑的发育又随双手的活动而有所进展。宝宝出生后父母应注意其双手活动能力的训练，应让宝宝的双手可以自由活动，而不要将其紧紧地包裹起来。

❁ 新生宝宝的学习潜能

过去人们常常认为新生宝宝是无能的、被动的个体。其实不然，现代科学研究证明：宝宝从出生之日起就具有主动探索外部世界的潜在能力，而且还具有相当惊人的反应和学习能力。

新生宝宝来到这个世界不久，看见亮光就会把头转向亮光之处；听到巨响的声音会有哭叫的反应；当奶头接触他的嘴唇时就张嘴吸吮；自己进行呼吸、消化及排泄等工作。这些都是天生的本能反应。这时的宝宝和外界联系是依靠无条件反射，如吸吮反射、觅食反射、定向反射和防御反射等。新生宝宝为了生存，必须学会适应新的生活环境的一些本领，于是他就在无条件反射的基础上，开始主动地探索他生活的小世界，在接触各种事物时，感受到各种刺激，并在不断地重复、强化的过程中建立起条件反射，增强了学习能力。只有形成条件反射，新生宝宝才能更好地熟悉和适应环境。如每当宝宝哭时就有人抱他，久而久之，他就学会了要人抱，否则就哭叫；以后又逐步学会了听见成人发出"嘘嘘"声就会排尿；妈妈喂奶时，将宝宝抱起放在怀中，然后把奶头放在他口中，经过10天左右，宝宝一被抱起，就会出现寻找动作和吸吮动作，这就形成了条件反射。宝宝最早的学习能力，就是建立条件反射的能力。条件反射的形成不仅有赖于大脑的充分发育，还要有适宜的刺激和一定的环境。

> **☙ 专家叮咛 ❧**
>
> 宝宝的学习潜力是很大的，如果父母常常认为宝宝什么都不懂而忽视了宝宝的一些反应，就会限制宝宝潜在能力的发展。

❁ 给新生宝宝一个有声的世界

婴儿很容易因外界的声响而受到惊吓，偶尔东西掉落地面或走路脚步声大了些，宝宝就会受惊而大哭起来。有些年轻的父母非常心疼自己的宝宝，生怕一点儿声响惊吓了他，生怕一点儿光线刺激到他，于是努力给宝宝营造了一个安静、谢绝各种"打扰"的环境。殊不知，这样无声无息的环境对宝宝的健康发育是不利的。

研究实践证明：适量、适当的环境刺激会提高新生宝宝的各种感觉的灵敏性，丰富多彩的环境会促进宝宝的心智发展。因此，宝宝出生后，不应生活在过于嘈杂的环境中，但更不应生活在"与世隔绝的世外桃源"。父母应积极为宝宝创造一个丰富的视觉、听觉、触觉环境，才有利于宝宝的健康成长。

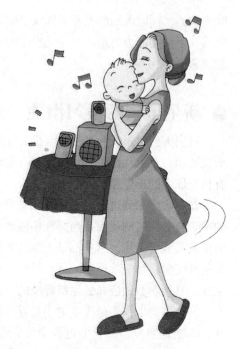

生活中，充满着各种各样的声音，如人说话的声音、开门关门的声音、电视的声音、风声、水声等，要让宝宝有机会常常听到这些声音，学习适应外界的环境。

除了生活中自然发生的声音以外，妈妈还可以为宝宝创造一个充满动人声音的环境。例如，播放柔和的音乐，让美妙的声音自然流泻在空气中，这不仅有刺激宝宝听觉的作用，同时也可以使宝宝保持愉快的情绪。另外，会发出声音的玩具也很适合宝宝，像音乐盒、铃鼓、压了会叫的小球或橡胶娃娃，都会让宝宝转头注视，甚至想伸手去抓，这种玩具对宝宝听觉、视觉的发展都有助益。

当然，最重要的一项，就是爸爸妈妈的声音，即使宝宝还无法响应，却可以听得到。爸爸妈妈多对宝宝说话，唱歌给他听，对他笑，陪他玩，所产生的效果不只是促进听觉而已，对宝宝将来语言的学习以及亲子间亲密感情的建立也会有相当大的帮助。

🌢 新生宝宝怎么学抬头

抬头，是宝宝出生后需要学习的第一个大动作。学会抬头，可以使宝宝扩大视野，促进智力发展。

竖直抬头：给宝宝喂好奶后，扶其头部，靠在妈妈肩上，轻拍几下，让其打个嗝以防吐奶，然后不要扶住头部，让其自然竖直片刻，每天5~6次。

伏腹抬头：宝宝空腹时，将他抱在妈妈的胸腹前（与妈妈面对面），然后妈妈慢慢地斜躺或平躺在床上，此时宝宝便自然而然地俯卧在妈妈的腹部。扶宝宝头部至正中，两手放在头两侧，逗引其短时间抬头，反复几次。

伏床抬头：宝宝空腹时，俯卧在床上，两手放在头两侧，扶其头转向中线，呼唤宝宝的乳名或用拨浪鼓等玩具逗引其抬头片刻，反复几次。

> **✂ 育儿妙招 ✂**
>
> ❶ 让宝宝做抬头练习时，要边练边说"抬抬头"。
>
> ❷ 每做一次练习后，妈妈要用手轻轻抚摸宝宝背部，使他放松背部肌肉，让宝宝感到舒适。
>
> ❸ 每次做完后，可让宝宝仰卧在床上休息片刻。

❧ 新生宝宝怎么学"走路"

"走路"，实际上是宝宝先天就有的能力——行走反射。这一反射在宝宝出生后56天左右就自然消失。充分利用宝宝的这一能力并加以动作训练，可使宝宝提早学会走路，从而促进脑的发育成熟和智力发展。

时间：从出生第8天开始到第56天结束。每天4次，每次3分钟。于喂完奶半小时后进行。

方法：托住宝宝的腋下，用双手控制好头部，让他的光脚板接触平面，他就会做出迈步动作。这就是先天的无条件反射——行走反射。

妈妈注意：

❶ 早产儿及佝偻病患儿，不宜做此项练习。

❷ 动作要轻柔，边做边喊口令"一二一"，或逗引宝宝。

❸ 注意宝宝的情绪，若情绪不好应立即停止。

❹ 一般除腹泻、发热等患病情况外，要坚持进行。这样，56天过后，宝宝就会形成条件反射，扶站即走，乐此不疲。一般在10个月左右就可开始为练迈步行走。

宝宝总是在适宜的环境中汲取成长的力量，在探索世界中的过程激发好奇心，启迪智慧，发展能力。初为父母的人要在实践中去学习、去摸索，对于刚刚出生的宝宝来说，再也没有比父母的爱更珍贵的了。只要宝宝需要，父母就要对他多搂抱、多抚摸、多说话、多微笑，这不仅能让他充分享受父母的爱抚和无微不至的照顾，更主要的是触觉、动觉、平衡觉、听觉、视觉的综合刺激，为宝宝的大脑提供了发育的营养素。

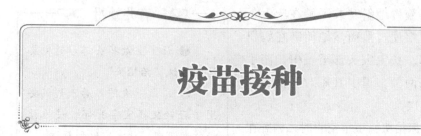

疫苗接种

宝宝接种疫苗需要注意什么

宝宝接种疫苗很重要

宝宝出生以后，随着一天天长大，体内原来由母体传给的免疫力（即抵抗疾病的能力）就逐渐减弱或消失，因此，必须适时地给他进行预防接种，以增强宝宝的防病能力，保证宝宝健康成长。

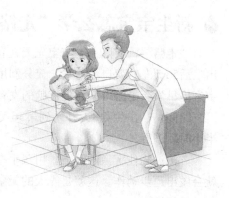

哪些宝宝不能接种疫苗

❶ 患有皮炎、化脓性皮肤病、严重湿疹的宝宝不宜接种，等待病愈后方可进行接种。

❷ 体温超过37.5℃，有腋下或淋巴结肿大的宝宝不宜接种，应查明病因，治愈后再接种。

❸ 患有严重心、肝、肾疾病和活动型结核病的宝宝不宜接种。

❹ 神经系统包括脑发育不正常，有脑炎后遗症、癫痫病的宝宝不宜接种。

❺ 严重营养不良、严重佝偻病、先天性免疫缺陷的宝宝不宜接种。

❻ 有哮喘、荨麻疹等过敏体质的宝宝不宜接种。

❼ 当宝宝有腹泻时，尤其是每天大便次数超过4次的患儿，须待恢复两周后，才可服用脊灰疫苗。

❽ 最近注射过多价免疫球蛋白的宝宝，6周内不应该接种麻疹疫苗。

❾ 感冒、轻度低热等一般性疾病视情况可暂缓接种。

❿ 空腹饥饿时不宜接种。

在带宝宝接种疫苗时，一定要将宝宝当时的身体情况详细反映给医生，最好携带相关病史资料，其中有些父母自己难以判断是否适合接种的情况，一定要告诉医生，由医生决定。另外，在宝宝打防疫针前，家长要给宝宝洗一次澡，换件干净衣裳（因为接种后一天内最好不要给宝宝洗澡），向医生说清宝宝健康状况，经医生检查认为没有接种"禁忌征"，方可接受接种疫苗。

❂ 宝宝接种疫苗出现不良反应的护理方法

近年来由于新闻或报章杂志偶有因接种疫苗后产生猝死或严重并发症的例子，因此不管是接种传统免费或是新型自费的疫苗，每一位家长共同的担心就是接种疫苗后，会不会还没受到保护就已产生了副作用。

接种疫苗后的不良反应与护理方法	
接种疫苗后的不良反应	**针对不良反应的护理方法**
注射部位局部红肿、疼痛、硬块	注射后6~8小时发生肿痛，反应激烈者，会形成硬块。接种24小时内，可用冷敷减轻疼痛；24小时后，可用温敷消肿帮助吸收
轻度发烧	体温超过38.5℃时可在医生指导下给退烧药，至于退烧药的选择，要避免阿斯匹灵与水杨酸制剂，因为有可能引起雷氏综合征
烦躁不安、哭闹	大多在注射以后12小时内发作，可以持续1小时。安抚观察即可
长疹子	一般只要观察即可，偶尔才需使用抗过敏药物。主要是因为有些疫苗中含有微量的新霉素和多粘菌素，应小心用于已知对这些抗生素过敏的患者
高烧超过40.5℃	48小时以内发作。一般只要给退烧药即可。有些幼儿可能因为发烧而引起热痉挛，这与个人体质有关，多数都是良性的

（续表）

超过3小时以上的持续性哭闹	48小时以内发作，发生率约为1%。要特别注意食欲、活动力是否也跟着降低。若宝宝出现极度昏睡、低张力、全身虚脱或尿量减少，则必须请医生处理
神经学病症	严重反应如痉挛、神经疾病及脑部疾病等极少发生，一旦出现应立即就医
过敏性休克	发生率极低，通常为立即型过敏反应，可能危及生命，应立即就医

❧ 专家叮咛 ❧

　　如果宝宝接种疫苗以后出现了某种症状，我们要判断是否与疫苗有关。首先，必须考虑这种反应是不是常出现在此种疫苗注射后。其次，我们必须考虑到从疫苗的注射到副作用反应发生的时间关联性。若是像三合一、四合一、五合一或六合一这种非活性疫苗，反应多半出现在接种疫苗一两天以内。若是太晚出现或是持续超过三天以上的症状，就必须仔细检查其他可能的原因了。

❧ 卡介苗的接种

　　卡介苗是一种用来预防儿童结核病的预防接种疫苗，接种后可使儿童产生对结核病的特殊抵抗力。目前，世界上多数国家都已将卡介苗列为计划免疫必须接种的疫苗之一。卡介苗接种的主要对象是新生婴幼儿，接种后可预防发生儿童结核病，特别是能防止那些严重类型的结核病，如结核性脑膜炎等。接种卡介苗对儿童的健康成长很有好处。

　　卡介苗接种被称为"出生第一针"，所以新生婴儿一出生就应该接种。

　　卡介苗接种一般在左上臂三角肌处皮内注射，也有在皮肤上进行划痕接种，做"卄"或"井"字形，长1厘米。划痕接种法虽方便，但因接种量不准，有效免疫力不如皮内注射法，故目前一般不采用划痕法。

　　新生儿接种卡介苗后，无特殊情况一般不会引起发热等全身性反应。在接种后2～8周，局部会出现红肿硬结，逐渐形成小脓疱，以后自行消退。有的脓疱穿破，形成浅表溃疡，直径不超过0.5厘米，然后结痂，痂皮脱落后，局部可留下永久性疤痕，俗称卡疤。为了判断卡介苗接种是否成功，一般在接种后8～14周，应到医院再做结核菌素（OT）试验，局部出现红肿0.5～1.0厘米为正常，如果超过1.5厘米，需排除结核菌自然感染。一般新生儿接种卡介苗后2～3个月就可以产生有效免疫力，3～5年后，在小学一年级时，再进行OT检查，如呈阴性，可再种卡介苗一次。

早产儿、难产儿以及有明显先天畸形、皮肤病等新生儿，禁忌接种。

乙肝疫苗的接种

乙肝疫苗的接种是控制乙型肝炎最有效的措施。疫苗接种后，可刺激免疫系统产生保护性抗体，这种抗体存在于人的体液之中，乙肝病毒一旦出现，抗体会立即作用，将其清除，阻止感染，并不会伤害肝脏，从而使人体具有了预防乙肝的免疫力。因此，接种乙肝疫苗是预防乙肝病毒感染的最有效方法。

乙肝疫苗可以成功预防乙肝病毒的感染，新生儿一出生就接种乙肝疫苗，基本可以确保将来不得乙肝。

现有的肝硬化、肝癌多从乙肝发展而来，成功地预防乙肝，实际就是防肝硬化、防肝癌第一针。

整个免疫疗程要注射3针，第1针（一般由产科宝宝室医务人员注射）于宝宝出生后24小时之内在上臂三角肌处注射，剂量为30微克；第2针在宝宝出生后一个月注射，剂量为10微克；第3针在宝宝出生后6个月注射，剂量为10微克。全部免疫疗程结束后，有效率可达90%～95%。婴幼儿接种疫苗后，可获得免疫力达3～5年之久。

免疫疫苗接种过程简单，一般没什么反应，个别宝宝可能出现低热，有的在接种部位出现小的红晕和硬结，一般不用处理，1～2天可自行消失。

如果新生儿是先天畸形及严重内脏功能障碍者，出现窒息、呼吸困难、严重黄疸、昏迷等严重病情时，不可接种。早产儿在出生一个月后方可注射。

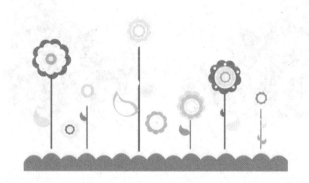

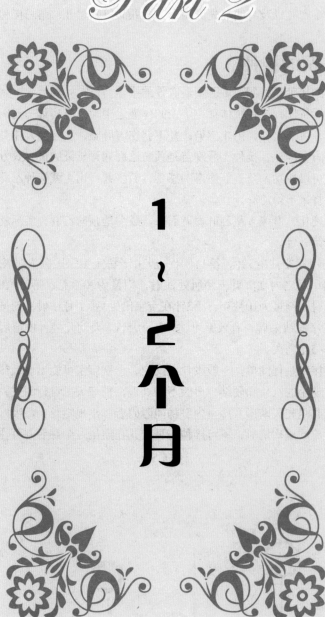

Part 2

1～2个月

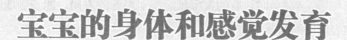

宝宝的身体和感觉发育

宝宝2个月的身体发育标准

	女宝宝	男宝宝
身高	平均约59.1厘米	平均约60.5厘米
体重	平均约5.75千克	平均约6.27千克
头围	平均约38.8厘米	平均约39.7厘米

　　1~2个月的宝宝体重增长较快，平均可增加1.2千克，人工喂养的宝宝甚至能增加1.5千克。宝宝出生后半年内，体重增加都会比较快，但也有的宝宝会出现阶梯性或跳跃性增长，第1个月增加不多，而第2个月却快速增长，只要不是疾病原因引起的，宝宝这种不均衡的体重增长现象也是正常的。

　　这个月宝宝身高增长也比较快，一个月可长3~4厘米。和体重增长一样，身高增长也存在个体差异，如果身高增长明显落后于平均值，爸爸妈妈应及时带宝宝看医生。

◆ 宝宝的感觉发育

　　一个多月的宝宝，皮肤感觉能力比成人敏感得多，有时父母不注意，把一丝头发或其他东西弄到宝宝的身上刺激了皮肤，他就会全身左右乱动或者哭闹表示很不舒服。这时的宝宝对过冷、过热都比较敏感，会以哭闹向大人表示自己的不满。

听觉发育

　　宝宝经过一个月的哺育，对妈妈说话的声音很熟悉了，如果听到陌生的声音他会吃惊，如果声音很大他会感到害怕而哭起来。因此，要给宝宝听一些轻柔的音乐和歌曲，对宝宝说话、唱歌的声音都要悦耳。宝宝玩具的声响不要超过70分贝，生活环境的噪声不要超过100分贝。宝宝很喜欢周围的人和他说话，没人理他的时候会感到寂寞而哭闹。

宝宝此时的听力有了很大长进，大人跟他说话能做出反应，对突然的响声能表现出惊恐。到8周时，有的宝宝已能辨别声音的方向，能安静地听音乐，能对噪声表现出不满。

视觉发育

宝宝能看见活动的物体和大人的脸，将物体靠近他眼前，他会眨眼。这叫作"眨眼反射"，这种反射一般出现在一个半月到两个月。有些斜视的宝宝在8周前可自行矫正，双眼能一致活动。

动作发育

宝宝在8周时，俯卧位下巴离开床的角度可达45度，但不能持久。要到3个月时，下巴和肩部才能都离开床面抬起来，胸部也能部分地离开床面，用上肢支撑部分体重。宝宝俯卧时，父母要注重看护，防止因呼吸不畅而引起窒息。宝宝双脚的力量在加大，只要不是睡觉吃奶，手和脚就会不停地动，虽然不灵活，但他动得很高兴。

从出生到2个月的宝宝，动作发育处于活跃阶段，宝宝可以做出许多不同的动作，特别精彩的是面部表情逐渐丰富。在睡眠中宝宝有时会做出哭相，撅着小嘴好像很委屈的样子；有时又会出现无意识的笑。其实这些面部动作都是宝宝吃饱后满足愉快的表现。

其他感觉发育

2个月大的宝宝其联想记忆能力开始发育，开始能认出以前见过的东西；面部表情开始变得丰富起来，开始露出动人的微笑；能与别人的眼神进行交流；高兴时会开心地"咯咯"笑，不高兴时会哭闹不止。

❀ 宝宝的心理发育

宝宝喜欢看妈妈慈爱的笑容，喜欢躺在妈妈的怀抱中，听妈妈的心跳声或说话声。所以在育儿开始就提倡母子皮肤直接早接触、多接触、早喂奶、多吸吮、多抚摸、多交谈、多微笑，尊重宝宝的个性发展，让宝宝充分享受母爱，让宝宝的心理健康发展，这对宝宝今后人格健康的形成起着重要作用。

　　宝宝最喜欢的是妈妈温柔的声音和笑脸。当妈妈轻轻呼唤宝宝的名字时，他就会转过脸来看妈妈，好像一见如故，这是因为宝宝在宫内时就听惯了妈妈的声音，尤其是把他抱在怀中，抚摸着他并轻声呼唤着逗引他时，他就会很理解似的对妈妈微笑。宝宝越早学会"逗笑"就越聪明。这一动作是宝宝的视觉、听觉、触觉与运动系统建立神经网络联系的综合过程，也是条件反射建立的标志。

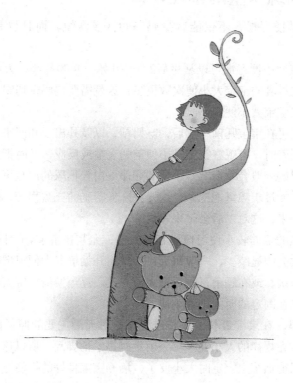

宝宝的保健和护理

🖤 如何训练宝宝的排便习惯

良好的排便习惯，不仅能减少妈妈的许多麻烦，而且也有利于宝宝的健康。

培养宝宝大小便习惯可以从生后2个月开始，年龄越小，大小便的次数越多。尤其是吃母乳的宝宝大小便次数更多，这就需要妈妈密切观察宝宝大小便的规律，来把宝宝大小便。

开始时，可在宝宝睡前、醒后，吃奶前，以及外出前和回来后立即把大小便。在宝宝醒着时，可观察宝宝排小便前的表情或反应，及时把尿。

细心的妈妈一般会掌握宝宝小便的规律，白天把尿的次数可多些，夜间次数少些。但不能过于频繁地把尿，这样会降低膀胱的充盈程度，使宝宝有一点小便就要排出来，这对以后会带来麻烦。

大便习惯的培养较小便习惯要容易一些，尤其在宝宝4个月后添加辅食之后，大便次数会明显减少，一般每天1～2次。开始培养大便习惯时，可在吃奶前、后大便一次，或在睡前、醒后把大便一次。逐渐摸清宝宝大小便的规律和时间，就可以在固定的时间把大小便了。

作为妈妈，在宝宝最初的成长过程中，每天最主要的照料内容除了吃就是拉了，宝宝无规律的大小便常常令新手妈妈手忙脚乱。所以这个时候，妈妈就需要有意识地训练宝宝定时大小便了，培养宝宝良好的排便习惯。妈妈不要觉得很难，通常只要宝宝的吃、喝、睡有规律，大小便稍加训练，就可以形成规律。

把尿时，妈妈可发出"嘘——嘘——"的声音，或用吹口哨来示意小便，久而久之宝宝就会建立起小便的条件反射了。

把大便时，妈妈可发出"嗯——嗯——"似乎是用力的声音，以形成排大便的条件反射。

🌰 注意宝宝的睡眠姿势

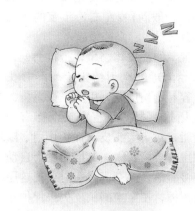

由于宝宝的头骨处在发育时期，不正确的或固定的睡眠姿势可造成头形的改变。异常的头形影响了仪表，还可能会影响大脑的发育，所以要给宝宝不断更换左右侧卧和仰卧姿势。更换卧位可采用多种方法，如每日定时更换，或每周、每10天交替更换。不定期更换床位，或经常变换一下容易引起宝宝注意的光源或物体，比如灯光、色彩鲜艳或带声响的大玩具，这对预防斜视也很重要。

让宝宝体验多种睡姿

宝宝的潜能是很惊人的，让他多几种睡姿的体验，他会很快适应，并做出相应的调整。

让宝宝体验多种睡姿，既有利于保持宝宝脸形和头形的好看，又可以锻炼宝宝的活动能力。如侧卧可以帮助宝宝练习翻身，俯卧可以锻炼宝宝的颈部肌肉，练习抬头，为以后学习匍行和爬行打下基础。

另外，对于溢乳的小宝宝，侧卧位是防止误吸的好办法，可以防止造成宝宝窒息。有的妈妈担心宝宝头形会睡歪，其实只要不是固定一侧卧位，左右侧卧位勤更换就不会睡成歪头。

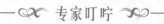

专家叮咛

宝宝趴着睡容易突然窒息，所以建议家长在晚上睡觉时，最好让宝宝躺着睡。白天午睡或有大人照顾时，再把睡姿调整成趴着睡的状态。

🌰 宝宝的"满月头"要不要剃

我国民间一直流传着满月剃胎发的风俗，认为在宝宝满月时将头发及眉毛全数剃掉，会促使宝宝头发长得又浓又密，但是这并无科学根据。

头发露出皮肤表面的毛发部位叫"毛干"，埋在皮肤里面的叫"毛根"，毛干和毛根都是已经角化了的、没有生命力的物质。而位于毛根下端、真皮深处的"毛球"，内含毛母质细胞，它才具有生长毛发的能力。所以，不管是剃、刮、修剪，还是拔掉，去除的只是已经角化了的、没有生命力的那一部分毛发，影响不了它本身的生长。因此，剃满月头不可能改变头发的数量。宝宝头发长得粗细、浓密与否，主要与体内肾上腺皮质激素的水平、营养状况密切相关。随着月龄的增加、营养的加强，一般到1岁左右，宝宝的头发自然会长得多起来、黑起来。

宝宝的头皮相当嫩，抵抗力低，用未经消毒的剃刀给宝宝剃满月头时，容易刮伤皮肤，引起细菌感染、发炎化脓。大多数宝宝头上都有一层胎脂，对宝宝头皮有保护作用，随着宝宝的日渐长大，这层胎脂会自动地慢慢脱落，而剃满月头时会把这层胎脂刮掉，使宝宝的头皮失去保护作用。细菌易乘隙而入，容易发生感染，引起宝宝头皮发痒，导致各种皮肤病。

> **专家叮咛**
>
> 宝宝满月后头发的好坏受很多因素的影响。营养不良宝宝的头发干稀易断；佝偻病宝宝的头发生长不好，易脱落；有脂溢性渗出的宝宝，头发结有很厚的黄痂，头发也很稀疏。要使宝宝头发长得又黑又密，需要合理喂养，及时添加辅食，预防佝偻病。

🌱 宝宝的头可以摸吗

刚出生宝宝的头骨有两处没有愈合的部位，称为前、后囟门。前囟门为额与顶骨形成的菱形间隙，出生时为1.5～2厘米大小。出生后，前囟随头围增大而变大，6个月以后逐渐骨化开始变小，1～1.5岁时闭合。后囟是两块顶骨和枕骨形成的间隙，呈三角形，后囟一般在生后3个月内闭合。

因为宝宝的囟门没有闭合，不少家长都不敢触摸宝宝的头，其实轻轻地抚摸宝宝的头是没有关系的，还会给宝宝安全感，尤其是妈妈在喂母乳时，与宝宝眼睛对视，微笑着，温柔地去抚摸宝宝的头、小脸等，对宝宝的性格发育是有好处的。

抚摸是年轻的爸爸妈妈和宝宝"交谈"的好方法。温柔的抚摸可以把亲人的爱、关注和理解传达给宝宝。研究显示：常被触摸的宝宝不易生病和哭闹，触摸还可以改善宝宝的睡眠和饮食习惯，更能增进父母和宝宝的亲情联系。

只是爸爸妈妈在抚摸宝宝的时候，要摘下手上、腕上的首饰，以免划伤宝宝的皮肤。

> **专家叮咛**
>
> 囟门的闭合时间反映宝宝的发育和营养状况，一般所说的囟门多指前囟门，早闭多见于头小畸形，晚闭多见于佝偻病、呆小症、脑积水等。囟门隆起常见于宝宝中枢系统感染和中毒时引起的颅内压增高。如果出现囟门凹陷，检查发现囟门低于颅骨，则可能是呕吐腹泻引起脱水所致。

🔹 怎样为宝宝选购洗护用品

婴幼儿洗护品的配方基本原理虽然与成人类用品相似，但在基本原料、防腐剂、香料、着色剂上有特殊要求，具有极其严格的、超过成人产品的卫生及安全性。其主要功能是清洁皮肤和保护皮肤，种类远不及成人洗护用品繁多，主要有两大类：婴儿洗发水、婴儿沐浴液、婴儿皂、湿纸巾、尿布清洗剂等，主要的功能是清洁；婴儿油、婴儿膏、婴儿面霜、婴儿润肤露、婴儿润肤乳液、婴儿爽身粉等，主要的功能是滋润和保护皮肤。

如何购买宝宝洗护用品

❶ 要与宝宝的皮肤状况相宜。虽然婴儿洗护品都很温和、自然，但不同的婴儿洗护品所强调的配方不同，妈妈不能依自己的喜好选择。如刚出生的宝宝由于活动量少，稍稍清洗即可，无须购买清洁力很强的沐浴品。

❷ 不可用功能相同的成人洗护用品替代。成人洗护用品的配方和标准不是专为宝宝皮肤设计的，有可能不适合宝宝皮肤的生理特点而造成刺激。选购时，一定要认明"专为婴儿设计"的字样，因为，这类产品已针对婴儿皮肤做过测试。

❸ 要注重洗护品的内在品质。衡量内在品质优秀的标准即是否正规厂家生产及来源于正规渠道，是否经卫生管理部门批准和检测，外包装上应有批准文号、生产厂家、成分、有效期等正规标识。一般而言，选择老牌子、口碑佳的产品较有安全保证。

❹ 包装要完整安全。包装与色彩的感觉是否高贵并不重要。首先包装材质要无毒，且要造型易于抓握，不怕摔咬，有安全包装设计，能防止宝宝误食；其次包装要无破损，容器密封完好，其中的成分未和空气结合而发生变质。

❺ 如果宝宝是过敏性皮肤，妈妈要请教医生推荐选用专门设计的沐浴用品，以确保安全。

> **贴心提示**
>
> 在宝宝出生后的三四个月，洗澡时不需另备洗发香波，只需用沐浴精或沐浴乳液就可以达到清洁的目的。待宝宝逐渐长大，当妈妈感到用沐浴精或乳液给宝宝洗头洗得不干净或是脏得很快时，就需为宝宝选购一瓶婴儿专用洗发用品。

🖤 如何给宝宝用爽身粉

宝宝洗完澡后给宝宝用些爽身粉，可使宝宝身体滑腻清爽，十分舒适。可是，爽身粉如果长期使用不当，是会影响宝宝健康的。

正确使用爽身粉

❶ 涂抹爽身粉时要谨慎，勿使爽身粉乱飞。使用时对全身轻轻扑撒（用粉扑或纱布包上棉花），尤其要扑撒重点部位，如臀部、腋下、腿窝、颈下等。扑粉时需将皮肤皱褶处拉开扑撒，防止将粉扑在眼、耳、口中。

❷ 每次用量不宜过多。天气热时，许多父母发现宝宝流汗的时候，就为宝宝扑爽身粉。这是不正确的。爽身粉中含有滑石粉，婴儿少量吸入尚可由气管的自卫机能排出；如吸入过多，滑石粉会将气管表层的分泌物吸干，破坏气管纤毛的功能，甚至导致气管阻塞。而且，一旦发生问题，目前尚无对症治疗方法，只能使用类固醇药物来减轻症状。

❸ 不要与成人用的混同。婴儿使用的爽身粉（夏季可用痱子粉）不要与成人用的混同，宜选购专供儿童使用的爽身粉。

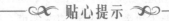

贴心提示

妈妈在使用爽身粉后应该将盒盖盖紧并妥善收好，不要让小孩当成玩具。也要避免在较大宝宝面前为婴儿敷用爽身粉，以免他们模仿。

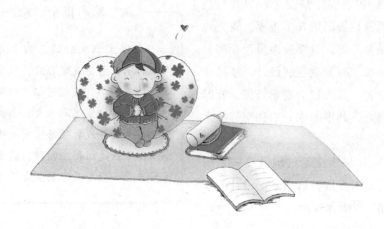

宝宝的饮食和营养

🝆 宝宝溢奶怎么办

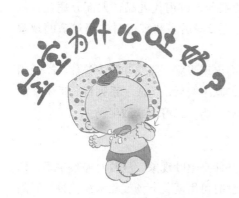

宝宝的嘴好像不严实，吃完奶后几分钟就有一两口奶水从嘴里吐出或从口角边上流出来，几乎每次都这样，新手妈妈会很困惑：难道小人儿喝点东西就这么难吗？吃下去的奶都溢了出来，要不要给宝宝吃止吐药啊？其实，宝宝的这种现象在医学上叫"溢奶"，俗称"漾奶"，通常是正常生理现象，不是病态。

宝宝在出生后3个月间，贲门肌肉仍未发育健全，好比胃的出口处紧而入口处松，所以容易引起胃内的奶汁倒流，出现溢奶现象，有时候宝宝哭闹甚至轻拍宝宝的背部，都会出现溢奶。随着宝宝逐渐长大，溢奶会逐渐减轻，6个月左右的时候就会自然消失了，所以家长们不要担心。怎么减少溢奶呢？喂奶时最好将宝宝抱起，让宝宝躺在妈妈怀里，泌乳高峰时妈妈的食指和中指分开轻轻压住乳房，防止奶水流得太急。若使用奶瓶，可选择小号圆孔的奶嘴（3个月左右可以换用中号奶嘴）。如果宝宝降生后2～3周溢奶越来越严重，食后几十分钟就呕吐，就要到医院确诊宝宝是否幽门痉挛或先天性幽门狭窄。如果宝宝呕吐频繁，有时呈喷射性，呕吐物多伴有奶块、绿色胆汁，这就是严重的吐奶了，如果伴有发烧腹泻，就要考虑胃肠炎、脑膜炎的可能，这些已经是病理性呕吐，都必须及时治疗。

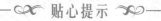
贴心提示

如果宝宝不溢奶，喂养后精神很好，也没有体重减轻，那么也是正常的，并不是所有的宝宝都溢奶。

🌑 喝牛奶导致宝宝腹泻怎么办

理论上，新生宝宝最好以母乳喂养为主，若妈妈奶水不足或由于其他原因，不能采用母乳喂养，可选择配方奶粉，尽量不要用纯牛奶喂养，牛奶所含的营养成分不适合新生宝宝。如果条件所限，给新生宝宝喝牛奶，有的宝宝在喝了牛奶后会出现烦躁不安和腹泻，家长为此经常送宝宝上医院就诊。其实，这种吃牛奶后引起的不适和腹泻多半是由于牛奶过敏或对牛奶不耐受。

牛奶过敏：其表现为慢性腹泻，大便软、半成形，常伴有黏液和隐匿性出血，少数可能有水泻、反复呕吐和腹痛等症状。宝宝的头面部皮肤还会出现红斑、丘疹和含有半透明液体的小疱疹，自感瘙痒。一旦发现宝宝对牛奶过敏，就应立即停止牛奶或牛奶制品的喂养，改用代乳品。大部分病儿在停用牛奶24～48小时后症状就明显缓解，在2岁后多数宝宝对牛奶过敏的现象会自行消失。

对牛奶不耐受：有的宝宝吃牛奶后会出现腹胀、腹痛和腹泻等症状，原因是这些宝宝体内缺乏分解牛奶的乳糖酶，吃牛奶后，造成一系列胃肠道不适的症状。对于牛奶不耐受的宝宝，一要停喝牛奶，二可改饮酸牛奶。

如何照料因为牛奶腹泻的宝宝

如病情较重，每日腹泻超过10次，并伴有呕吐现象，应暂时停喂牛奶，即禁食6～8小时，最长不超过12小时。禁食时可用胡萝卜汤或焦米汤代替，间隔时间和每次用量均与喂牛奶时相同。腹泻情况如有好转，逐渐改用米汤、冲淡的脱脂牛奶、稀释的牛奶，最后恢复原来的饮食。

如宝宝腹泻情况并不严重，每日腹泻5～6次或7～8次，比正常多2～3次，无呕吐。此时可暂用1～2日米汤，以后用冲淡牛奶或以牛奶和水各半的浓度，或制成2份牛奶、1份水的浓度，使肠道逐步适应。当大便恢复正常后即可改用原有的牛奶浓度。如宝宝偶然出现腹泻，而且病情也轻，则只需用冲淡牛奶喂1～2天即可，以后恢复正常牛奶饮食。冲淡牛奶时最好用米汤，有利于腹泻的治愈。

🌑 宝宝睡着了，要不要叫醒喂奶

一般宝宝饿了自然会醒过来，妈妈无须将宝宝叫醒。但是，从生理角度看，喝母乳的宝宝胃排空时间为2～3小时，喝配方奶的宝宝胃排空时间为3～4小时。因此，如果超过4小时，宝宝还在睡觉，妈妈应该试图叫醒宝宝，但要掌握一定的方法。

妈妈可以给宝宝换尿布，触摸宝宝的四肢、手心和脚心，轻揉其耳垂，将宝宝唤醒。

如果上述方法无效，妈妈可以用一只手托住宝宝的头和颈部，另一只手托住宝宝的腰部和臀部，将宝宝水平抱起，放在胸前，轻轻地晃动数次，宝宝便会睁开双眼。宝宝清醒后，妈妈就可以给宝宝哺乳。

妈妈还可把乳头放到宝宝嘴里，宝宝会自然吮吸起来，此时再慢慢将宝宝唤醒比较好。

当然，如果宝宝睡得香甜，妈妈很难叫醒，就不要叫了，如果硬将宝宝叫醒，宝宝会因没有睡够感到不舒服而哭闹，反过来会降低他的食欲。

妈妈乳头皲裂如何喂养宝宝

乳头皲裂的妈妈可采用下述方法来减轻乳头的疼痛和促使皲裂的愈合。

❶ 当妈妈的乳头发生皲裂时，首先要特别注意局部的卫生，以防感染。如果只是较轻的小裂口，可以涂些小儿鱼肝油，喂奶时注意先将药物洗净；也可自制红枣香油蜂蜜膏（取1份香油、1份蜂蜜，再把红枣洗净去核，加适量水煮1小时，过滤去渣留汁，将枣汁熬浓后放入香油、蜂蜜以微火熬煮一会儿，除去泡沫后冷却成膏），每次喂奶后涂于裂口处，效果很好。

❷ 每次喂奶前后，都要用温开水洗净乳头、乳晕，保持干燥清洁，防止再发生裂口。

❸ 哺乳时应先从疼痛较轻的一侧乳房开始，以减轻对另一侧乳房的吸吮力，并让乳头和一部分乳晕含吮在婴儿口内，以防乳头皮肤皲裂加剧。

❹ 勤哺乳，以利于乳汁排空，乳晕变软，利于婴儿吸吮。

❺ 哺乳后穿戴宽松内衣和胸罩，并放正乳头，有利于空气流通和皮损的愈合。

❻ 如果乳头疼痛剧烈或乳房肿胀，婴儿不能很好地吸吮乳头，可暂时停止哺乳24小时，但应将乳汁挤出，用小杯或小匙喂养婴儿。

妈妈怎样预防乳头皲裂

❶ 哺乳时应尽量让婴儿吸吮住大部分乳晕，因为乳晕下面是乳汁集中之处，宝宝吃奶省力，也达到了保护乳头的作用，是预防乳头皲裂最有效的方法。

❷ 每次喂奶时间以不超过20分钟为好，如果哺乳时间过长，容易导致乳头皲裂，而且婴儿口腔中也会有细菌，可通过破损的皮肤致使乳房感染。

❸ 喂奶完毕，一定要待婴儿口腔放松乳头后，才将乳头轻轻拉出，硬拉乳头易致乳头皮肤破损。

宝宝的早教

妈妈尽可能早地给宝宝良性刺激

新生宝宝拥有最优秀的头脑，拥有最优秀的接受能力，也可以叫作对环境的适应能力，但这种能力如不及早激发就会急速地消失。

宝宝出生后，大脑细胞会在生长的环境中接受所见所闻的刺激而成长，刺激越丰富，成长就越好。而且，越接近出生的时候，脑部接受刺激的能力、适应环境的能力就越高，有无限可延伸性。如果错过了这个时机，事后再弥补就比较费劲了。所以父母要为宝宝创造一个良好的育儿环境，帮助宝宝认识周围的世界，让宝宝最初的学习历程有一个良好的开端。

把卧室布置一下，在宝宝床的上方悬挂一些颜色纯正、鲜艳，大小适宜的玩具，如是能发出柔和音响的玩具更好，每次2~3种，3~6天换换花样，以吸引宝宝视觉和听觉的注意。还可以准备一些彩色的塑料环、拨浪鼓、小红球等，放在宝宝眼前约20厘米处吸引宝宝注视，然后移动玩具，宝宝的眼睛和头会跟着转动。如果将发出声音的玩具放在宝宝耳边摇动，他会把头转向声音发出的方向，有时还会用眼睛找声源。总之要充分发挥宝宝学习的能力，让其通过视、听、触等感觉来认识这个陌生的世界。

虽然宝宝生下来就有学习的能力，但是这个时候宝宝的主要任务是睡眠，平均每天要睡14~20小时。在宝宝觉醒时，父母可以播放一些节奏优美、轻松明快的音乐给他听。

妈妈要多和宝宝说话

刚出生的宝宝，还听不懂语言。因此，很多妈妈认为：既然宝宝听不懂，就不用和他说话了，即使和他讲话也没有什么意义。其实，不对宝宝说话是不对的。因为即使宝宝不会说话，不了解语言，但是，妈妈所说的话也会不断灌输到宝宝的头脑里，虽然表面上看不出来，但其刺激会对宝宝的脑细胞产生惊人的影响。

妈妈每次给宝宝喂奶、换尿布、洗澡时，都要利用这些时机与宝宝谈话，如"宝宝吃奶了""宝宝乖，马上就洗得干干净净了"等，以此传递妈妈的爱，增进母子间的交流。

在宝宝睡醒后，妈妈可以用和蔼亲切的语音对他讲话，进行听觉训练。给宝宝唱一些歌；也可以给宝宝听一些柔和悦耳的音乐，但声音要小，以免过强的声音刺激宝宝，使宝宝受到惊吓。妈妈面对面的呼唤、妈妈唱的儿歌和亲切的话语，都会给宝宝丰富的声音刺激。这样宝宝能渐渐熟悉妈妈的语音，并注意到妈妈嘴的动作和声音的联系，也会学习嘴的动作。

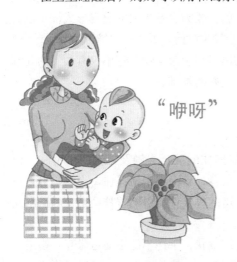

"咿呀"

在与宝宝的交流中，千万不要忽视爸爸的作用。爸爸和宝宝的交流风格常常不同于妈妈，妈妈可能更多地会使用语言、温柔地抚触和宝宝进行交流，爸爸则更爱在玩耍中与宝宝交流。爸爸的拥抱能使宝宝感受到爸爸有力的臂膀是他安全的港湾；爸爸用带有胡茬的脸轻轻地亲亲宝宝，会让他感受到不一样的皮肤触觉，感情共鸣会渗透在爸爸与宝宝之间。

🌰 逗引宝宝发音

妈妈可以用手托着宝宝的头，让宝宝看清楚妈妈的脸和唇，凑近他，愉快地对他说话，然后耐心地等待宝宝发出声音。一旦宝宝发出任何声音，妈妈都要对他笑，并重复他发出的声音。这种和宝宝的"对话"可以尽早开始，由于它充满了情趣又富于教导的意义，所以应该是任何年龄的宝宝都经常玩的一种游戏。当然，妈妈和宝宝会不断交换越来越丰富、越来越多样化的声音。

在宝宝精神愉快的状态下，拿一些带响、能动、鲜红色的玩具，边摇晃边逗他玩，或与他说话，或用手胳肢胸脯，他将报以愉快的应答——微笑。这样可以促进宝宝发音器官的协调发展，让宝宝尽快发音。妈妈在宝宝面前走过时，要轻轻抚摩或亲吻宝宝的鼻子或脸蛋，并笑着对他说"宝宝笑一个"，也可用语言或带响的玩具引逗宝宝，或轻轻挠他的肚皮，引起他挥手蹬脚，甚至咿咿呀呀发声，或发出"咯咯"的笑声。

不少妈妈在与宝宝进行交谈时，会将常用的名词、动词、形容词改为重叠词或拟声词，如将吃饭说成"吃饭饭"，将电灯说成"亮亮"等，从表面上看，好像符合幼儿的发音，其实这样不利于宝宝的语言发展。

幼儿掌握人类语言主要是通过模仿学得的，父母语言表达的方式和水平，既是最早对幼儿输入的语言信息，又是幼儿学习模仿的范例。如果父母经常运用"奶味"语言和宝宝交谈，久而久之就会成为宝宝主要的语言形式，一旦需要宝宝用规范语言表达时，他的语言就会发生障碍，处于张口结舌的窘境。

所以，父母要尽量用正确、规范的语言与宝宝交谈，这不仅有利于幼儿掌握标准语言，还能为今后学习语言打下良好的基础。

❧ 让宝宝牵牵妈妈的手

宝宝具有抓握反射功能。用宝宝能握住的玩具去触及宝宝的小手时，他就会把手握得更紧。如果他拿住了这个玩具，就会牢牢地抓住，当妈妈用力拉玩具时，会连宝宝的身体一起拉起来。这两种条件反射随着神经系统的正常发育，到了3个月的时候将会消失。

一般新生宝宝的手呈拇指在手心的握拳状，手还不能主动地张开，要用一些带有光滑细柄的玩具放在新生儿的在双手中，让他抓握。也可以用物体轻轻触碰新生宝宝手的第一、二指关节，新生儿的手有伸展动作时，妈妈把手指放在宝宝的手心，让宝宝紧紧抓住，然后，妈妈再引导宝宝松开，如此反复做这个动作。也可将玩具手柄放入宝宝手中，使之握紧再慢慢抽出。抓握训练可以锻炼宝宝手动作的精细度和手眼协调能力，可促进中枢神经系统的发育。

"放手"是宝宝能力的发展

宝宝本能地喜欢用小手去抓自己喜欢的东西，而且一旦抓住了就不容易撒手，因为对于宝宝来说，放手比抓握更难掌握。有时我们想让宝宝放下手中的东西，不得不去掰开宝宝的小手，但宝宝似乎并不喜欢被强迫放开手。

当宝宝能很轻易地放开手里的物体时，他就又前进了一大步，证明宝宝控制放手的肌群已学会如何对付控制抓握的肌群，这两种相对立的肌群已能一起工作了。

❧ 训练宝宝的注视能力

随着宝宝年龄的增加，到了6~8周大时，妈妈就发现宝宝好像开始会看东西了！宝宝的视线似乎会跟着东西移动，这是因为宝宝此时的视觉能力已经发育至能够"固视"的阶段。也就是说，眼睛可以固定地看着一个物体，而这个物体通常是宝宝感兴趣的东西。如果拿着一个颜色鲜艳的玩具球引起宝宝的注意，等他开始注视玩具球时，再慢慢移动球，他就有能力让两眼跟着球一起向左或向右转。这时候，妈妈可以利用几种方法训练宝宝的视觉能力。

对视法

在宝宝醒着的时候，妈妈可以在宝宝耳边10厘米左右处，轻轻地呼唤宝宝。当他听到妈妈的声音后，慢慢移动头的位置来注视妈妈的脸时，妈妈要设法吸引宝宝的视线并促使其追随妈妈移动。

看红光

准备一个手电筒，外面包一块红布，在距离宝宝20厘米左右处给他看红光。妈妈要上下左右慢慢移动手电筒，速度以每秒移动3厘米左右为宜，大约每分钟摇动12次，每次距离为30~40厘米，让宝宝的目光追随红光，从而训练宝宝的目光固定及眼球的协调能力。这种训练每天1次，每次进行1分钟。

看图片

黑白格子图对新生宝宝最有刺激性，一般宝宝最喜欢的是模拟妈妈脸的黑白挂图，也喜欢看条纹、波纹、棋盘等图形。挂图可放在床栏杆左右侧距宝宝眼睛20厘米处，每隔3~4天应换一幅图。妈妈可观察宝宝注视新图的时间，一般宝宝对新奇的东西注视的时间比较长，对熟悉的图画注视的时间比较短。

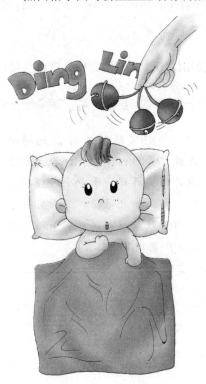

看玩具

在宝宝的房间悬挂一些能发出悦耳声音的彩色旋转玩具，让宝宝看和听。悬挂的玩具品种可多样化，还应经常更换玩具品种和位置，悬挂高度以30厘米左右为宜。当宝宝醒来时，妈妈可将宝宝竖着抱起，让宝宝看着悬挂的玩具，同时告诉宝宝这些玩具都叫什么。当宝宝看到这些玩具，听到妈妈的声音时，就会很高兴。

疫苗接种

🔸 防治小儿麻痹症

脊髓灰质炎俗称小儿麻痹症，是由脊髓灰质炎病毒引起的传染病。人类是脊髓灰质炎病毒的唯一宿主。该病毒通过患者的粪便或口腔分泌物传染。病毒感染首先从口进入，在咽、肠等部位繁殖，随后进入血液，侵犯中枢神经系统，沿着神经纤维扩散。病毒破坏了刺激肌肉使之保持活力的神经细胞，这些神经细胞不能再生，从而使其控制的肌肉失去正常功能。而腿部肌肉比手臂肌肉更容易受到影响。有时，病毒对神经系统的破坏影响到了躯干和胸腹部肌肉的正常功能，会导致四肢瘫痪。在严重的情况下，病毒攻击脑干神经细胞，会使病人呼吸困难，无法正常说话和吞咽。

小儿麻痹症的防疫措施主要有：

❶ 服用脊髓灰质炎疫苗。现在我国使用Ⅰ、Ⅱ、Ⅲ型混合糖丸疫苗（是由减毒的脊髓灰质炎病毒制成的），出生2个月后开始服用，连服3次，每次间隔不少于28天，1岁以内服完，4岁时再服用1次。迄今为止，我国儿童服用的都是"糖丸"疫苗，而国际通用剂型是液体疫苗。

❷ 对于已发病的病人，从发病日起隔离不少于40天。同时，病人的排泄物、分泌物及被污染用具要及时消毒。

> **专家叮咛**
>
> 给宝宝服糖丸时，先将糖丸放在小勺内，加少许冷开水浸泡片刻，再用一干净小勺轻轻一按，即将糖丸碾碎。然后直接用小勺喂服。不要用母乳喂服，服后一小时内禁喂热开水。

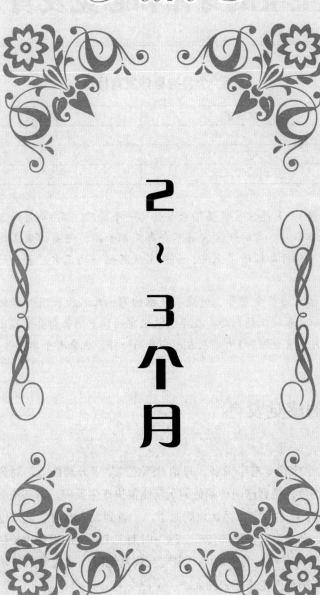

Part 3

2~3个月

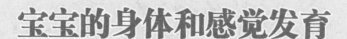

宝宝的身体和感觉发育

宝宝3个月的身体发育标准

	女宝宝	男宝宝
身高	平均约62.0厘米	平均约63.3厘米
体重	平均约6.56千克	平均约7.17千克
头围	平均约40.2厘米	平均约41.2厘米

　　出生后前3个月是宝宝身高增长最快的一个阶段，满3个月后宝宝的身高增长速度会缓下来。有时候宝宝并不会每天都长高，还有的宝宝这个月没有长多少，但下个月却猛增了上来，如果宝宝其他一切正常，爸爸妈妈也不必担心。

　　宝宝的体重增长受营养、健康、疾病的影响比较大，有时候体重也是衡量宝宝体格和营养状况的指标。在半岁前宝宝的体重增长都会比较迅速，大部分宝宝这个月体重会增加1千克左右，与身高一样，也会有个体差异。

🔸 宝宝的感觉发育

感觉发育

　　3个月的宝宝视觉有了发展，开始对颜色产生了分辨能力，对黄色最为敏感，其次是红色，见到这两种颜色的玩具能很快产生反应，对其他颜色的反应要慢一些。3个月的宝宝已经认识奶瓶了，一看到大人拿着它就知道要给自己吃饭或喝水，会非常安静地等待着。这一时期宝宝听觉的发展也较快，当听到有人同他讲话或有特别的声响时，宝宝会认真地听，并能发出"咕"的应和声，还会用眼睛追随走来走去的人。

动作发育

　　3个月的宝宝，头能够随自己的意愿转来转去，眼睛随着头的转动而左顾右盼。大人扶着宝宝的腋下和髋部时，宝宝能够坐着。让宝宝趴在床上时，他的头已经可以稳稳当当地抬起，下颌和肩部可以离开床面，上半身可以由两臂

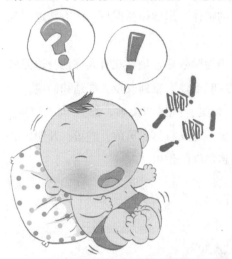

支撑起。当他独自躺在床上时，会把双手放在眼前观看和玩耍。扶着腋下把宝宝立起来，他就会举起一条腿迈一步，再举另一条腿迈一步，这是一种原始反射。此时的宝宝还会用小脚踢东西。

语言发育

3个月的宝宝在语言上有了一定的发展。逗他时他会非常高兴并发出欢快的笑声，当看到妈妈时，脸上会露出甜蜜的微笑，嘴里还会不断地发出"咿呀"的学语声，似乎在向妈妈说着知心话。若是发起脾气来，哭声也会比平常大得多。这些特殊的语言是宝宝与大人的情感交流，也是宝宝意识的一种表达方式，父母应对这种表示及时地做出反应。

听觉发育

随着月龄的增长，宝宝的听觉能力也在逐步提高。到3个月时，宝宝的听力有了明显的发展，在听到声音后，头能转向声音发出的方向，并表现出极大的兴趣；当成人与他说话时，他会发出声音来表示应答。

> **贴心提示**
>
> 在日常生活中，家长应多和宝宝说话，适当让宝宝听一些轻松愉快的音乐等，这将有利于宝宝的听觉发育。

宝宝的心理发育

3个月的宝宝喜欢听柔和的声音，会看自己的小手，能用眼睛追踪物体的移动，会有声有色地笑，表现出天真快乐的反应。对外界的好奇心与反应不断增长，开始用"咿呀"的发音与妈妈对话。

3个月的宝宝脑细胞的发育正处在突发生长期的第二个高峰期，这时不但

要有足够的母乳喂养，还要给予视、听、触觉神经系统的训练。宝宝每日生活应逐渐规律化，如每天帮宝宝进行俯卧抬头训练20～30分钟。宝宝睡觉的位置应有意识地变换几次。可让宝宝追视移动物体，用触摸抓握玩具的方法逗引宝宝，也可做宝宝体操等活动。

这个时期的宝宝最需要人来陪伴，当他睡醒后，最喜欢有人在他身边照料他、逗引他、爱抚他、与他交谈玩耍，这时他才会感到安全、舒适和愉快。

总之，父母的身影、声音、目光、微笑、抚摸和接触，都会对宝宝的心理造成很大影响，对宝宝未来的身心发育，建立自信、勇敢、坚毅、开朗、豁达、富有责任感和同情心的优良性格起到很好的作用。

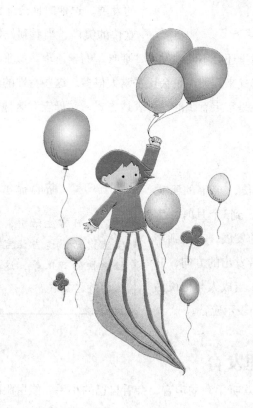

宝宝的保健和护理

🌰 宝宝怎么进行日光浴

室外空气比室内空气新鲜，含氧量高，宝宝常到室外呼吸新鲜空气，进行空气浴，不仅能使宝宝的皮肤得到锻炼，而且可以增强抵抗力，减少和防止呼吸道疾病的发生，有利健身。

宝宝出生后2～3周，就要让其逐步与外界空气接触。在夏天要尽量把窗户和门打开，让外面的新鲜空气在室内自由流通。在春、秋季，只要外面的气温在18℃以上，风又不大时，就可以打开窗户。就是在冬天，在温暖的时刻，也可每隔一小时打开一次窗户，每次5～8分钟，以流通空气，让宝宝呼吸到新鲜空气，有利于宝宝的生长发育。

宝宝在逐渐适应室外空气后，从第3个月起可以做日光浴。日光浴有促进血液循环、强壮骨骼和牙齿生长的功效，并能增加宝宝食欲，帮助睡眠。

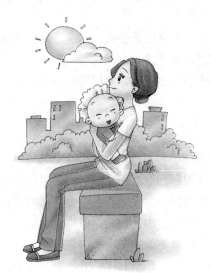

做日光浴须循序渐进，刚开始时可选在中午阳光照射充足的房间，打开窗户晒太阳（隔着玻璃的日光浴达不到效果），每天一次，每次晒4～5分钟，持续2～3天。适应后，再让宝宝到户外做全身的日光浴，时间最长不超过30分钟。最好每天晒晒太阳，对宝宝更有好处。做完日光浴后，要给宝宝喂些水或果汁。

进行日光浴时要注意的事项：

❶ 不要让阳光直射到宝宝的头部，特别是眼睛，注意把头部置于阴凉处或者给宝宝戴上帽子。

❷ 只可以在宝宝身体状况良好的时候做日光浴，在宝宝身体状况不佳或者生病时，不要勉强。

❸ 夏天直射的阳光对宝宝来说刺激过强，做日光浴时要避免阳光直射。

🌸 逗笑宝宝要科学

爱笑的宝宝长大后多性格开朗，有乐观稳定的情绪，这非常有利于其发展人际交往能力，使其更乐于探索，好奇心比较强，这样会使宝宝学到更多的知识，就更有利于宝宝的智力发展。宝宝情绪好，生长激素分泌也好，更有利于体格的生长发育，使其更加健康。笑不仅是开启宝宝智力之门的一把金钥匙，也是一种极佳的体育锻炼方式，对促进宝宝全身各个系统、各个器官均衡发展大有裨益。

笑是宝宝愉快情绪的表现。让宝宝经常展开笑容，将使宝宝更容易开放心理空间，接受、容纳更多的外界信息，并且乐意接近他人，有利于培养良好的情绪情感。所以，家长学会逗笑宝宝，对宝宝特别有益。不过，逗宝宝发笑也是一门学问，需要把握好时机、强度与方法。不是任何时候都可以逗宝宝发笑的，如进食时逗笑容易导致食物误入气管，引发呛咳甚至窒息，晚睡前逗笑可能诱发宝宝失眠或者夜哭。另外，逗笑要适度，过度大笑可能使婴幼儿发生瞬间窒息、缺氧、暂时性脑贫血而损伤大脑，或者引起下颌关节脱臼。

如何逗笑宝宝

❶ 多向宝宝微笑，或用新奇的玩具、画片等激发其天真快乐的反应，让宝宝早笑、多笑。

❷ 用手帕盖住宝宝的脸，几秒钟后，迅速扯下手帕，同时，发出"喵"的叫声，宝宝的眼睛会一亮，接下来就是咯咯直笑。

妈妈可以动一动脑筋，在实践中摸索出更多让宝宝咯咯笑的办法。

🌸 如何给宝宝剪指甲

满月以后的宝宝，手和脚的活动都增加了，有时宝宝双手活动时指甲会划破自己的脸，有时宝宝睡觉前会用手去揉眼睛，但却不是揉，而是用整只手在抓眼睛，指甲过长则容易伤害眼睛。这个时候的宝宝还喜欢吸吮自己的手指，这样细菌也会进入宝宝体内，引起腹泻等疾病。由此可见，保持手和指甲的清洁和卫生是非常必要的，这就要求父母要认真地给宝宝洗手和剪指甲。

给宝宝剪指甲应该定期进行，至少3天剪一次。工具选用指甲刀较好，宝

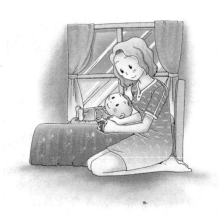

宝使用的指甲刀应该和大人使用的区别开，每次剪完指甲后应清洗指甲刀，定期消毒，用肥皂水浸泡或用开水烫洗。给宝宝剪指甲前父母应洗干净自己的双手。

3个月以前的宝宝活动量相对小一些，手经常呈握拳状，可以事先用温水给宝宝洗干净手，等他睡着后他的手会自然松开，这时父母再小心地依次给他剪指甲。3个月以后的宝宝活动量增多，可以在清醒的时候给他剪指甲。剪之前先用肥皂和温水洗干净他的双手，可以用温热的毛巾擦擦10个指头，让指甲变软一些，再握住宝宝的手，边跟他说话边给他依次剪指甲。剪指甲应根据宝宝手指的指形剪，不要剪得太深，稍微留上一点儿很浅的边，剪完后再用湿毛巾依次擦一下指头尖。

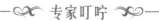

专家叮咛

给宝宝剪指甲一定要选择宝宝情绪稳定的时候，在宝宝哭闹或不愿剪时强迫他，会伤着宝宝。

🔮 如何清理宝宝鼻腔

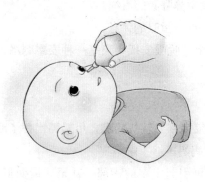

空气中的许多尘埃会随着呼吸进入鼻腔，可宝宝的鼻纤毛发育还不完善，不能及时把鼻腔里的脏东西排出去，这会使小宝宝很不舒适甚至影响呼吸。有的妈妈情急之下会用小镊子去夹鼻腔里的脏东西，殊不知这样做很危险，很容易伤及小宝宝。如何让宝宝小鼻腔里的脏东西排出呢？

❶ 准备吸鼻器（婴幼儿用品专卖店有出售）、小毛巾、小脸盆、细棉签等用具。

❷ 将小脸盆里倒好温水，把小毛巾浸湿、拧干，放在宝宝鼻腔局部热敷。也可用细棉签蘸少许温水（甩掉水滴，以防宝宝吸入），轻轻湿润鼻腔外三分之一处，注意不要太深，避免引起宝宝不适。

③ 使用吸鼻器时，妈妈先用手捏住吸鼻器的皮球将软囊内的空气排出，捏住不松手。一只手轻轻固定宝宝的头部，另一只手将吸鼻器轻轻放入宝宝鼻腔里。

④ 松开软囊将脏东西吸出，反复几次直到吸净为止。

如果家里没有准备吸鼻器，妈妈可以在宝宝鼻孔内滴入少量凉开水或一些消炎的滴鼻液或眼药水，待污垢软化后再用手轻轻捏一捏宝宝的鼻孔外面，鼻屎有可能会脱落，或诱发宝宝打喷嚏将其清除。

> **贴心提示**
>
> 使用棉签和吸鼻器时，要轻轻固定好宝宝的头部，避免突然摆动；吸鼻器用完后用温水和柔和的清洁剂清洗，再用清水洗干净，晾干备用。

🔸 宝宝使用安抚奶嘴好不好

很多妈妈想给宝宝使用安抚奶嘴，以便腾出时间来好好休息，但又担心会使宝宝形成乳头混乱，影响母乳喂养。其实，关于安抚奶嘴会影响母乳喂养的说法，是没有事实根据的。当然使用安抚奶嘴既有好处又有坏处，妈妈应根据实际情况做出选择。

使用安抚奶嘴的好处

❶ 吮吸安抚奶嘴有助于让宝宝养成用鼻呼吸的习惯。

❷ 减少宝宝的哭闹，使疲惫的妈妈得到暂时的休息。

❸ 对早产儿或宫内发育迟缓的宝宝，吮吸安抚奶嘴是一种安慰刺激，可促进其体重增长。

使用安抚奶嘴的坏处

❶ 成为妈妈敷衍宝宝的替代品。宝宝一哭就找奶嘴，用奶嘴代替了亲人的拥抱、亲吻，减少了亲子间互动，使妈妈不够了解宝宝。

❷ 部分宝宝难以戒掉，长期使用可引起宝宝的嘴部，甚至牙齿变形。

权衡利弊，宝宝使用安抚奶嘴还是有必要的。安抚奶嘴不但可以确保吮吸的安全性，还能帮助宝宝养成正确的吮吸习惯。只是小宝宝通常对安抚奶嘴的大小和形状很挑剔，所以在最开始的时候，要多给宝宝试用几个不同形状、大小的安抚奶嘴，观察宝宝的反应，直到选到他满意的为止。但不能长期依赖安抚奶嘴，以免造成宝宝牙齿变形。

怎样给宝宝选购和使用围嘴

围嘴的选购要点

❶ 市场上围嘴产品有围嘴式的，有背心式的，也有罩衫式的，有些颈部可调节大小，适合宝宝跨月龄使用。

❷ 围嘴一般采用纯棉材料，透气，柔软，舒适，吸水性好，宝宝喝水、吃饭、流口水时都不用担心弄湿衣服。

❸ 最好不要使用橡胶、塑料或油布做成的围嘴，尤其是较冷的天气或宝宝有皮肤过敏时。如果要使用，最好在这类围嘴的外面罩上一块纯棉布围嘴。

❹ 围嘴不宜过大，四周也不要有很多荷叶边或机织的花边，式样大方、活泼就可以了。

围嘴的使用要点

❶ 系带式的围嘴不要系得太紧，喂完饭或宝宝独自玩耍时，最好不要戴，以免造成意外。

❷ 围嘴的作用主要是防脏，不要把它当作手帕来使用。揩抹口水、眼泪、鼻涕等最好仍用手帕。

> **贴心提示**
>
> 宝宝在这一时期开始流口水，而且这种现象会一直持续到1～2岁。此时，妈妈最好给宝宝戴上围嘴或用手帕擦拭，既可以使宝宝更干净、更漂亮，也可以养成好的卫生习惯。

❸ 围嘴应经常保持整洁和干燥，这样宝宝才会感到舒服，乐于使用。

宝宝为什么睡不好

宝宝睡不好的外在原因

❶ 宝宝的睡床不舒适。宝宝的睡床太硬或者太软，宝宝的枕头不合适，都会导致宝宝睡不好。

❷ 若宝宝房间太热，宝宝就容易烦躁，翻来覆去睡不好。

❸ 尿湿、想尿尿。因纸尿裤太湿或勒得太紧，也会使宝宝不舒服。有的宝宝想尿尿时不愿轻易尿在纸尿裤上，也会翻来覆去睡不安稳。细心的妈妈观察一下，对症处理，就会解决。

宝宝睡不好的内在原因

❶ 缺钙。缺钙是导致小宝宝睡觉不安稳的首要因素之一，大多数妈妈都

会考虑到它。缺钙、血钙降低，会引起大脑植物性神经兴奋性增高，导致宝宝夜醒、夜惊、夜间烦躁不安，睡不安稳。解决方案就是给宝宝补钙和维生素D并多晒太阳。

❷ 身体不适。宝宝生病或发烧前的夜晚往往是翻覆不宁的。这些都需要细心地观察和判断。

❸ 神经系统兴奋性较高。神经系统兴奋性较高的宝宝，生理成熟度往往晚些，容易出现睡眠不安的情况。人的睡眠分为深度睡眠和浅度睡眠，夜间3～4小时交替一次。婴儿和幼儿也是如此，可能深睡和浅睡的交替时间更短一些，一般2～3小时交替一次。大人和许多睡整夜觉的宝宝，在浅度睡眠到来时，可以较好地自我调整，重新进入深度睡眠。而也有许多小宝宝，甚至许多大人，无法自我调整入睡，所以就从浅度睡眠中醒来。

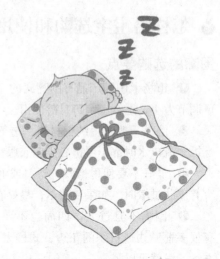

专家叮咛

稍大点的宝宝的睡眠不安也可能与白天过度兴奋或紧张、日常生活的变化有关，如出门、睡眠规律改变、搬新屋、有新的保姆和陌生人来等。比如，老的保姆走了会引起婴儿晚上睡眠不安。经常更换抚养人也使宝宝睡眠障碍的发生率明显升高。白天睡得太多也可影响晚上的睡眠。

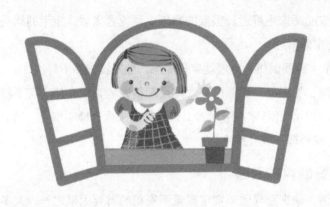

宝宝的饮食和营养

🌱 如何给人工喂养的宝宝补充水

　　水是人体中不可缺少的重要部分，也是组成细胞的重要成分，人体的新陈代谢，如营养物质的输送、废物的排泄、体温的调节、呼吸等都离不开水。水被摄入人体后，有1%~2%存在体内供组织生长的需要，其余经过肾脏、皮肤、呼吸道、肠道等器官排出体外。水的需要量与人体的代谢和饮食成分相关，宝宝的新陈代谢比成人旺盛，需水量也就相对要多。3个月以内的宝宝肾脏浓缩尿的能力差，摄入食盐过多时，水就会随尿排出，因此需水量就要增多。母乳中含盐量较低，但牛奶中含蛋白质和盐较多，故用牛乳喂养的宝宝需要多喂一些水，以此来补充代谢的需要。

宝宝喝水的学问

　　❶ 选择什么水适宜：白开水是宝宝最佳的选择。白开水是天然状态的水，含有对身体有益的钙、镁等元素。煮沸后冷却至20~25℃的白开水，具有特异的生物活性，它与人体内细胞液的特性十分接近，所以与体内细胞有良好的亲和性，比较容易穿透细胞膜，进入细胞内，并能促进新陈代谢，增强免疫功能。记得给宝宝喝新鲜的白开水，因为暴露在空气中4小时以上的开水，生物活性将丧失70%以上。

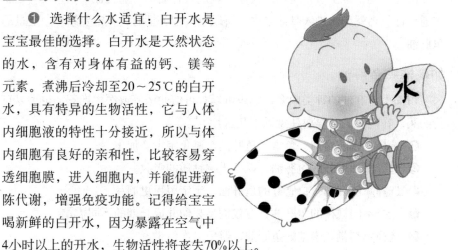

　　❷ 水的温度：在夏天，宝宝最好饮用与室温相同的白开水，而在冬天则饮用40℃左右的白开水最适宜。

③ 喝多少水：新生宝宝期的宝宝，如果妈妈的奶水充足，一天喂1~2次水就可以了。给宝宝喂水时，如果宝宝不愿意喝的话，父母也不要勉强，这说明宝宝体内的水分已经够了。只要宝宝的小便正常，可根据实际情况让宝宝少量多次饮水，如果宝宝出汗多，应给宝宝增加饮水的次数，而不是增加饮水量。一般3岁以内的宝宝，每次饮水量不应超过100毫升，3岁以上可增至150毫升。

④ 什么时候给宝宝喝水：让宝宝在饭前半小时喝少量的水，这样可以促进唾液的分泌，帮助宝宝消化食物。睡前不要多喝水。年龄较小的宝宝深睡后，还不能完全控制排尿，如果睡前喝水过多，会影响睡眠，导致第二天精神不佳，也可能导致遗尿。

🌱 为什么要给宝宝添加鱼肝油

给宝宝添加鱼肝油能够补充维生素D。维生素D有促进小肠黏膜细胞对钙结合蛋白的合成作用，从而增加了钙的运转、摄取，并间接促进磷的吸收，有利于钙磷沉积在骨组织上，促使骨组织钙化。

钙的有效吸收，能预防宝宝佝偻病。早产儿、双胎儿、人工喂养儿、冬季出生的宝宝，更容易缺乏维生素D。如不给宝宝补充维生素D，吃下的钙片是吸收不了的，只能随大便排出体外。

由此可见，维生素D是钙被人体吸收进入骨骼的"通行证"哦，没有这张"通行证"钙就无法进入骨骼之中。所以给宝宝补钙时，一定要添加一定量的鱼肝油。

如何选购鱼肝油

市面上鱼肝油的种类颇多，妈妈可以找可信的医院或医生推荐，也可以自行购买，在购买的时候要注意以下几点：

❶ 选择不含防腐剂、色素的鱼肝油，避免宝宝叠加中毒。

❷ 选择不加糖分的鱼肝油，以免影响钙质的吸收。

❸ 选择新鲜纯正、口感好的鱼肝油，宝宝服用更顺从。

❹ 选择不同规格的鱼肝油，有效满足婴幼儿成长期的不同需求。

❺ 选择单剂量胶囊型的鱼肝油，避免二次污染。

❻ 选择铝塑包装的鱼肝油，避免维生素A、维生素D氧化变质。

❼ 选择科学配比3∶1的鱼肝油，避免维生素A过量，导致宝宝中毒。

❽ 选择知名企业生产的鱼肝油，更加安全可靠。

🌰 怎样给宝宝喂食鱼肝油

如何喂给宝宝鱼肝油

妈妈可以用滴管吸出一定剂量的鱼肝油滴剂，放进宝宝嘴角内或者舌下，便于宝宝慢慢舔入。不宜将鱼肝油滴入奶瓶内服用。大一些的宝宝往往因不喜欢鱼肝油的腥味而拒食，妈妈需要想些办法，比如掺在宝宝爱吃的食物中，让他不知不觉地吃下去；

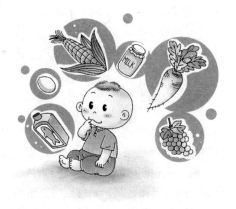

或者准备一些小点心作为奖励。

给宝宝喂鱼肝油一次喂多少

当前市场出售的浓缩鱼肝油每小瓶共10克。每1克含维生素A和维生素D分别为5万单位和9000单位，那么每瓶总量是50万单位的维生素A，9万单位的维生素D。现在公认的宝宝预防佝偻病服维生素D的剂量为每日400国际单位。

专家叮咛

宝宝生长发育快，对维生素D的需要量较多，由于自身合成的量不够，需要额外补充。所以，专家建议宝宝从出生2周开始添加鱼肝油，但是要在规定的剂量范围内服用，同时适当补充一些钙粉。但如果采用人工喂养，牛奶喝得较多，也可以不补充钙粉，只补充鱼肝油。

🌰 宝宝是不是该补铁了

这个时期应该有意识地给宝宝补铁了。因为宝宝从母体中得到的足够的铁只供宝宝出生后的4个月使用；4个月之后，宝宝体内的铁储备已消耗完，而母乳或牛奶中的铁又不能满足宝宝的需求，此时如果不添加含铁食物，宝宝就容易患缺铁性贫血。

但是，补铁切不可盲目乱补，要掌握合理的补铁方法才不至于影响宝宝的健康。那么妈妈应该怎样合理地给宝宝补铁呢？

❶ 及时合理添加辅食。宝宝长到3个月之后，对营养、能量的需要增加了，乳制品已不能满足其生长发育的需要，应合理添加辅食。4个月开始添加辅食是最适当的时机，蛋黄就含有丰富的铁。5个月之后，鱼泥、菜泥、米

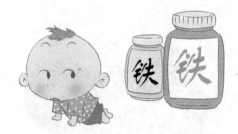

粉、豆腐、烂粥等含铁丰富的辅食可以逐渐增加。

❷ 注意铁的吸收率。食物中的铁分为两种：一种是吸收率高的血红素铁，存在于动物性食物中；另一种是非血红素铁，存在于植物性食物中，吸收率低。为了补铁，应选择动物性辅食，如瘦肉、肝脏、鱼类中所含的铁的吸收率在10%～20%，而米面等食物中铁的吸收率只有1%～3%，但大豆中铁含量较高，吸收率也较高。

❸ 补充维生素C以促进铁的吸收。吃补铁食品时要注意同时补充含维生素C高的新鲜水果和蔬菜，如猕猴桃、柑橘、新鲜菜泥等，有促进铁吸收的作用。

❹ 强调食补，慎用药补。不可轻易用含铁剂的药物补铁，因为副作用（恶心、呕吐、厌食等）多。宝宝贫血多为营养性的，是容易通过饮食营养来预防和治疗的。轻度贫血可完全经饮食治愈，中度以上的贫血在用药物治疗的同时也要配合饮食治疗，才可取得满意的效果。重度贫血需要药物治疗时应在医生指导下进行。

妈妈感冒或者患乳腺炎，还能喂宝宝吗

妈妈发生乳腺炎后不必轻易回奶，而应请医生诊治，继续哺乳。

发生乳腺炎的主要原因是乳腺导管不通畅，乳汁郁积，从而引起细菌侵袭导致感染。当有乳房肿胀、乳核形成时，让宝宝继续吃奶对妈妈有好处，因为宝宝的有力吸吮可以起到疏通乳腺导管的作用。

每次喂奶时，应先让宝宝吸患乳腺炎的一侧，再吸健康的一侧。如果炎症很厉害，甚至发生脓肿时，可暂停哺乳，将乳汁挤出或用吸奶器吸出，经消毒后仍可喂给宝宝。实际上只要妈妈认真坚持母乳喂养，那么乳腺炎的发生会大大降低。

妈妈感冒了也可以继续喂奶。感冒是很常见的疾病，空气中有许多致病菌，当人体抵抗力下降时，就会生病。妈妈患感冒时，早已通过接触把病原带给了宝宝，即便是停止哺乳也可能会使宝宝生病；相反，坚持哺乳，反而会使宝宝从母乳中获得相应的抗病抗体，增强宝宝的抵抗力。当然，妈妈感冒很重时，应尽量减少与宝宝面对面地接触，可以戴口罩，以防呼出的病原体直接进入宝宝的呼吸道。

专家叮咛

若妈妈感冒不重，可以多喝开水或服用板蓝根冲剂、感冒清热冲剂。如果病情较重需要服用其他药物，应该严格按医生处方服药，以防止某些药物进入母乳而影响宝宝。

宝宝的早教

🌱 如何刺激宝宝脑细胞发育

宝宝的智力受先天遗传和后天培养两个方面的影响，尤其是后天因素更为重要，所以父母在锻炼宝宝的智力时一定要注意避免不利因素的影响。遗传因素是导致宝宝智力低下的主要原因之一。另外，感染、营养以及社会心理因素都与宝宝的智力发育有关，且这些因素之间相互联系、相互影响，所以父母一定要为宝宝的智力发育创造良好的环境和条件。

聪明由什么来决定

有人认为，头大、脑表面沟回多，头脑就聪明。研究证明，脑子聪明与否，关键在于神经细胞的联结。只有及时传送信息，大脑才能发挥超常功能。也就是说，储存的信息越多，神经细胞的线路越密，头脑就越聪明。宝宝出生的最初几个月里，是神经细胞发育的最重要时期，此时给予的刺激是非常重要的。有人拿小猫做实验，把刚生下的小猫放在只有竖线的屋里饲养，小猫不认识横线。以后把小猫放到外面，结果它无法控制自己的行动。人也一样，在没有刺激的环境下成长也会出现智力问题。为了促进宝宝大脑的发育，父母要多创造与宝宝接触的机会，通过有意无意的信息传递刺激宝宝大脑细胞的发育。

🌱 教宝宝"说话"

宝宝会发出各种不成语句的声音，这是宝宝在做唇、舌运动和发声练习。这时候，妈妈可以教宝宝小猫"喵喵"、小羊"咩咩"、小狗"汪汪"、火车"呜呜"等拟声语。让宝宝反复练习，效果非常好。这类拟声语比较容易发音。妈妈可以对宝宝说"狗狗""嘟嘟""玩玩"等，随着年龄增长、词汇增加，小宝宝逐渐能熟练运用。

宝宝啼哭之后，妈妈可以模仿宝宝的哭声。这时宝宝会试着再发声，几次回声对答，宝宝就会喜欢上这种游戏似的叫声，渐渐地宝宝就能学会叫而不是哭。

这时妈妈可以把口张大一点，用"啊"来代替宝宝哭声诱导宝宝对答，循序渐进地教宝宝发音。如果宝宝无意中发出另一个元音，无论是"啊"或"噢"，爸爸妈妈都应给予巩固和强化，并且记录下来。

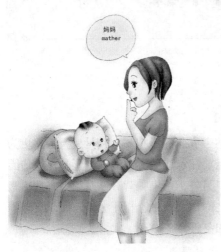

在抚育宝宝的过程中，爸爸妈妈是否热情地与宝宝"交谈"，在宝宝学说话的过程中起着重要的作用。

宝宝学习语言时，有很强的模仿能力。妈妈说话时宝宝会很仔细地观察妈妈的唇形，因此，妈妈在说话时速度要慢，注意发音正确，尽量不要说方言，可以反复讲。虽然在刚开始时宝宝不一定能学会，但经过反复教，宝宝虽然还不会说但已经形成了记忆。

❀ 多抱抱宝宝好吗

传统观念认为新生宝宝不能多抱，抱多了对大人和宝宝都没什么好处，这种观念是不正确的。新生宝宝应该抱。大人经常抱着的宝宝体形会变得优美，这也是婴儿的运动之一。宝宝整日躺着，对妈妈而言很方便，但不利于宝宝的生长和发育。

抱得多的宝宝，心理和智力发育也显著地超过同龄宝宝。这是因为抱着的宝宝看到的事物多，躺着的宝宝光看天花板、房顶，缺乏神经发育必需的各种丰富的刺激。

新生宝宝的抱法大都采用手托法和腕托法两种：手托法是用左手托住婴儿的背、脖子和头，用右手托住婴儿的屁股和腰部。腕托法是轻轻地将婴儿的头放在左胳膊弯中，左小臂护住婴儿的头部，左腕和左手护背部和腰部，右小臂护婴儿的腿部，右手护婴儿的屁股和腰部。

抱着宝宝的时候，妈妈要同宝宝说话、唱歌，用眼睛温柔地注视宝宝，轻轻地晃动，这种感情交流，对宝宝的大脑发育、精神发育以及身体生长都有着极大的好处。

抱着宝宝的时候，轻轻地摇晃并没有什么不对，但千万不能用力摇宝宝。因为小宝宝头部的髓磷脂还不足以起到保护大脑的作用，猛烈地摇晃会使大脑前后碰撞，严重的可造成头部毛细血管破裂，甚至死亡，这也就是人们说的"头部摇晃综合征"。

用声音刺激宝宝听觉和大脑发育

妈妈可以用有声音的玩具对宝宝进行听觉能力的训练，这样的玩具品种很多，如各种音乐盒、摇铃、拨浪鼓、各种形状的吹塑捏响玩具，以及能拉响的手风琴等。在宝宝醒着的时候，妈妈可在宝宝耳边轻轻摇动玩具，使其发出响声，引导宝宝转头寻找声源。

在进行听觉训练时，需要注意声音要柔和、动听，不要持续很长时间，否则宝宝会失去兴趣而不和爸爸妈妈配合。

让宝宝学着欣赏音乐

人的左脑负责管理逻辑和语言，而右脑是感受音乐的脑组织。在宝宝学会说话之前，优美的音乐能不失时机地为宝宝右脑的发育增加特殊的"营养"。

最好选择轻柔、明快的音乐，如中外古典音乐、现代轻音乐和描写儿童生活的音乐，都是训练宝宝听觉能力的好素材。最好每天固定一个时间，播放一首音乐，每次5~10分钟为宜。播放时先将音量调到最小，然后逐渐增大音量，直到比正常说话的音量稍大一点即可。听听音乐不仅能训练宝宝的听力，还能使妈妈在哺乳期间更放松。

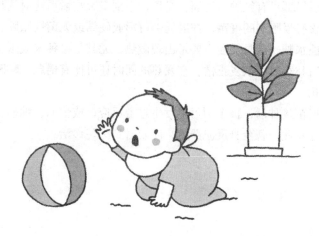

疫苗接种

🞄 百白破疫苗

百日咳、白喉、破伤风混合疫苗简称百白破疫苗，它是由百日咳疫苗、精制白喉和破伤风类毒素按适量比例配制而成，用于预防百日咳、白喉、破伤风三种疾病。

接种对象：3月龄至7周岁的儿童。一般3～12个月完成3针，两针间隔4～6周，18～24个月可加强注射第4针。

接种方法：我国现行的免疫程序规定，新生儿出生后3足月就应开始接种百白破疫苗第一针，连续接种3针，每针间隔时间最短不得少于28天，在1.5～2岁时再用百白破疫苗加强免疫1针，7周岁时用精制白喉疫苗或精制白破二联疫苗加强免疫1针。百白破疫苗采用肌内注射，接种部位在上臂外侧三角肌附着处或臀部外上1/4处。

接种反应：百白破疫苗接种的一般反应，主要来自百日咳疫苗所含的菌体成分。接种后局部可有红肿、疼痛、发痒，个别宝宝注射后注射侧腋下淋巴结肿大；接种含有吸附剂的疫苗，注射局部可形成硬结或无菌性脓肿。偶见皮疹及血管神经性水肿。全身反应主要是出现微热，尤其是接种未吸附疫苗更为常见，但接种后48小时可恢复正常。在发热的同时还可伴有倦怠、嗜睡、烦躁不安等短暂症状。

百白破疫苗接种后，极个别可能发生过敏反应，或惊厥、抽搐、尖声哭叫等神经系统并发症。若全身反应严重，应及时到医院诊治。

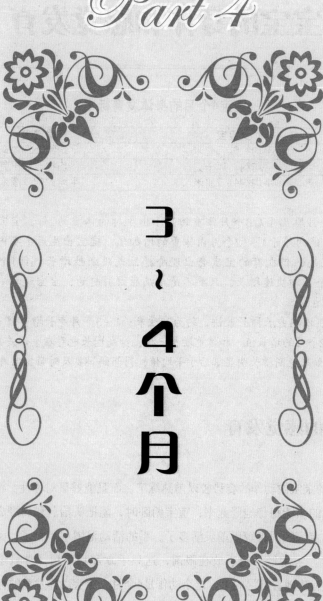

Part 4

3～4个月

宝宝的身体和感觉发育

宝宝4个月的身体发育标准

	女宝宝	男宝宝
身高	平均约61.6厘米	平均约65.7厘米
体重	平均约7.16千克	平均约7.76千克
头围	平均约41.2厘米	平均约42.2厘米

正常足月婴儿生后3个月体重约等于出生时的体重的2倍，宝宝1～3个月体重的增加值约等于4～12个月内体重的增加值。宝宝出生后半年内，体重增加都会比较快，但也有的宝宝会出现阶梯性或跳跃性增长，第1个月增加不多，而第2个月却快速增长，只要不是疾病原因引起的，宝宝这种不均衡的体重增长现象也是正常的。

宝宝1岁以内身长增长最快，约为25厘米；1～3个月身长增长11～12厘米，约等于4～12个月的增长值。和体重增长一样，身高增长也存在个体差异，只是差异比较小，如果身高增长明显落后于平均值，爸爸妈妈要及时带宝宝看医生。

宝宝的感觉发育

动作发育

4个月的宝宝做动作的姿势较以前熟练了，而且能够呈对称性。将宝宝抱在怀里时，他的头能稳稳地竖起来；宝宝俯卧时，能把头抬起和肩胛成90度角。拿东西时，宝宝的拇指较以前灵活多了。手的活动范围也扩大了，两手能在胸前握在一起，宝宝经常把手放在眼前，这只手拿那只手玩，那只手拿这只手玩，或有滋有味地看自己的手。这个动作是4个月大宝宝动作发育的标志。

扶着宝宝站立时，宝宝的双下肢已能支撑其体重。

听觉发育

4个月的宝宝听觉能力有了很大发展，已经能集中注意力倾听音乐，并且能对柔和动听的音乐声表示出愉快的情绪，而对强烈的声音表示出不快。这一时期的宝宝听到声音能较快转头，能区分父母的声音，听见妈妈说话的声音就高兴起来，并且开始发出一些声音，似乎是对成人的回答。叫宝宝的名字他已有应答的表示，能欣赏玩具中发出的声音。

视觉发育

3个半月的宝宝已能任意调节双眼的焦距，可以随意观察视野内的物体。3个半月的宝宝在观看附近不同位置的小巧精致的物体时，如果那是他在以前7周或8周大的时候早已见过的物体，他在这时最多只对那个物体轻瞥一下就不再回顾了。和这种现象成强烈对比的，就是在3个半月以后

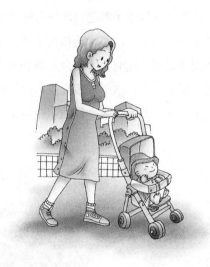

的几周时间里面，宝宝不但很喜欢看附近小巧的物体，而且他会很有技巧而迅速地在物体的表面从这一点仔细看到另一点，宝宝这时已变成一位精于观察的小宝宝了。

语言发育

4个月的宝宝在语言发育和感情交流上进步较快。高兴时，他会大声笑，声音清脆悦耳。当有人与他讲话时，他会发出"咯咯"、"咕咕"的声音，好像在跟妈妈对话。此时宝宝的唾液腺正在发育，经常有口水流出嘴外，还会出现把手指放在嘴里吸吮的毛病。

🌰 宝宝的心理发育

4个月的宝宝扶坐时，已经能稳稳地竖直头部，并能向两边自如转动，因而眼睛能看到的范围扩大了。将其俯卧位时，宝宝能抬头和肩胛成90度，并向周围看，两眼能长时间地注视静止的物体及移动的物体。扶腋让宝宝站立时，宝宝能支撑自己身体部分的体重。

4个月的宝宝喜欢父母逗他玩，高兴了会开怀大笑、自言自语，似在背书，"咿呀"不停；会听儿歌且知道自己叫什么名字；见到妈妈和他喜欢的人，知道主动伸手找抱；对周围的人、物品都会表示出浓厚的兴趣。

宝宝会将两手放在一起，并互相玩弄；喜欢将手放入嘴里，经常会旁若无人地将自己的小手咂吧得津津有味，甚至将整个拳头伸进嘴里。当宝宝看见一件玩具时会表示高兴，能抓住玩具，握物时，常是大拇指和其他四指对握。对周围事情感兴趣时，宝宝会立即表示微笑。当和他讲话时，他会发出"咕咕"及"咯咯"声。这时的宝宝能认出妈妈和熟悉的东西，特别喜欢爸爸妈妈将他竖抱起来，并像大人一样地东张西望。

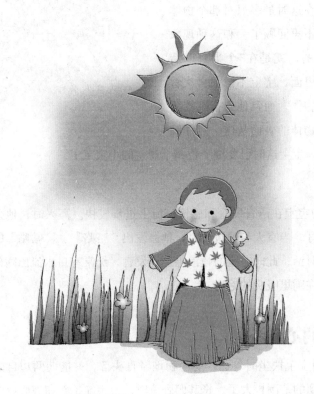

宝宝的保健和护理

🌰 宝宝为什么爱流口水

口水是人体口腔内唾液腺分泌的一种液体，含有丰富的酶类，是促进食物消化吸收的一种重要物质。那么，为什么很少见新生宝宝流口水，大人也不流，只有此时的宝宝才流呢？这与宝宝此阶段的发育特点有关。

3个月以下的宝宝，中枢神经系统和唾液腺发育尚未成熟，唾液分泌量很少。而成人呢，口腔唾液分泌与吞咽功能相互协调，多余的口水在不知不觉中就咽下去了。

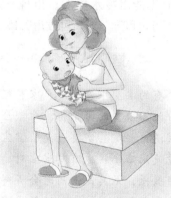

宝宝在3～4个月的时候，中枢神经系统与唾液腺均趋向于成熟，唾液分泌逐渐增多，再加上有的宝宝到第4个月已长出了牙，对口腔神经产生刺激，使唾液分泌增加了。宝宝的口腔较浅，吞咽功能又差，不能将分泌的口水吞咽下去或储存在口腔中，口水就不断地顺着嘴流出来。这是一种生理现象，不是病态。

专家叮咛

一般到2～3岁宝宝流口水的现象会自然消失。但宝宝若有口腔溃疡等疾患时，也可引起流口水，常伴有不吃奶、哭闹等，这时就要请医生给宝宝看病了。

🌰 怎样防止宝宝长痱子

生痱子主要是因为汗液中含有氯化钠等无机盐，夏季由于温度过高出汗较多，当汗水蒸发后留下的盐会刺激皮肤，导致周围组织发炎而起痱子。

宝宝皮肤娇嫩，往往很容易生痱子，家长一定要特别注意。痱子初起时是一个针尖大小的红色丘疹，突出于皮肤，呈圆形或尖形。月份较大的宝宝会用手去抓痒，皮肤常常被抓破，发生继发性皮肤感染，最终形成疖肿或疮。痱子的防治方法主要有：

经常用温水洗澡，浴后揩干，扑撒痱子粉。痱子粉要扑撒均匀，不要过厚。不能用肥皂和热水烫洗痱子。出汗时不能用冷水擦浴。出现痱疖时，不可再用痱子粉，可改用0.1%升

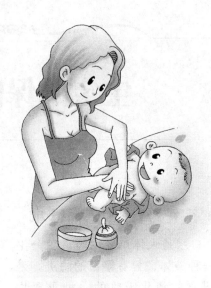

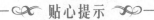

贴心提示

有的宝宝很能出汗，家长经常给他擦很多的痱子粉，希望让宝宝清爽些。其实要避免给宝宝过量使用痱子粉，有些宝宝对痱子粉敏感，尤其是使用时会弄得空气中都弥漫着粉末，过敏严重者甚至会引发呼吸困难。另外，婴幼儿的皮肤细嫩且通透性强，皮肤上的物质容易被吸收进入体内，故使用直接涂抹的外用物品要特别注意其品质及成分。

汞酒精。此病痛痒时应防止搔抓，可将宝宝的指甲剪短，也可采用止痒敛汗消炎的药物，以防继发感染引起痱疖。宝宝应避免吃过热的食品，以免出汗太多。如果宝宝因缺钙而引起多汗，应在医生的指导下服用维生素D制剂和钙剂。在伏暑季节，宝宝的活动场所及居室要通风，并要采取适当的方法降温。不要让宝宝在日光直晒处活动时间过久。宝宝衣着应宽大通风，保持皮肤干燥，对肥胖儿、高热的宝宝，以及体质虚弱多汗的宝宝，要多洗温水澡，加强护理。

🖤 如何给宝宝选择枕头

3个月以前的宝宝，脊柱基本是直的，头相对较大，几乎与肩同宽，平卧时，后脑勺和背部处于同一平面，因此没有必要使用枕头，也可用成人洗脸的毛巾叠成四折当枕头用。4个月以后的宝宝发育正常的话，头部活动已经很灵活，颈部增长，肩部增宽，已出现第一个脊柱生理弯曲，这时可以给宝宝睡枕头了。

宝宝枕头选购要点

❶ 宝宝枕头高度以3～4厘米为宜，可根据宝宝发育状况，逐渐调整枕芯高度。

❷ 枕头的长度与宝宝肩同宽。

❸ 枕芯质地应柔软透气，吸湿性好，软硬均匀。可选择稗草子、灯芯草、蒲绒、荞麦皮等材料充填，也可将泡过的废弃茶叶收集起来晒干充填。不要使用泡沫塑料或腈纶、丝棉做充填物。对于不明填充物的枕头，妈妈要慎重购买，一般来讲天然的、传统的产品往往是最安全的。

宝宝枕头使用要点

❶ 宝宝新陈代谢旺盛，头部易出汗，因此，枕头要及时洗涤暴晒，保持清洁，否则，汗液和头皮屑粘在一起，易使致病微生物贴附在枕面上，不仅干扰宝宝入睡，而且极易诱发湿疹及头皮感染。

❷ 要想让宝宝有个完美头形，除了应选择软硬适度的枕头以外，还要注意经常变换体位。宝宝睡眠时，

> **✖ 专家叮咛 ✖**
>
> 有的妈妈认为，宝宝睡硬一些的枕头，可以使头骨长得结实，脑袋的外形好看，这是不对的。长期使用质地过硬的枕头，易造成宝宝头颅变形，影响颅骨发育。而过于松软且大的枕头，有使新生儿发生窒息的危险。

妈妈要有意识地经常变换宝宝头部的位置。由于宝宝睡眠时喜欢面朝妈妈或有亮光、有声音的方向，因此要定期变换宝宝睡眠的位置。

◆ 如何培养宝宝按时睡觉的好习惯

人类昼出夜寝的习惯是在长期的生活中形成的，是一种普遍的生活习惯。如果有意识地培养自己白天睡觉的习惯，那么，到了晚上就不会犯困。宝宝也不例外，如果睡够了，不管在什么时候醒来，都显得很精神。当然，如果在夜间醒来，就会扰得大人不得安宁。

要养成宝宝良好的睡眠习惯，白天让宝宝尽量少睡，在夜间除了喂奶、换1～2次尿布以外，不要打扰宝宝。在后半夜，如果宝宝睡得很香也不哭闹，可以不喂奶。随着宝宝的月龄增长，逐渐过渡到夜间不换尿布，不喂奶。如果妈妈总是不分昼夜地护理宝宝，那么宝宝也就会养成不分昼夜的生活习惯。

让宝宝养成按时睡眠的好习惯

宝宝睡觉是生理的需要，当他的身体能量消耗到一定程度时，自然就要求睡觉了。因此，每当宝宝到了睡觉的时间，只要把宝宝放在小床上，保持安静，他躺下去一会儿就会睡着；如果暂时没睡着，让他睁着眼睛躺在床上，不要逗他，保持室内安静，等不了多久，宝宝就会自然入睡。

✿ 给宝宝按摩的注意事项

❶ 宝宝吃完奶休息好之后，会很开心地享受按摩。但切记不要让宝宝刚吃完奶就给他按摩，最好在应该在两次喂奶之间。

❷ 最舒服的按摩环境是在室温25℃左右的时候，最好在晚上宝宝洗澡后，又安静又放松的时刻，给宝宝垫上软软的垫子。

❸ 根据宝宝的体质，可以简单地按摩，也可以在手上涂上一些润肤露或润肤油。

❹ 刚开始给宝宝按摩时，妈妈都习惯用指腹按摩，其实最好的按摩部位是整个手掌。大部分宝宝都喜欢被抚摸，但是不喜欢力道太大的按摩。所以在给宝宝做按摩时要仔细观察，通过宝宝的反应来选择合适的力道和手法。

❺ 在给宝宝按摩前妈妈应先洗净、温暖双手，倒一些婴儿润肤油在掌心，注意不要将油直接倒在宝宝皮肤上。妈妈双手涂上足够的润肤油，轻轻在宝宝肌肤上滑动，开始时轻轻按摩，然后逐渐增加压力，让宝宝慢慢适应按摩。妈妈在给宝宝按摩前要先剪去指甲。

❻ 对新生儿，每次按摩15分钟即可，稍大一点的宝宝，需20分钟左右，最多不超过30分钟。一般每天进行三次。一旦宝宝开始出现疲倦、不配合，就应立即停止。因为按摩超过30分钟，新出生的宝宝就觉得累，开始哭闹，这时候妈妈就不该勉强宝宝继续做动作，应让他休息或睡眠后再做抚触。

怎样给宝宝按摩

如何给宝宝按摩

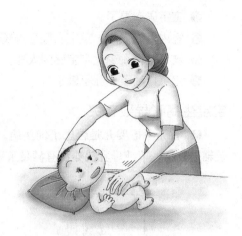

① 把宝宝放在小床上，也可让宝宝躺在妈妈的大腿上，然后以轻柔的声音对宝宝说话，令宝宝放松下来。握住宝宝的小脚，妈妈的大拇指可以自如地在宝宝脚底来回揉搓，用轻柔的力道，按摩几分钟。随后可以握住宝宝的小腿和大腿，让膝盖来回伸展几次，再用手掌在大腿和小脚丫之间抚摸。

② 按摩宝宝的上肢。先握住宝宝的小手，用大拇指按摩掌心，其他指头按摩手背；然后分别握住宝宝的上臂和前臂，按摩几个来回；再在肩膀和指尖之间轻柔地按摩。这种按摩会促进宝宝的血液循环，如果一边按摩一边和宝宝说话，更能增加母子间的亲密感。

③ 抚摸宝宝的脸。妈妈用柔软的食指和中指，由中心向两侧抚摸宝宝的前额，然后顺着鼻梁向鼻尖滑行，从鼻尖滑向鼻子的两侧。

④ 摸摸宝宝的小肚子。从宝宝的肩膀开始，由上至下按摩宝宝的胸部和肚子，然后用手掌以画圆圈的方式按摩，这种按摩方法可以促进宝宝呼吸系统的发育，增大肺活量。随后让手掌以宝宝的肚脐为圆心按摩至少40次，对于常常肚子疼或是常常便秘的宝宝，这种按摩非常有效。

⑤ 按摩宝宝的侧身。当宝宝转身的时候，不要错过按摩体侧的好时机：妈妈可以用虎口穴按着宝宝的侧面，从肩胛部开始，经胯骨再按摩至锁骨。

⑥ 按摩宝宝的背部。如果宝宝趴在床上，轻轻抚摸宝宝，宝宝会觉得非常舒服。给宝宝按摩背部的话，记得让宝宝抬起头来。

⑦ 给宝宝做个全身按摩。全身按摩就是给宝宝热身。妈妈坐在地板上，伸直双腿，为了安全起见可在腿上铺一块毛巾，让宝宝脸朝上躺在妈妈的腿上，头朝妈妈双脚的方向。在胸前打开再合拢宝宝的胳膊，这样做能使宝宝放松背部，并使肺部得到更好的呼吸。然后上下移动宝宝的双腿，模拟走路的样子，这个动作能使宝宝大脑得到刺激。

🌱 宝宝为什么是个"夜哭郎"

护理不妥导致宝宝夜哭

❶ 宝宝尿布湿了。

❷ 室内空气太闷，宝宝衣服穿得较多，热后出汗，湿衣服裹得太紧。

❸ 被子盖得太少使宝宝感到太凉。

❹ 宝宝口渴了，肚子饿了。

宝宝生病了导致夜哭

❶ 首先考虑婴儿是否患了佝偻病。由于出生后没有及时添加鱼肝油制剂及辅助食物，单纯母乳喂养没有满足宝宝生长发育的需要，宝宝患了佝偻病，夜间就会啼哭。治疗方法是补充维生素D制剂、及时添加辅助食物和多晒太阳等。

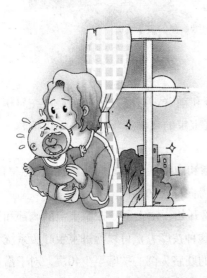

❷ 宝宝是否患了肠道痉挛病。由于腹部大量积气，排不出气，引起腹痛。此病常于夜间发作，宝宝下肢蜷曲，剧烈啼哭。治疗方法是发作时让宝宝俯卧，腹部垫个枕头；为了减少肠内积气，喂奶后要把婴儿竖着抱起，轻拍背部让他打打嗝；再有，要减少肠内积气，牛奶中的糖一定不要超过5%～8%的比例，免得糖分过多引起发酵产生气体。

❸ 宝宝是否患了蛲虫症。蛲虫寄生在人的肠道，并在夜间常常爬到肛门周围产卵，婴儿因肛门刺痒而哭闹。如果患了蛲虫症，要服驱虫药驱虫，同时要勤洗屁股和涂蛲虫膏，也要勤换裤衩、勤晒被褥等，力争周岁时穿满裆裤子为佳。

🌱 家里有个"夜哭郎"怎么办

减少宝宝白天睡眠的时间

减少宝宝白天睡眠的时间，减少白天的哺乳量，一次不让宝宝吃得过饱，妈妈给宝宝喂完奶要多逗宝宝玩，待宝宝玩累了再睡。宝宝白天睡觉时间不宜过长，以1～2小时为好，超过2小时，就应叫醒宝宝，喂奶、玩耍。

夜里为宝宝营造最好的睡眠环境

❶ 夜幕降临，先给宝宝洗一个温水澡，再为宝宝进行按摩，能帮助宝宝安静下来。

❷ 睡前让宝宝喝一些奶，有助于宝宝心满意足地入睡，但要注意千万不能让宝宝含着奶头入睡，睡前喝奶后再喝点白开水，起到漱口的作用。

❸ 睡前将宝宝用被单裹紧，会使宝宝有安全的感觉，利于宝宝入睡。

❹ 妈妈可以轻轻地抚摸宝宝的头部，从头顶向前额方向，同时可小声哼唱催眠曲，为宝宝营造一个宁静、美好、和谐的入睡环境。

> **贴心提示**
>
> 如果宝宝夜哭，先要找出原因，才能针对情况来解决问题。切勿每当宝宝哭就以为是肚子饿了，就用吃奶的办法来解决。这样极易造成消化不良，久而久之，不是大便秘结，就是腹泻不止，结果导致宝宝胃肠功能紊乱，引起腹部不适，会使宝宝哭闹得更厉害。

❀ 带宝宝体检前要做什么准备工作

给宝宝做定期的健康体检，可以了解宝宝的体格发育情况，并能及时发现宝宝的身体异常情况，以便早期治疗。同时，给宝宝做定期检查时，还能从医生那里得到一些科学的育儿知识的指导，了解一些日常生活中应该注意的事情。

为了使医生更准确地了解宝宝的生长情况，妈妈应该做一些必要的准备工作。

❶ 日常生活中，妈妈最好能记录下宝宝的喂养和添加辅食的情况，如每天的吃奶次数和每次的奶量，添加维生素D和钙的时间，添加辅食的品种、量及时间等。

❷ 记录宝宝体格发展情况，如宝宝会笑出声的时间、抬头的时间、发出单字的时间、伸手抓玩具的时间等。

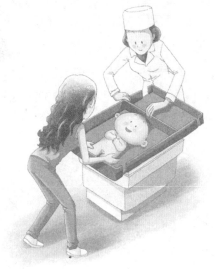

❸ 如果发现宝宝有异常的情况，要记录发生的时间、部位、变化等，写出需要咨询的问题，以便体检时医生做出准确的判断。

❹ 带宝宝体检时，要带上所有的记录，除以上所说的外，还要将新生儿体检记录、宝宝历次体检记录、疫苗接种记录、疾病就诊记录等带去医院以供医生参考。

宝宝体检项目

首先，医生会询问宝宝的喂养方式方法、吃奶量、断奶时间、辅食添加的情况以及相关的一些问题，还会询问疫苗接种和疾病情况，如呼吸道感染、腹泻、贫血、佝偻病、湿疹、药物过敏等。

宝宝做体检时，应检查的项目有：测头围、胸围、身高，称体重，对宝宝进行视觉、听觉、触觉等测试。此外，还有一些必要的项目检查，如医生会摸摸宝宝的脖子，看有无斜颈、淋巴结肿大的状况；听听宝宝的心跳速度及规律性是否在正常范围内，以及有无杂音；检查宝宝有无疝气、淋巴结肿胀；男宝宝检查阴囊有无水肿（睾丸下降到阴囊），女宝宝检查大阴唇有无鼓起或有无分泌物；追踪有无体关节脱位的状况等。

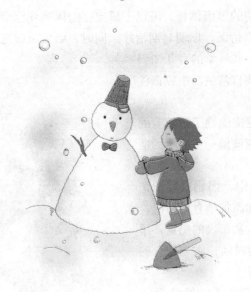

宝宝的饮食和营养

🌱 上班妈妈该如何给宝宝喂母乳

许多妈妈在宝宝4个月或6个月以后就要回单位上班了，然而这个时候并不是让宝宝断掉母乳的最佳时间。那么怎样才能喂母乳呢？

❶ 让宝宝提前适应。在上班前半个月就应做准备，这样可以给宝宝一个适应过程。妈妈要根据上班后的休息时间调整，安排好哺乳时间。在正常喂奶后，挤出部分奶水，让宝宝学会用奶瓶吃奶，每天1～2次，并练习挤奶，家人要学会喂奶。

❷ 上班时携带奶瓶，收集母乳。在工作休息时间及午餐时挤奶，然后放在保温杯中保存，里面用保鲜袋放上冰块，或放在单位的冰箱中。妈妈在白天工作时间，应争取3小时挤一次奶。下班后携带奶瓶仍要保持低温，到家后立即放入冰箱。

> **贴心提示**
>
> 储存挤下来的母乳要用干净的消过毒的容器；装母乳的容器要留有空隙，以免冷冻储存时胀破；把每次挤出来的母乳放入容器，贴上标签记上日期，也可以将母乳分成若干小袋保存，方便喂养；母乳储存时间不宜长，室温可储存8小时，冰箱（4～8℃）存48小时，－18℃以下存3个月。

🌱 宝宝食量增大，母乳不足怎么办

很多妈妈不能坚持母乳喂养，过早添加牛奶、奶粉、粥等，常常是因为"奶水不足"，认为宝宝光吃自己的奶吃不饱。事实上，对于其中的大多数人来讲，这可能只是暂时的感觉。在宝宝的吸奶量有所增加时，如果妈妈的乳汁分泌量没有立刻跟上去，此时，妈妈及家人不要紧张、焦虑，妈妈应相信自己有能力用自己的乳汁喂养宝宝，并注意做到以下几点：

❶ 坚持勤哺乳，在原有的喂奶次数基础上再多喂几次，并坚持夜间哺乳。

❷ 保证宝宝每次哺乳有足够的吸吮时间，每侧乳房至少吸吮10分钟。有的宝宝刚吃几口奶就睡着了，致使吸吮时间过短，为防止这种现象的发生，在给宝宝喂奶时不要让宝宝穿得或盖得过多；宝宝睡着时可以轻轻捏宝宝的小手、小脚，也可轻拍宝宝面颊或移动乳头唤醒宝宝，以保证足够的吸吮时间。

❸ 妈妈要保证休息好，同时要加强营养，多喝汤汁，如鸡汤、鲫鱼汤、排骨汤等。

一般来讲，经过上述努力，两三天后妈妈就会感到奶水充足起来。

宝宝在这第4个月的时候，生长发育迅速，食量增加。当然每个宝宝因胃口、体重等差异，食入量也有很大差别。父母不但要注意奶量多少，而且还要注意奶的质量高低。母乳喂养要注意提高奶的质量，有的妈妈只注意在月子中吃得好，忽略哺乳期的饮食或因减肥而节食，这是错误的。宝宝要吃妈妈的奶，妈妈就必须保证营养的摄入量，否则，奶中营养不丰富，直接影响到宝宝的生长发育。第4个月是宝宝脑细胞发育的第二个高峰期（第一个高峰期在胎儿期第10～18周），也是身体各个方面发育生长的高峰，营养的好坏关系到宝宝今后的智力和身体发育，因此一定要提高母乳的质量。

❧ 准备为宝宝添加辅食

4～6个月的宝宝在行为上和生理上，会发出准备学习进食技巧的信号。在这个阶段可添加辅食，这标志着宝宝的成长迈上一个新台阶。接触新的口感和味道可以刺激宝宝学习吞咽半流质食物。

4个月的宝宝食入量差别较大，此时仍要坚持纯母乳喂养。如果人工喂养，一般的宝宝每餐150毫升就能够吃饱了，而有些生长发育快的宝宝，食奶量就明显多于同龄宝宝，一次吃200毫升还不一定够，有的还要加米粉等。当宝宝能吃一些粥时，可将奶量减少一些，但是这么大的宝宝还是应该以奶为主要食品。

4个月的宝宝除了吃奶以外，还要逐渐增加半流质的食物，为以后吃固体食物作准备。宝宝随着年龄增长，胃里分泌的消化酶增多，可以食用一些淀粉类半流质食物，先从1～2匙开始，以后逐渐增加。

4个月的宝宝容易出现贫血，妈妈要在辅食中注意增补含铁量高的食物，例如蛋黄中铁的含量就较高，可以在牛奶中加上蛋黄搅拌均匀，煮沸以后食用。因为宝宝从母体内带来的铁含量已开始逐渐减少，需要从饮食中得到补充。

为满足宝宝对维生素C的需要，除了继续给宝宝喝水果汁和新鲜蔬菜汁以外，还可以做一些菜泥和水果泥喂宝宝。在添加辅食的过程中，要注意宝宝的大便是否正常以及有没有不适应的情况，每次添加的量不宜过多，让宝宝的消化系统逐渐地适应。

> **专家叮咛**
>
> 喂食时间可在上午6：00、10：00，下午14：00、18：00，晚上22：00，夜间可以不喂食，在两次喂食之间加喂一次鲜水果汁等。在医生指导下服用钙剂和鱼肝油。

为什么要给宝宝添加辅食

通常宝宝在出生4～6个月后要添加辅食，那是因为宝宝在4～6个月大的时候，唾液分泌和胃肠道消化酶的分泌明显多了，消化能力比以前强，胃容量也日渐增大，有能力消化吸收奶以外的其他食品。

另外，尽管母乳、牛奶等乳制品仍是这个年龄宝宝的最佳食物，但它们所含的营养素已不能完全满足宝宝生长发育的需要，因此，父母要在宝宝4～6个月大的时候，开始给他添加乳制品外的辅食。

给宝宝添加辅食有什么好处

❶ 辅食可以补充母乳的营养不足。尽管母乳是宝宝的最佳食物，但对4～6个月以后的宝宝来说，母乳中某些营养素的含量不足，比如维生素B_1、维生素C、维生素D、铁等。这些相对缺少的营养素，宝宝就得通过吃辅食来弥补，而吃配方奶的宝宝更需要添加辅食。

❷ 辅食能够增加营养，以满足宝宝迅速生长发育的需要。随着宝宝的逐渐长大，宝宝从饮食中获得的营养素的量必须按照其生长发育的速度来增加，可是，母乳的分泌总量和某些营养素的含量并不会随着宝宝的长大而相应地增多。因此，宝宝除了继续吃母乳外，还必须要添加一定量的辅食，以满足其生长发育的营养需求。特别是一些妈妈奶量少的宝宝，更要及时添加辅食。

❸ 添加辅食也可为宝宝日后的断奶做准备。在宝宝断奶前让他适应和练习吃辅食，完成从吃流质食物到吃固体食物的转变，将有助于宝宝顺利地断奶。

给宝宝添加辅食有什么原则

❶ 让宝宝逐步适应。先试一种辅食（如米粉），经3～7天适应后再试另一种（如粥油），逐步扩大品种。在宝宝"试吃"阶段要注意宝宝是否有过敏现

象如皮肤出疹、腹泻、呕吐等，有过敏现象时应停喂。

❷ 辅食要由稀到稠、由淡到浓。开始冲调米粉时要冲得稀薄一些，使之容易吞咽，宝宝适应之后再逐渐增加其稠度。

❸ 辅食的量从少到多。宝宝对一种辅食已经适应之后，可以逐渐增加其量。

❹ 辅食要由细到粗。细嫩的食物容易吞咽、消化，如先用菜叶制成菜泥喂给宝宝，以后逐渐可以将菜剁得粗一些，制成碎菜。

辅食中的蛋白质和纤维素都需要水分参与消化，所以对于已经添加辅食的宝宝，父母应及时给宝宝补充水分。喂辅食的时候，不要在牛奶中添加橘汁或柠檬汁，果酸遇到牛奶中的蛋白质，就会使蛋白质变性，从而降低蛋白质的营养价值。

专家叮咛

宝宝吃到肚子里的东西，有可能会造成皮肤或消化系统过敏，所以专家会建议妈妈在为宝宝添加辅食的时候，一定要采用一次一种、循序渐进的方式，从清淡、容易消化的蔬菜和水果开始。这样一来，如果出现食物过敏，就可以很快地找出原因。容易引起过敏的食物有蛋白、小麦、豆类等，花生酱、牛奶、柑橘类果汁也可能会引起皮肤过敏。

❤ 宝宝的辅食为什么不要加味精

一般来说，成人可以适量食用味精，而婴幼儿则不宜食用。因为味精的化学成分是谷氨酸钠，大量食入谷氨酸钠，能使血液中的锌变成谷氨酸锌，从尿中排出，造成急性锌缺乏。

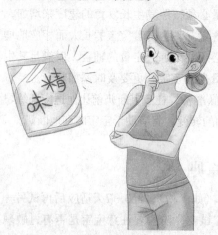

锌是人体内必需的微量元素，宝宝缺锌会引起生长发育不良、弱智、性晚熟，同时，还会出现味觉紊乱，食欲不振。因此，宝宝食用菜肴不宜放味精，尤其是对偏食、厌食、胃口不好的宝宝更应注意。如果在宝宝菜肴中加入适量味精，那么在平时的膳食中，应给宝宝多吃含锌的食品，如鱼、瘦肉、猪肝、猪心及豆制品，以免缺锌。

同样，哺乳妈妈也不要多吃味精。因为母乳中含有过量的味精，也会使谷氨酸钠进入宝宝体内，与宝宝血液中的锌发生特异性结合，随尿排出体外，使婴儿缺锌。

宝宝不爱吃辅食怎么办

❶ 示范如何咀嚼食物。有些宝宝因为不习惯咀嚼，会用舌头将食物往外推，妈妈在这时要给宝宝示范如何咀嚼食物并且吞下去。可以放慢速度多试几次，让他有更多的学习机会。

❷ 不要喂太多或太快。按宝宝的食量喂食，速度不要太快，喂完食物后，应让宝宝休息一下，不要有剧烈的活动，也不要马上喂奶。

❸ 让宝宝品尝各种新口味。饮食富于变化能刺激宝宝的食欲。在宝宝原本喜欢的食物中加入新材料，分量和种类由少到多。逐渐增加辅食种类，让宝宝养成不挑食的好习惯。如果宝宝讨厌某种食物，妈妈应在烹调方式上多换花样。宝宝长牙后喜欢咬有嚼感的食物，不妨在这时把水果泥改成水果片。食物也要注意色彩搭配，以激起宝宝的食欲，但口味不宜太浓。

❹ 准备一套宝宝餐具。大碗盛满食物会使宝宝产生压迫感而影响食欲；尖锐易破的餐具也不宜使用，以免发生意外。宝宝餐具如果有可爱的图案、鲜艳的颜色，可以促进宝宝的食欲。

❺ 不要逼迫宝宝进食。若宝宝到吃饭时间还不觉得饿的话，不要硬让宝宝吃。常逼迫宝宝进食，会让他产生排斥心理。

❻ 学会食物代换原则。如果宝宝讨厌某种食物，也许只是暂时性不喜欢，可以先停止喂食，隔段时间再让他吃，在此期间，可以喂给宝宝营养成分相似的替换品。

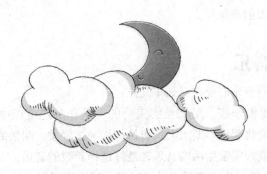

宝宝的早教

❀ 开发宝宝智力有什么原则

宝宝的智力开发早期是在家庭中进行的，这和幼儿园、小学等教育机构的教育是殊途同归。学校教育重点是培养和强化宝宝学习的能力，而家庭智力教育的重点是培养宝宝的学习兴趣和良好的学习习惯。幼儿的智力开发应主要在游戏和日常生活活动中通过实物或实物的形象来进行。学前教育主要是通过创造丰富的环境和有趣的游戏，在宝宝的日常生活和游戏中，挖掘宝宝潜在的才能，不仅要让宝宝学习浅显易懂的知识，积累生活经验，更要发展宝宝的智力。因此，家庭早期教育目标就明确了，首先是发展宝宝的智力，其次是要让宝宝喜欢和享受学习。从某种程度来说，第二点比第一点更重要。树立良好的学习态度，培养宝宝的学习兴趣和良好的学习习惯，这是宝宝智力开发教育的第一个原则。

要开发宝宝的智力，要从感知能力——视觉、听觉、触觉等方面培养和训练。感知觉是宝宝认识周围世界的"窗口"，是智力活动的基础和开端，一切比较高级的认识活动，如观察、记忆、思维和想象等都建立在感知觉的基础之上。父母可以创设安全、丰富、适宜的环境，提供给宝宝视、听、嗅、味、触觉等丰富的感官刺激，发展宝宝的观察力、记忆力、思维能力、想象力和创造力，为提高宝宝智力创造条件。

❀ 给宝宝听音乐

妈妈在给宝宝听音乐时要注意如下几点：

❶ 音乐节奏要慢一些。最初给宝宝听的音乐作品速度以中等或稍慢为宜，乐曲内的情绪变化起伏不要太大。可选择优美、轻柔、明快的中外古典音乐、现代轻音乐和描写宝宝生活的音乐，最好选择胎教的音乐。

❷ 曲子要短一些。给宝宝听音乐的时间一般不超过15分钟，可以休息几分钟后再听。

❸ 音量要弱一些。播放的音量要适中或稍弱，长时间地听较强音量的音乐，会使宝宝产生听觉疲劳，甚至损伤听觉能力，这点千万要注意。

❹ 多反复。在一两个月内，反复听两三首曲子，使宝宝有个识记过程，以便加深印象。

❺ 不要说话。妈妈可以在听音乐前对宝宝说些话，但在听音乐的过程中不应说话打扰宝宝。

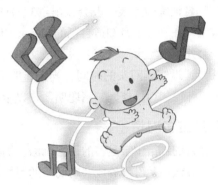

❻ 每天固定一个时间播放。

🌼 提高宝宝双手的灵活性

宝宝出生后神经活动和运动器官的发育都遵循这样的规律，即由粗到细，由低级到高级，由简单到复杂。随着运动的不断发育，宝宝感受到外界的刺激越来越多，反过来会不断地促进其智力发育，所以"心灵"与"手巧"是相辅相成的。手在完成每一个动作时，要通过大脑、眼等各种感官的相互配合，训练宝宝手的灵活性和各种技巧，可同时促进大脑的发育和智力的发展。

3～4个月的宝宝就会有目的地伸手抓东西，并能把放在面前的东西放进口里。这时父母应在宝宝面前放一些容易拿得起来且又没有危险的小玩具，如小木槌、木圈、带响声的小玩具等，逗引宝宝用手去拿。

妈妈可以将挂着的带响声的玩具，拿到宝宝面前摇晃，使其注视，然后将玩具放在宝宝胸前，其高度应是宝宝能看到并能伸手抓到的地方，吸引他去碰和抓。

如果宝宝抓了几次，仍抓不到玩具，就将玩具直接放在他的手中，让他握住，然后再放开玩具，教他学抓。

育儿妙招

若宝宝只看玩具，不伸手抓，可用玩具触他的小手，逗引他伸手抓，或将玩具放在他手中摇晃他的手，使玩具发出声响并逗引他听。

🌼 训练宝宝听名回头

宝宝早就能听到声音回头去看，但是否能理解自己的名字，此时可以进一步观察。带宝宝去街心公园或有其他宝宝的地方，父母可先称呼其他小朋友，看看宝宝有无反应，然后再叫宝宝的名字，看他是否回头。父母应在胎教时，即在妊娠第7个月时就为宝宝取名，每次呼唤都用同一个名字。经过孕期一个月呼名训练的宝宝一般会在出生3个月时知道自己的名字而回头。未经训练的宝宝可在5~7个月知道自己的名字。切记要用固定的名字称呼宝宝，如果大人一会儿说"宝宝"一会儿说"文文"，或者经常更改名字，使宝宝无所适从，就会延迟叫名回头的时间。当宝宝听名回头向妈妈笑时，要将他抱起来吻一下，并说"你真棒""真聪明"，以示表扬。

与宝宝多对话

目的：给宝宝足够的语言刺激，提高宝宝的语言能力。

方法：父母要养成"唠叨"的习惯，就是干什么说什么，有机会就和宝宝不停地说话。要多用短句、名词，没有这样的语言环境，就没有日后宝宝优秀的语言能力。

❤ 模仿宝宝的表情与声音

模仿宝宝的表情

妈妈可以刻意模仿宝宝的动作与表情，宝宝会因此而兴奋不已。反过来，如果妈妈做了一些夸张的动作，宝宝也能学得惟妙惟肖。宝宝通过模仿大人的表情，慢慢地会了解到怎样将不同的心情用不同的表情表现出来。当宝宝会像大人一样微笑时，妈妈会觉得很高兴。宝宝在模仿大人的各种表情时，大人的脸部不仅反映着自己的情绪，而且确确实实对宝宝也有一定的影响。

模仿宝宝的声音

语言是开发智力的工具。人的思想情感可以用表情、肢体动作来表达，但更重要的是用语言来表达。3~4个月的宝宝正是牙牙学语的阶段，父母应该利用这个机会，提早开发宝宝的语言能力。

这个时期的宝宝是个观察者，他会用眼睛盯着妈妈所指的事物并把眼光落在这个事物上。当宝宝看到妈妈用舌头、嘴唇发出声音时，就会模仿妈妈自发地发出一些无意识的单词，如"呀、啊、呜"等。对于宝宝牙牙学语发出的呢喃声，妈妈要尽可能去模仿，这样的回应会使宝宝很兴奋。为了得到应答，宝宝会更积极地学发声。

在宝宝的语言发展中，父母的教导非常重要。3~4个月大的宝宝已能分辨不同人的声音，特别是听到妈妈的声音时会格外兴奋。这个阶段妈妈要多和宝宝说话，不管宝宝听不听得懂。这是一个反复训练的过程，这样有利于宝宝的听力发展和发音模仿。也可以让宝宝多听一些轻松愉快的音乐，以促进听力和语言的发展。

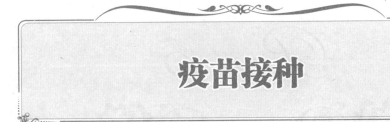

疫苗接种

宝宝预防接种

　　4个月的宝宝应该第3次服用骨髓灰质三价混合疫苗（小儿麻痹糖丸），家长应按时带宝宝到所属防疫部门服用。

　　4个月的宝宝应该注射百白破三联针的第2针，三联针是用来预防百日咳、白喉、破伤风等疾病的。百日咳是由百日咳杆菌引起的一种急性呼吸道感染病。咳嗽时表现为一阵阵痉挛性剧咳，使宝宝非常痛苦。患上百日咳的宝宝2～3个月才能治愈，有的可继发肺炎。白喉是白喉杆菌引起的烈性传染病。患病后，宝宝咽喉部可见白色假膜，假膜沿呼吸道蔓延，病情发展快且严重，有的患儿可很快出现呼吸困难窒息死亡，后果不堪设想。破伤风是由破伤风杆菌引起的急性传染病。小儿皮肤嫩，容易碰伤，伤口易受破伤风杆菌污染。破伤风杆菌可产生毒素，伤害人体神经系统，造成抽搐、牙关紧闭，甚至窒息死亡。这三种传染病严重地威胁着宝宝的健康成长，自从广泛进行了"百白破"预防针的注射后，这三种传染病的发病率明显降低。所以，一定要按时给宝宝进行预防接种，以防患未然。

　　三联针的第2针的注射时间应与第1针相隔28天以上，如果此时宝宝正巧生病，可推迟几天再去接种，但最多不要超过60天。

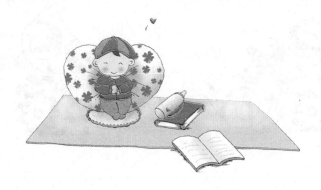

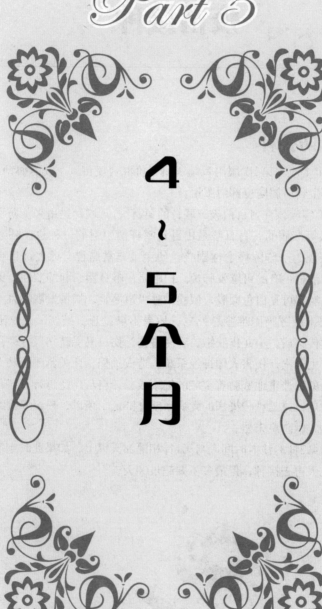

Part 5

4~5个月

宝宝的身体和感觉发育

宝宝5个月的身体发育标准

	女宝宝	男宝宝
身高	平均约66.2厘米	平均约67.8厘米
体重	平均约7.65千克	平均约8.32千克
头围	平均约42.1厘米	平均约43.3厘米

4~5个月宝宝体重和身高的个体化差异会越来越明显，建议父母不要对自己宝宝的身高体重太介意，只要整体保持上升趋势就没什么可担心的。

宝宝的头围增长速度有所降低，如果家中有头围较大的亲友，宝宝也可能会显得头围较大，这是遗传因素在起作用，父母不必忧心忡忡，只要医生检查没问题就可以了。

宝宝的囟门在此时有可能会减小，甚至有的宝宝囟门看上去好像闭合了，不过很大可能只是膜性闭合，或者头皮张力大、头发浓密盖住了，实际上颅骨缝还没有对接，并不是真正的闭合。如果不放心，可以带宝宝做检查。另外，也有的宝宝囟门在这个时候仍然没有明显的变化，只要不是过大就没有问题。

🖤 宝宝的感觉发育

动作发育

5个月的宝宝懂事多了，一般体重已是出生时的2倍多。宝宝的口水流得更多了，在微笑时垂涎不断。如果让他仰卧在床上，他可以自如地变为俯卧位。坐位时背挺得很直。当大人扶助宝宝站立时，他能直立。在床上处于俯卧位时很想往前爬，但由于腹部还不能抬高，所以爬行受到一定限制。

5个月的宝宝会用一只手够自己想要的玩具，并能抓住玩具，但准确度还不够，往往一个动作需反复好几次。这一时期的宝宝洗澡时很听话，并且还会打水玩。

5个月的宝宝还有个特点，就是不厌其烦地重复某一动作，经常故意把手中的东西扔在地上，捡起来又扔，可重复二十多次。他还常把一件物体拉到身边，推开，再拉回，反复动作。这是宝宝在显示他的能力。

视觉发育

从宝宝的眼光里，已能流露出见到父母时的亲密神情。如给宝宝做鬼脸，他就会哭；逗他、跟他讲话，他不但会高兴得笑出声来，还会等待着下一个动作。这个时期，宝宝揣度对方的想法、动作的智慧发达起来了。发育早的宝宝已开始认人。

听觉发育

5个月宝宝的听觉已很发达，对悦耳的声音和嘈杂的刺激已能做出不同反应。妈妈轻声地跟他讲话，他就会显出高兴的神态。

🌰 宝宝的心理发育

5个月的宝宝全身肌肉功能逐渐增强，头逐渐地可直立并自由转动；手脚的活动也相当频繁自如，喜欢抓大人的鼻子，抓到东西时不是摇动就是放到嘴里去吸吮，两腿喜欢乱蹬，常常把盖着的被子蹬开。把宝宝抱在腿上时，能稍微扶站一会儿，并一蹦一蹦地跳跃，稍不高兴时，还会把身体挺得笔直。如果是春夏季出生的宝宝，此时有的已会侧翻身，因此，如果让宝宝一人睡在床上，没人看着是很不安全的。

5个月的宝宝可以用手去抓悬吊的玩具，会用双手各握一个玩具。如果妈妈叫他的名字，他会看着妈妈笑。在他仰卧的时候，双脚会不停地踢蹬。

这时的宝宝喜欢和人玩藏猫儿、摇铃铛，还喜欢看电视、照镜子，对着镜子里的人笑，还会用东西对敲。宝宝的生活丰富了许多。

父母可以每天陪着宝宝看周围世界丰富多彩的事物，可以随机地看到什么就对他介绍什么，干什么就讲什么，如电灯会发光、照明，音响会唱歌、讲故事等。各种玩具的名称都可以告诉宝宝，让他看、摸。这样坚持下去，每天5～6次。开始宝宝学认一样东西需要15～20天，学认第二样东西需12～16天，以后就越来越快了。

这个月龄的宝宝，睡眠时间较以前要减少，醒着时喜欢东瞧西看，对自己周围的事情也积极关心起来，经常开心地笑出声来，喜欢牙牙学语、自言自语，开始明显表现出愿意和成人交往，已能分清熟人与陌生人。

宝宝的保健和护理

🌱 如何选购婴儿车

对这一时期的宝宝来说，仅变换室内环境还不够，还要让宝宝接触更多的外界环境，从自然环境中接受丰富的信息来促进身心发展。准备一辆婴儿车，妈妈可以推着宝宝到户外去晒太阳，呼吸新鲜空气，让宝宝接触和观察大自然，促进宝宝的生长发育。

如何选购小推车

❶ 婴儿车的式样很多，应选择可以放平使宝宝躺在里面，拉起来也可以使宝宝半卧斜躺的婴儿车。最好车上装有一个篷子，刮风下雨也不怕了。

❷ 车子的轮子最好是橡胶的，推起来不至于颠簸得太厉害。轮子最好比较大，大轮子具有较佳的操控性，一般要求前轮有定向装置，后轮设有刹车装置，配有安全简易的安全带。

❸ 产品要有安全认证标志，不要有可触及的尖角、毛刺，以免划伤宝宝皮肤；金属焊接处表面应平整，没有裂缝、烧穿或未焊透等缺陷；组装好的推车应结构牢固，各种转动部件应运转灵活；刹车功能可靠。

❹ 不追求过多功能。如果一样产品具有多种不同的使用功能时，相互配合组装或共用的部位就会增多，产生问题的概率也会增加，可能会大大降低单一使用状态的安全性。因此，妈妈应以宝宝的安全为出发点，不要追求多种附加功能。

🌱 如何正确使用婴儿车

把宝宝放在婴儿车里，既能练坐，又能让宝宝自己玩耍。不过妈妈给宝宝使用宝宝车时要注意正确的使用方法。

❶ 6个月以内的宝宝还不能坐稳，比较适合选用坐卧两用的宝宝车。

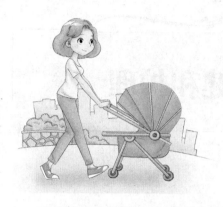

❷ 使用前进行安全检查，如车内的螺母、螺钉是否松动，躺椅部分是否灵活可用，轮闸是否灵活有效等。

❸ 宝宝坐车时一定要系好腰部安全带，腰部安全带的长短、大小应根据宝宝的体格及舒适度进行调整，松紧度以能放入大人四指为宜，调节部位的尾端最好能剩出3厘米长。

❹ 车筐以外的地方，不要悬挂物品，以免一不留神掉下来砸到宝宝。

❺ 宝宝坐在车上时，妈妈不得随意离开。非要离开一下或转身时，必须固定轮闸，确认不会移动后再离开。

❻ 切不可在宝宝坐在车里时，连人带车一起提起。正确做法应该是一手抱宝宝，一手拎车子。

❼ 不要抬起前轮单独使用后轮推行，容易造成后车架弯曲、断裂。不要在楼梯、电梯或有高低差异的地方使用婴儿车。

❽ 推车散步时，如果宝宝睡着了，要让宝宝躺下来，以免使腰部的负担过重。

❾ 不要长时间让宝宝坐在车里，任何一种姿势，时间长了都会造成宝宝发育中的肌肉负荷过重。正确的方法应该是让宝宝坐一会儿，然后妈妈抱一会儿，交替进行。

❤ 怎样判断宝宝的大便是否正常

宝宝一天解几次大便才算正常，没有一个绝对的数据。不同体质、不同的饮食种类和不同的排便习惯，使每个人每日的排便次数各不相同。有的成人每日大便2～3次，有的2～3天大便一次，只要自觉无不适感，大便又不过稀或过硬，就都属正常。宝宝也是一样，每日大便3～4次或每1～2天大便一次，均能视为正常。如果宝宝平时每日只排大便一次，当忽然增加到每日5次以上时，就可能是不正常了，应检查有无疾病。若宝宝平时经常每日排便4～5次，但其他情况良好，体重依然不断增加，就不能认为是大便异常。

大便的性状因喂养方式不同而异，单纯母乳喂养的宝宝大便是金黄色的，比较黏稠，好像软膏状，有酸味，无臭味；牛奶喂养的宝宝的大便是淡黄色的，好像硬膏状，略带腐败样臭味；既吃母乳又吃牛奶的宝宝，大便是黄色或淡黄色，比单吃牛奶的宝宝大便量多，质软，有臭味。食物中添加了粥与面条等淀粉食品后，宝宝大便的量会增加，稠度比单纯吃牛奶时稍减，呈轻度暗褐色，臭味增加。

大便颜色也受食物或药物的影响而改变。正常情况下，大便呈黄色，是胆汁中胆红素产生的颜色所致。褐色大便是由吲哚和便中的含铁化合物的影响而形成的。多食糖类食物后，大便多为黄色；多食蛋白质后，大便呈褐色；如服了某些中药，大便颜色也会加深。含叶绿素多的食物及叶绿素制剂、铁剂等，食后可使大便呈绿色或黑色。

❧ 防止宝宝成为肥胖宝宝

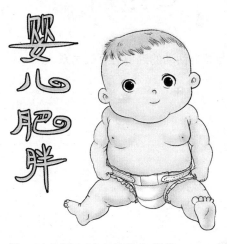

由于现在很多家庭中就一个宝宝，再加上生活条件变好了，因此，大人巴不得给宝宝吃所有他们觉得好的东西，结果，造成宝宝过度肥胖的现象越来越多见。

对于小宝宝而言，不要过分限制热能的摄入，以免发生营养不良或神经系统发育不良，但是也应防止体重增加过快。对于人工喂养或者混合喂养的宝宝最好采用母乳化的配方奶粉，以免摄入过多的饱和脂肪。

不要过早过多地给宝宝添加淀粉类谷物食物。有些宝宝从小食欲旺盛，做父母的担心小孩吃不饱，早早就在奶中加入米粉等，这样会影响蛋白质的摄入量，同时摄入较多的热量，容易使宝宝长得虚胖，但体质下降。

此外，开始添加辅助食品的时候，也正是宝宝一生中饮食习惯养成的时期，此时父母的不良饮食习惯很容易被宝宝模仿，如不爱吃青菜、豆腐等清淡食品，爱吃甜食、油多味道浓厚的食物。这样的不良饮食习惯极易被小孩模仿，因此父母要为宝宝做好榜样，保持良好的饮食习惯。

对于已经发生肥胖的宝宝，应根据宝宝生长发育的实际情况，控制能量摄入量，防止能量过剩造成的肥胖。要调节主要营养素蛋白质、脂肪、碳水化合物的比例，保持正常比例。

宝宝不宜看电视

❶ 宝宝长时间看电视不利于视力发育。婴儿眼睛还在发育中，视力还未完善，不断闪烁的电视光点会造成屈光异常、斜视、内斜视，尤其是近距离大电视屏幕造成的损害更大。

❷ 看电视时电视机发出的电磁波对宝宝健康也是有害的。

❸ 看电视是一种被动性经历，如果长时间看电视会导致宝宝形成一种"缺乏活力"的大脑活动模式，而这与智力活动的迟钝有直接关系。

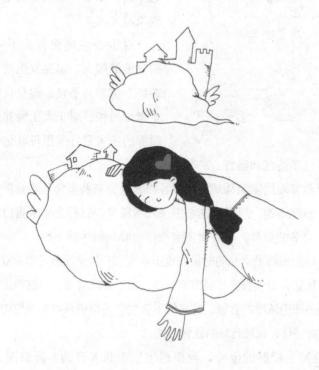

宝宝的饮食和营养

❀ 用含铁强化食品来防止宝宝贫血好吗

这种方式显然是不可取的。科学的补铁方法是给宝宝吃各种天然富含铁的食物，如蛋黄泥、肝泥、鱼等，每周1～2次。宝宝的膳食中只要做到食物品种多样化、数量足、烹调方法科学，通常不会发生营养性贫血，此时，根本不必吃含铁强化食品。

宝宝贫血多为营养性的，是容易通过饮食营养来预防和治疗的。轻度贫血可完全经饮食治愈。

中度以上的贫血在用药物治疗的同时也要配合饮食治疗，才可取得满意的效果。妈妈可给宝宝适当补充强化铁的食品，但是不可盲目补充，因为含铁强化食品既不是营养药，又不是预防和保健药品，妈妈如果随便购买，甚至是当作一般食品给宝宝吃，很容易引起铁中毒，危害宝宝的健康。

应该带宝宝做健康检查后，根据检查结果和饮食情况，在医生指导下，适当服用铁强化食品。服用前要了解食品中铁的含量和每日用量，切不可不控制宝宝食量，而让宝宝在短时间内进食大量铁强化食品。

❀ 怎样给宝宝补钙

婴儿正处于骨骼和牙齿生长发育的重要时期，对钙的需要量比成人多。因此，就要及时而适当地给婴儿补钙。

喝母乳的宝宝怎么补钙

许多妈妈自身就缺钙，所以我们提倡妈妈在孕期和哺乳期就应注意钙的补充，多吃些含钙多的食物，如海带、虾皮、豆制品、芝麻酱等。牛奶中钙的含量也是很高的，妈妈可以每日坚持喝500克牛奶，也可以补充钙片，另外多晒太阳有利于钙的吸收。如果妈妈不缺钙，母乳喂养儿在3个月内不必服用钙剂，只需要从出生后2周或3周开始补充鱼肝油，尤其是寒冷季节出生的宝宝。

人工喂养的宝宝怎么补钙

如果是人工喂养，在出生后2周就可以开始补充鱼肝油和钙剂。鱼肝油中含有丰富的维生素A和维生素D，我们通常使用的是浓缩鱼肝油。维生素D的补充量每日400国际单位，长期过量补充会引发中毒反应。如果是早产儿更应及时、足量补充。补充鱼肝油滴剂时，可以用滴管直接滴入婴儿口中。

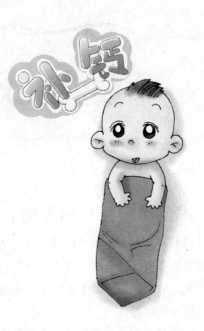

—— ❦ 专家叮咛 ❦ ——

在补钙的同时，要注意让宝宝少吃那些不利于钙吸收的食物，如竹笋、菠菜、苋菜等，这些蔬菜草酸含量高，可将钙结合为难溶解的草酸钙而影响钙的吸收。

有的家长误解了钙的作用，以为单纯补钙就能给宝宝补出一个健壮的身体，把钙片作为"补药"或"零食"长期给宝宝吃，其实这种做法是错误的。盲目给宝宝吃钙片，很有可能造成体内钙含量过高而引起宝宝身体不适。

❦ 加喂鸡蛋黄预防宝宝贫血

鸡蛋是宝宝生长发育所必需的食物，蛋黄中含有的铁、卵磷脂等都是宝宝十分需要的营养。4个月后的宝宝从母体获得的铁质已经基本消耗完了，很容易发生贫血，所以，从4个月开始就应添加鸡蛋黄。

宝宝吃鸡蛋时的注意事项

❶ 由少到多。刚开始每天喂1/6～1/4个蛋黄泥，喂蛋黄泥后要注意观察小儿大便情况，如有腹泻、消化不良就先暂停，调整后再慢慢添加；如大便正

常就可逐渐加量，可喂1/2个蛋黄，一般3～4周后就可喂到每日1个。

❷ 不要喂鸡蛋白。6个月前宝宝的消化系统发育尚不完善，肠壁的通透性较高，鸡蛋清中的蛋白分子较小，有时可通过肠壁直接进入婴儿血液中。这种异体蛋白为抗原，可使婴儿尤其是小婴儿的身体产生抗体，再次接触异体蛋白的时候，则出现一系列反应与变态反应疾病，如湿疹、荨麻疹等，所以主张小儿吃蛋黄不宜吃蛋清。

❸ 把鸡蛋煮熟后再吃。这样做一方面可以把鲜蛋中的寄生虫卵、细菌杀死，另一方面有益于鸡蛋中营养成分的吸收和利用。

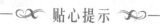

贴心提示

刚开始给宝宝添加辅食时，妈妈可以每天喂宝宝1/6～1/4个蛋黄，同时要注意观察宝宝是否有过敏或腹泻等不良反应。如宝宝无不良反应，一个星期后可以慢慢增加到1/2个蛋黄，宝宝适应一段时间后，再喂整个蛋黄。

🥚 宝宝营养不良是怎么造成的

现在大多数年轻的父母总以为给宝宝最贵的奶粉、最好的补品就可以喂出一个健康宝宝，其实并非如此简单。很多宝宝营养不良是因为人工喂养方法不科学所致的。

营养不良的宝宝主要表现为锌、钙、铁等矿物质的缺乏，这些又是提高宝宝免疫力不可或缺的元素。不科学的人工喂养是造成宝宝营养不良的最大原因。人工喂养虽然可行，但是往往因为父母缺乏科学的营养搭配知识而失于偏颇。在医院提供的宝宝健康食谱上，要给4个月大的宝宝喂吃鸡蛋黄泥、果汁、蔬菜泥等，6个月大的宝宝就可以嚼一些馒头、饼干了。但是实际生活中，有些1岁大的宝宝还天天吃牛奶。

避免营养不均衡最好的解决办法是母乳喂养，但是一些年轻的妈妈或是因为工作太忙，或是出于保持体形的原因，不愿意给宝宝母乳喂养，而用高档奶粉来替代。医院的调查显示，营养不良的宝宝中有80%在1岁前没有得到母乳喂养。医生提醒年轻的父母们，不要以为花了钱请保姆、买高档的食品就可以喂出一个健康的宝宝。

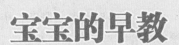

宝宝的早教

❂ 怎么对宝宝进行综合感官方面的训练

由于头部运动、视听能力的提高，以及手的大动作、精细动作能力的提高，5个月的宝宝对周围环境更感兴趣了，因此很有必要改变一下环境的布置，使他有新鲜感，以便提高他观察、探索的兴趣和能力。不仅床单、衣服、小床周围的玩具、物品要更换，墙壁四周和天花板上的色块、小动物头像、图案也要适当变换。研究表明，在明快的色彩环境下生活的宝宝，其创造力远比在普通环境下生活的宝宝要高。

像前两个月一样，要让宝宝多看、多听、多摸、多嗅、多尝、多玩。要让宝宝有机会接触更多的物品，同时要注意安全。玩具物品应当轻软、有声有色、无毒、无棱角、卫生、不怕啃、不易吞吃、易于抓握玩耍。最好用橡皮筋悬挂玩具，使他能将抓到的玩具拉到自己眼前仔细观察摆弄。注意不要让宝宝把绳子绕在脖子上，要防止玩具上的小珠子、橡皮玩具里的金属哨子等脱落，而被宝宝误吸入气管里。宝宝玩玻璃镜子时一定要有大人相伴。还可以让宝宝闻闻醋，尝尝酸，嗅嗅香皂、牙膏，听听钟表走、闹钟响的声音，带他上街进公园，观察一下动植物和热闹的人群，增长见识，更重要的是要让宝宝把看、听、触、嗅、尝、运动等感觉联系起来进行综合感官训练。能摸的都要让宝宝摸一摸，能摇动的都要摇一摇，锻炼宝宝完整的感知事物的能力。

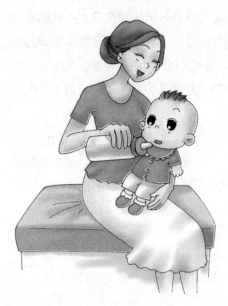

🌱 教宝宝认识各种日常用品

5个月的宝宝，早上睡醒后，很快就能完全清醒过来，而且马上就要起床，好像新的一天有很多事等待他去做似的。的确，由于感知觉的发展和对身体控制能力的提高，面对这丰富多彩的世界，宝宝需要妈妈倾注更多的爱和时间，陪他读一读周围的世界这部活"书"。原来，妈妈是随机地见到什么就对他说什么，干什么就讲什么。现在，妈妈要有计划地教宝宝认识他周围的日常事物。宝宝最先学会认的是在眼前变化的东西，如能发光的、音调高的或会动的东西，像灯、收录机、电动玩具、猫等。

认物一般分两个步骤：一是听物品名称后学会注视；二是学会用手指。开始妈妈指给宝宝东西看时，他可能东张西望，但妈妈要吸引他的注意力，坚持下去，每天至少5~6次。通常宝宝学会认第一种东西要用15~20天，学会认第二种东西用12~18天，学会认第三种东西用10~16天，也有宝宝1~2天就学会认识一件东西。这要看妈妈是否能敏锐地发现宝宝对什么东西最感兴趣。宝宝越感兴趣的东西，认得就越快。

宝宝认东西要一件一件地学，不要同时认好几件东西，以免延长学习时间。只要教得得法，宝宝5个半月时，就能认灯；6个半月能认其他2~3种物品；7~8个月时，如果妈妈问"鼻子呢"，宝宝就会笑眯眯地指着自己的小鼻子。

> **❧ 贴心提示 ❧**
>
> 一般的宝宝，常在会走以后才学认五官，而此时开始教育几乎可以让宝宝提前半年认识。

🌱 宝宝模仿妈妈发音

模仿是宝宝最好的学习方式，对于5个月宝宝的语言能力训练来说更是如此。

妈妈抓住宝宝的一只手，放在妈妈嘴上，发一个长音"啊——啊""呜——呜"等。然后把宝宝的手从妈妈嘴上挪开，和宝宝面对面，用丰富的表情重复上面的音节，逗引宝宝注意妈妈的口型。

妈妈要留心宝宝从何时开始，会一遍又一遍地发出连串的声音。当宝宝做到的时候，马上把他抱在怀里，模仿他的声音。妈妈要注意唇形要夸张、明显，发音要清楚。仔细看宝宝有没有跟学的迹象，给他充分的时间来反应，一次一次地引导他。

如果宝宝不经意地发出声音了，妈妈要温和、耐心地引导他发出特定的声音（例如"啦！啦！啦！"），每一次只教他发一种声音。

妈妈可能从宝宝那儿听到的声音还有"哒！""妈！""爸！""咪！"。妈妈可以把这些声音在音调和频率上做各种变化，唱成一段段有腔有调的小乐曲，让宝宝产生兴趣。

> **贴心提示**
>
> 模仿发音要遵循循序渐进的原则，不要急于求成。

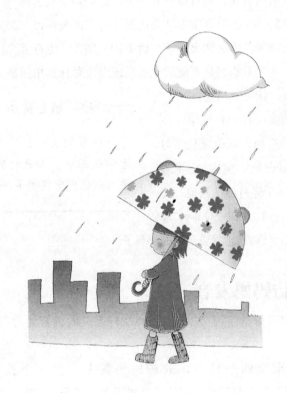

疫苗接种

🌰 预防流行性腮腺炎

流行性腮腺炎是流行性腮腺炎病毒引起的一种以少儿为主要感染对象的急性呼吸道传染病，多见于冬、春季。临床特征为腮腺单侧或双侧肿大、疼痛、发热，也可波及附近的颌下腺、舌下腺及颈部淋巴结，并发症可见睾丸炎、卵巢炎、胰腺炎、心肌炎、脑炎。腮腺炎病毒是后天获得性耳聋的重要病因之一，且此种耳聋往往是不可逆的。

对腮腺炎的预防更为重要的意义在于预防其并发症。接种腮腺炎减毒活疫苗是控制腮腺炎流行的有效方法。

接种对象：8个月龄以上腮腺炎易感者。

接种反应：一般无局部反应，在注射6～10天时少数人可能发热，一般不超过2天。

目前，我国已进口了三价麻疹、流行性腮腺炎、风疹疫苗，可同时预防三种传染病。

接种反应：常见的接种反应是在接种部位出现短时间的烧感及刺痛，个别受种者可在接种疫苗5～12天出现发热或皮疹。

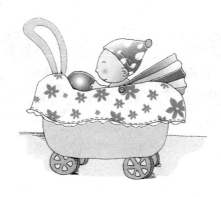

Part 6

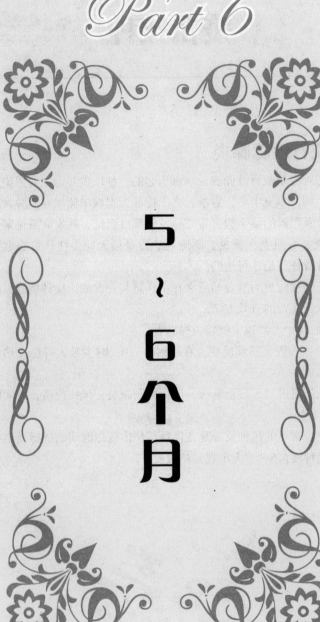

5 ~ 6个月

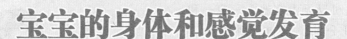

宝宝的身体和感觉发育

宝宝6个月的身体发育标准

	女宝宝	男宝宝
身高	平均约68.1厘米	平均约69.8厘米
体重	平均约8.13千克	平均约8.75千克
头围	平均约43.1厘米	平均约44.2厘米

　　宝宝在这个月的身高约增长2厘米，体重维持450~750克的增长值，头围增长约1.0厘米。囟门在这个月会变得比较小，大多数都在0.8厘米左右，有的还会更小，在0.5厘米左右。看不到囟门的时候，可以通过仔细监测头围的变化来判断是否已闭合，如果头围正常增长，说明囟门没有闭合。另外，也有的宝宝此时囟门会比较大，这个可以结合宝宝出生时的囟门大小考虑，如果出生时就偏大，而此时也的确有相当量地减小，说明也是正常的。

　　这个时期的宝宝有一个重要的发育变化，就是会开始萌出乳牙。

🌰 宝宝的感觉发育

　　6个月的宝宝会用表情表达他的想法，能辨别亲人的声音，能认识妈妈的脸，能区别熟人和陌生人，不让生人抱，对生人躲避，也就是常说的"认生"了。这时的宝宝视野扩大了，对周围的一切都很感兴趣，妈妈可以有意识地让宝宝接触各种事物，刺激他的感官发育。

动作发育

　　6个月的宝宝已经会翻身了。如果扶着他，能够站得很直，并且喜欢在扶立时跳跃。把玩具等物品放在宝宝面前，他会伸手去拿，并塞入自己口中。6个月的宝宝已经开始会坐，但还坐得不太好。

语言发育

6个月的宝宝可以和妈妈对话，两人可以无内容地、一应一和地交谈几分钟。他自己独处时，可以大声地发出简单的声音，如"妈""大""爸"等声音。妈妈和宝宝对话，可以增加宝宝发声的兴趣，并且丰富宝宝发声的种类。因此在宝宝"咿咿呀呀"自己说的时候，妈妈要与他一起说，让他观察妈妈的口型。

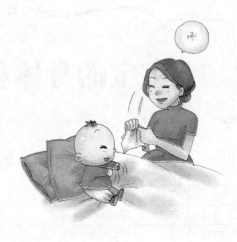

听力发育

6个月的宝宝其听力比以前更灵敏了，能够分辨不同的声音，特别是熟人和陌生人的声音。如果具备一定的环境条件并经过一定的训练，宝宝还可以分辨出不同动物的声音来。

视力发育

6个月的宝宝视力发育有了很大的进步，凡是他双手所能触及的物体，他都要用手去摸一摸；凡是他双眼所能见到的物体，他都要仔细地瞧一瞧（不过，这些物体到他身体的距离须在90厘米以内），由此证明幼儿对于双眼见到的任何物体，都不肯轻易放弃主动摸索的大好良机。

🌰 宝宝的心理发育

6个月的宝宝，运动量、运动方式、心理活动都有明显的发展。他可以自由自在地翻滚运动，如见了熟人，会有礼貌地"哄"人，向熟人表示微笑，这是很友好的表示。宝宝不高兴时会用噘嘴、摔东西来表达内心的不满，照镜子时会用小手拍打镜中的自己。宝宝还常会用手指向室外，表示内心向往室外的天然美景，示意大人带他到室外活动。

6个月的宝宝，心理活动已经比较复杂了。他的面部表情就像一幅多彩的图画，会表现出内心的活动。高兴时，会眉开眼笑、手舞足蹈，"咿呀"作语；不高兴时会怒发冲冠，又哭又叫。他能听懂严厉或柔和的声音。当妈妈离开他时，他会表现出害怕的情绪。

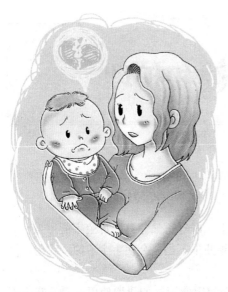

情绪是宝宝的需求是否得到满足的一种心理表现。宝宝从出生到2岁，是情绪的萌发时期，也是情绪、性格健康发展的敏感期。父母对宝宝的爱、对他生长的各种需求的满足以及温暖的胸怀、香甜的乳汁、富有魅力的眼光、甜蜜的微笑、快乐的游戏过程等，都为宝宝心理健康发展奠定了良好的基础，为智力发展提供了广阔的课堂。

这一时期是建立亲子依恋之情和宝宝对周围世界的信任的关键时期，良好的依恋关系的建立可以促进宝宝对环境的积极探索。他们对周围的各种物品都感兴趣，喜欢抚摸敲打东西，把拿在手里的任何东西都放在嘴里去品尝一下其味道和质地。宝宝开始出现对食物的偏好，对食物的任何变化都会表现出非常敏锐的反应，会出现对新食物的抵触现象，不喜欢品尝新食物，而一些吃惯了母乳的宝宝在刚刚换吃配方奶的时候往往会加以拒绝。

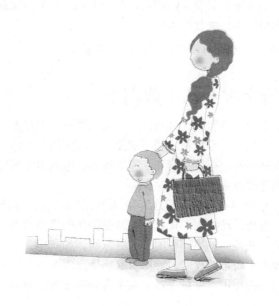

宝宝的保健和护理

🌱 宝宝睡凉席要注意什么

炎热的夏天，人们都喜欢睡在凉席上，既舒适又凉爽，可宝宝能用吗？如果天气太热，宝宝也可以睡凉席，但如果使用不当，会使宝宝着凉或腹泻，因此要注意以下几点：

❶ 竹席或麻将席太凉了，不太适合宝宝使用。如果要使用，最好在上面垫一层棉布薄被单或毛巾。草席质地较柔软，但容易生螨虫，其本身也是过敏源，也不适合宝宝使用。亚麻、竹棉或麦秸等凉席，质地松软，吸水性能较好，易清洗，且凉爽程度适中，比较适合宝宝使用。

❷ 使用前应查看一下凉席表面是不是光滑无刺，如果有刺，应把席子表面用纱布包好，以防划伤宝宝的皮肤；纱布要经常换洗。

❸ 每年首次使用前，凉席一定要用开水擦洗，然后在阳光下暴晒，以防宝宝皮肤过敏。凉席尿湿后要及时清洗，保持干燥。如果宝宝睡后身上出现小红疹，要立即弃用凉席，并找医生诊治。

❹ 天气转凉后，要及时撤掉凉席，以免宝宝受凉。

🌱 妈妈要给宝宝穿袜子戴帽子

宝宝们处于不断发育阶段，其身体的各组织器官、循环系统发育未成熟，尤其体温调节中枢发育尚不完善，调节功能差。宝宝的产热能力弱，散热能力强，加之末梢循环不好，很容易受凉，产生疾病。因此给宝宝穿上袜子、戴上帽子，可以起到保暖作用，避免受凉。

宝宝穿袜子还有其他的好处：宝宝随着年龄的增长，其活动范围不断扩大，尤其下肢的各种活动增加，皮肤、脚趾受损伤的机会增多，穿上袜子就可减少损伤的发生。此外，外界环境的一些脏东西，如灰尘、线头等可能含有有害细菌，若接触宝宝娇嫩的皮肤，容易引起感染。因此宝宝穿上袜子可对皮肤起到保持清洁卫生的作用，穿袜子对宝宝是有利而无害的事。妈妈们应为宝宝

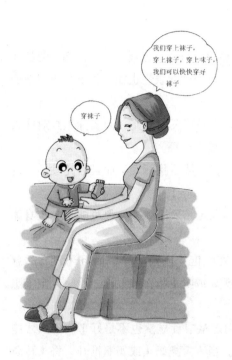

穿袜子

我们穿上袜子，
穿上袜子，穿上袜子，
我们可以快快穿好
袜子

选择那些透气性能好、柔软、适合宝宝脚的大小的袜子，让宝宝的脚感觉舒适又有保护。

宝宝的头部占全部身长的1/4，成年人的头部仅占身长的1/8。宝宝头部的血管较浅，没有皮下脂肪的保护，散发热量较多，所以给宝宝戴帽子，可保证其头部的温暖，对减少全身热量的散发有重要作用。

在春、秋、冬季给宝宝戴帽子，可起到全身保暖的作用。在炎热的夏天，可给宝宝戴透气性好的帽子，以避免宝宝头部被阳光强烈照射，发生中暑。戴帽子还可避免灰尘等有细菌的物质直接接触宝宝的头部皮肤，防止感染发生。

❀ 开窗睡眠有什么好处

开窗睡眠的好处

❶ 保证室内空气新鲜。据测定，当室外温度在8～10℃时，打开相当于房间的面积1/50的通风窗通风30分钟，可使室内空气中的细菌污染率降低40%；当室外温度为-9～-3℃时，打开与上述同样大的通风窗通风10分钟，室内细菌污染降低65%。

❷ 增强抵抗力。在新鲜的空气中刺激呼吸道黏膜，能增强宝宝的抵抗力，并促进体温调节功能，从而增强宝宝对气温变化的适应力。

❸ 培养良好的睡眠习惯。新鲜的空气有催眠作用，能使宝宝入睡快，睡得深沉，且睡眠时间长。一般6个月的宝宝一昼夜睡眠15～16小时，白天睡3次，每次1.5～2小时，夜间睡10小时左右。

❹ 满足宝宝对氧气的需要。宝宝睡眠时呼吸深沉，新鲜空气能深入肺内组织而充分换气，可以提高呼吸效率，从而满足宝宝对氧的需要。

〜✿ 专家叮咛 ✿〜

睡眠不足的宝宝易激怒、烦躁、哭闹、食欲减退、体重减轻、肌肉松弛，久而久之可因抵抗力下降而得病。

🌸 妈妈要读懂宝宝的表情

宝宝在学会说话以前，有着丰富多彩的体态语，包括面部表情和手势的变化。虽然几个月大的宝宝不会说话，但一些细微的表情也能"告诉"妈妈他们的需求。

❶ 宝宝瘪起小嘴，好像受到委屈，也是啼哭的先兆，而实际上是对成人有所要求，比如肚子饿了要吃奶、寂寞了要人逗等。

❷ 红脸横眉。宝宝往往先是眉筋突起，然后脸部发红而且目光发呆，这是要大便的信号。

❸ 眼神无光。若发现宝宝眼神黯然无光、呆滞少神，很可能是宝宝身体不适，有疾病的先兆。

❹ 玩弄舌头吐气泡。大多数宝宝在吃饱、尿布干净，而且还没有睡意时，会自得其乐地玩弄自己的嘴唇、舌头，或吮手指、吐气泡。这时，宝宝愿意独自玩耍，不愿意别人打扰。

❺ 懒洋洋。妈妈最怕宝宝饿着，但过量喂食显然也不是好事。怎么才能判断宝宝已经吃饱了呢？其实也很简单。当宝宝把奶头或奶瓶推开，将头转向一边，并且一副四肢松弛的模样，多半就已经吃饱了，妈妈就不要再勉强人家吃东西了。

❻ 严肃。宝宝的笑脸是了解其营养均衡状态的"晴雨表"。从宝宝的发育进程看，一般他在出生后2～3个月便可以在父母的逗引下露出微笑。但有些宝宝笑得很少，小脸严肃，表情呆板，这时候妈妈就要小心了，因为这多半是体内缺铁所造成的。

🌸 宝宝开始长牙如何护理

有的妈妈认为宝宝长的是乳牙，以后会换掉，所以在婴幼儿期忽略宝宝牙齿的保健。这是不对的。如果在婴儿期不给宝宝进行牙齿保健护理，那么，宝宝会很容易得龋齿。龋齿会影响宝宝的食欲和身体健康，会给宝宝带来痛苦，良好的护齿习惯应该在婴幼儿期就进行培养。

起居护理方案

❶ 要有良好的喂养习惯。每次给宝宝喂食物后，再喂几口白开水，以便把残留食物冲洗干净，如有必要妈妈可戴上指套或用棉签等清除食物残渣。入睡前不要让宝宝含着奶头吃奶，因为乳汁沾在牙齿上，经细菌发酵易造成

龋齿。睡前喝完奶，给宝宝喂点白开水，起到漱口的作用。牙齿萌出前后，妈妈就应早晚各一次，用消毒棉裹在洗干净的手指上，或用棉签浸湿以后抹洗宝宝的口腔及牙齿。

❷ 经常带宝宝到户外活动，晒晒太阳，这不仅可以提升宝宝的免疫力，还有利于促进钙质的吸收。

❸ 注意纠正宝宝的一些不良习惯，如咬手指、舔舌、口呼吸、偏侧咀嚼、吸空奶头等。

❹ 发现宝宝有出牙迹象，如爱咬人时，可以给些硬的食物，如面包、饼干等，让他去啃。

> **专家叮咛**
>
> 宝宝萌牙后，应经常请医生检查，一旦发现龋齿要及时修补，不要认为反正乳齿将来会被恒齿替代而不处理。

❀ 怎样减轻宝宝出牙期的痛苦

出牙期的症状常常包括易发脾气、流口水、咬东西、哭闹、牙龈红肿、食欲下降和难以入睡。此外，一些宝宝还会因为唾液性质和数量产生变化而导致胃肠反应，引发呕吐和轻微的腹泻。妈妈虽然知道这些都是正常现象，但只能眼睁睁地看着宝宝受苦，心里很不是滋味。那么，到底有什么方法可以减轻宝宝在出牙期的痛苦呢？

❶ 按摩牙龈。妈妈洗净双手，用手指轻柔地摩擦宝宝的牙龈，有助于缓解宝宝出牙的疼痛。

❷ 冷敷牙龈。让宝宝嚼些清凉的东西不仅有助于舒缓发炎的牙龈，还能转移宝宝的注意力。

> **育儿妙招**
>
> 妈妈可以给宝宝准备一根磨牙棒，在乳牙尚未萌发时使用，可减轻出牙时的不适和烦躁。有的磨牙棒特别设计了突出沟槽，具有按摩牙龈的作用；磨牙棒有的会发出奶香味或设计成水果形，比较受宝宝的喜爱。不过，磨牙棒一定要保持清洁。

宝宝的饮食和营养

为宝宝准备磨牙小食品

6个月左右，宝宝开始长牙了。这时宝宝的牙龈发痒，是学习咀嚼的好时候了。妈妈可以为宝宝准备一些可以用来训练宝宝咀嚼能力的小食品。

❶ 柔韧的条形地瓜干：这是寻常可见的小食品，正好适合宝宝的小嘴巴咬，价格又便宜。买上一袋，任他咬咬扔扔也不觉可惜。如果妈妈觉得宝宝特别小，地瓜干又太硬，怕伤害宝宝的牙床，妈妈可以在米饭煮熟后，把地瓜干撒在米饭上闷一闷，地瓜干就会变得又香又软。

❷ 手指饼干或其他长条形饼干：此时宝宝已经很愿意自己拿着东西啃，手指饼干既可以满足宝宝咬的欲望，又可以让他练习自己拿着东西吃。有时，他还会很乐意拿着往妈妈嘴里塞，表示一下亲昵。要注意的是，不要选择口味太重的饼干，以免破坏宝宝的味觉培养。

❸ 新鲜水果条、蔬菜条：新鲜的黄瓜、苹果切成小长条，清凉又脆甜，还能补充宝宝对维生素的摄取。

宝宝要多吃含铁食物

在宝宝3~4个月时就已经强调了需要给宝宝补铁了，但毕竟3~4个月宝宝的消化能力还太弱，辅食添加自然比较少，宝宝体内的铁含量还是不足，因此，到宝宝6个月的时候最容易出现因为铁元素的缺乏而贫血的症状。

宝宝缺铁，容易出现缺铁性贫血，对宝宝生长发育影响很大，所以从5个月开始就应让宝宝多吃含铁丰富的食物。

一般来说动物性食物含铁量高，且吸收率较高，例如每100克猪肝含铁22.6毫克，牛肝含铁6.6毫克，猪瘦肉含铁3.0毫克。妈妈要适量给宝宝补充动物血、肝泥和蛋黄等食物，每星期2~3次。植物性食物有些含铁也很高，例如芝麻、芥菜、芹菜、紫菜、木耳、海带等，但植物性食物中的铁吸收率比较低。如果能够根据不同饮食类型及条件和动物性蛋白混合食用效果会更好。

✎✎ 专家叮咛 ✎✎

为了帮助铁元素吸收，在食用含铁丰富的食物的同时，要多吃含铜丰富的食物，因为铜参与造血。含铜丰富的食物有鱼、蛋黄、豆类、芝麻、菠菜、稻米、小麦、牛奶等。另外还要吃富含叶酸、维生素B$_{12}$、维生素C的食物，如绿叶蔬菜、肉类、鱼、水果等。

🌸 宝宝不爱喝白开水怎么办

很多宝宝就爱喝饮料、汽水，不爱喝水，有的妈妈就变着花样给宝宝喝饮料，其实这些饮品中有些成分对宝宝并没好处，并大大破坏了宝宝的胃口。那么怎样使宝宝爱喝水呢？

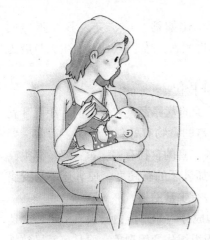

首先千万不要强迫宝宝喝白开水，要有耐心，适当引导。一开始先减少饮料的摄入量，买一个宝宝喜欢的水壶或水杯，还可以把葡萄糖加入温开水中给宝宝喝，或者适量喂宝宝喝一点蜂蜜水。不要等宝宝喝饱奶粉再喂水，在宝宝饿的时候先喂点水，然后再吃奶粉，吃饱后再喂一点水，每次都要这样做，让宝宝养成喝水的习惯。

宝宝4个月大后，可以榨果汁给宝宝喝，还可以每天用一个苹果煲水给宝宝喝。苹果富含果糖，并含有多种有机酸、果胶及微量元素，而且苹果还能调理肠胃，因为它的纤维质丰富，有助于排泄，宝宝喝苹果汁最好了！

总之，通过以上方式，久而久之，宝宝就会养成喝白开水的好习惯了。

🌸 怎样才能让宝宝爱上奶瓶

奶瓶是重要的育儿工具，很多宝宝刚生下来就需要用奶瓶，在断奶期，奶瓶也需要派上用场，可是很多宝宝不喜欢吮奶瓶，怎么办呢？妈妈可以试试下面这些方法：

❶ 用奶瓶在宝宝感觉饿的时候喂食。

❷ 用奶瓶喂食时，拿妈妈的衣服包着宝宝。

❸ 不要将瓶嘴放入宝宝的口中，而是把瓶嘴放在旁边，让宝宝自己找寻瓶嘴，主动含入嘴里。

❹ 把瓶嘴用温水冲一下，让它和人体温度相近。

❺ 让宝宝试用不同形状、大小、材质的奶嘴，并调整奶嘴洞口的大小。

❻ 试着用不同的姿势给宝宝喂食。有些宝宝用奶瓶时，喜欢喂他的人把脚抬高；有些则不喜欢看着保姆的脸，背向着保姆的胸前时较愿意吸奶瓶。

❼ 试着抱抱宝宝、摇摇他、走一走等，使他安静下来。

❽ 在宝宝睡着的时候，把奶瓶放入他的嘴中。

❀ 开始长牙的宝宝的饮食

乳牙在成长过程也需要多种营养素，比如钙、磷、镁、氟、蛋白质的作用都是不可缺少的，维生素中以维生素A、维生素C、维生素D最为重要。

妈妈可以先来了解一下这些营养元素对于宝宝乳牙的作用。

❶ 矿物质：钙、磷是牙齿生长必不可少的营养素，缺少它们，小乳牙就会长不大，坚硬度差，容易折断。含钙丰富的食物有虾仁、骨头、海带、紫菜、鱼松、蛋黄粉、牛奶和奶制品等；含磷丰富的食物有肉、鱼、奶、豆类、谷类以及各类蔬菜等；而适量的氟可以增加乳牙的坚硬度，使乳牙不易受腐蚀，不易发生龋齿，海鱼、茶叶、蜂蜜等含有丰富的氟。

❷ 蛋白质：蛋白质是细胞的主要结构成分，如果蛋白质摄入不足，会造成牙齿排列不齐、牙齿萌出时间延迟及牙周组织病变等现象，而且容易导致龋齿的发生。含蛋白质丰富的食物有鱼、肉、蛋、豆制品、牛奶等。

❸ 维生素A：维生素A能维持全身上皮细胞的完整性，少了它就会使得上皮细胞过度角化，导致小宝宝出牙延迟。当维生素A缺乏影响牙釉质细胞发育时，就会使牙齿的颜色变成白垩色。含维生素A丰富的食物有肝脏、鱼肝油、鱼卵、牛奶、禽蛋以及核桃仁等，还有一些蔬菜水果，如菠菜、胡萝卜、辣椒、红薯、韭菜、雪里蕻、油菜、蕹菜、茼蒿以及杏、芒果等。

❹ 维生素C：缺乏维生素C可造成牙齿发育不良，牙骨萎缩，牙龈容易水肿出血。含维生素C丰富的食物有圆白菜、大白菜、菠菜、西红柿、山楂、土

豆等。

❺ 维生素D：维生素D的作用是增加肠道内钙、磷的吸收并促使钙、磷在牙胚上沉积钙化，一旦缺乏就会导致出牙延迟，牙齿小且牙间隙大。含维生素D丰富的食物有牛肝、猪肝、鸡肝、鲔鱼、鲱鱼、鲑鱼、沙丁鱼、鱼肝油、牛奶、奶油等。

贴心提示

甜食是牙齿健康的大敌，糖果、带黏性的甜食或碳酸饮料都会引起蛀牙，还会影响食欲，因此要避免宝宝就餐前尤其是睡前吃零食或糖果。

让宝宝快速生长的脂肪

脂肪可以为宝宝的生长发育提供能量。1克脂肪在宝宝体内分解所产生的热量，比同等数量的蛋白质或碳水化合物分解所产生的热量要高得多。脂肪中的一些不饱和脂肪酸，具有促进宝宝的大脑和视网膜发育、维持宝宝正常发育的重要作用。

对于宝宝而言，无论是身体的发育、各种生理功能的正常进行，还是脑部的发育，都需要脂肪的参与。所以，在宝宝两岁以前，不应该刻意限制宝宝的脂肪摄入量，以免对宝宝的生长发育产生不利影响。

宝宝的需求量

1～12个月的宝宝，每千克体重每天需要摄入4克左右的脂肪。

富含脂肪的食物

含脂肪丰富的食物主要是食用油、肉类、蛋黄和坚果等。食用油中所含的脂肪最多，几乎达到100%的脂肪含量。肉类中所含的脂肪虽然比较丰富，但大多是饱和脂肪酸，如果吃得过多，反而对宝宝的成长不利。蛋黄中的脂肪含量比较高，并且主要是不饱和脂肪酸，很适合宝宝。家禽、鱼类的肉中虽然脂肪比较少，但其中所含的很多都是不饱和脂肪酸，比较适合宝宝的需要。植物性的食物中，坚果所含的脂肪最多，并且脂肪组成以亚油酸为主，是多不饱和脂肪酸的重要来源。

母乳和牛奶等乳制品里也含有一定量的脂肪，并且母乳里的脂肪大多数是人体必需的不饱和脂肪酸，是1岁以内宝宝获取脂肪的最好来源。

贴心提示

婴儿期的宝宝长期食用过多动物脂肪会影响钙的吸收，并容易使宝宝在成年后出现血脂与胆固醇不正常，可能导致心血管疾病。

🌱 构筑宝宝生命支柱的蛋白质

宝宝体内每一个细胞和所有重要组成部分都有蛋白质参与，宝宝身体中的每一种组织——毛发、皮肤、肌肉、骨骼、内脏、大脑、血液、神经、内分泌器官等都是由蛋白质组成的。可以说，没有蛋白质就没有生命。

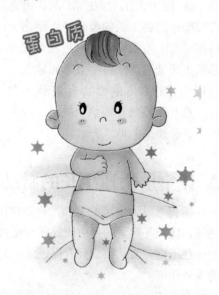

除了构造人的身体以外，蛋白质还对促进宝宝的生长发育，维持宝宝新陈代谢的正常进行起着非常重要的作用。因为蛋白质不仅能够为宝宝的生长发育提供能量，还具有修补人体组织、运载体内的各种物质、维持体液的酸碱平衡和体内的渗透压平衡等重要的生理作用。

蛋白质还是构成人体必需的具有催化和调节功能的各种酶和激素的主要原料，在帮助宝宝增强体内各种器官的活性、促进食物的消化吸收、提高免疫力、提高宝宝的反应能力等方面都具有十分重大的作用。

蛋白质还是构成乙酰胆碱、五羟色氨等神经递质的重要材料，对帮助宝宝维持神经系统的正常功能，形成味觉、视觉和记忆能力具有重要的促进作用。

宝宝的需求量

7~9个月的宝宝每千克体重每天需要1.5~3克的蛋白质补充，大概是成人的3倍。

富含蛋白质的食物

蛋白质的主要食物来源是肉、蛋、奶和各种豆类食品。对1岁以内的宝宝来说，母乳是最好的蛋白质来源。不吃母乳的宝宝可以从配方奶粉或用鸡蛋、肉类、豆制品和芝麻、核桃等做成的辅食中获取所需要的蛋白质。

❈ 专家叮咛 ❈

1岁以内的宝宝肠胃、肾脏等器官发育还不完全，消化、排泄等生理机能也比较弱，如果突然补充大量的蛋白质，很容易引起湿疹、腹泻等过敏反应。所以，给宝宝添加富含蛋白质的食物的时候，一定要循序渐进，注意不要补充过量。

宝宝的早教

宝宝接受语言的能力

此时的宝宝虽然不会说话，但却有着惊人的接受语言的能力，不要以为对宝宝说话是"对牛弹琴"。事实上，宝宝在听话的过程中，通过潜意识的作用，接受大量的语言信息，同时，大量的语言刺激能促进宝宝的听觉和发音器官的发展和健全，使宝宝早说话。所以父母应尽早地利用一切机会多和宝宝说话，并且把动作和语言联系起来。

平常，妈妈在给宝宝喂奶和护理时，可以教宝宝认识奶瓶、小被子、衣服、手绢等，开灯时教宝宝认识灯，坐车时教宝宝认识车，和宝宝一起玩时教他认识各种玩具等。而成人最好能指着各种物品用清晰而缓慢的语言对宝宝说"这是什么""那是什么"，要像对已经懂事会说话的宝宝那样给他讲各种各样的事情，让他感觉，让他看，让他听。不仅要多跟宝宝说话，而且还可以多给他唱唱歌、念念童谣，甚至讲点故事、朗读一些文学作品等，也可多用几种语言。

如何让宝宝心理更健康、情绪更饱满

情绪是宝宝的需求是否得到满足的一种心理生理反应。从出生到半岁、再到1岁，是宝宝的情绪萌发时期，也是情绪健康发展的敏感期。半岁时，在宝宝身上似乎产生了一种欢快的情绪惯性，一种身心反应的稳定模式。这是由于妈妈对满足宝宝需求的敏感性，妈妈温暖的怀抱、香甜的乳汁、富有魅力的眼神和温柔的笑脸，以及和他一起活动和游戏的快乐时光，使他经常产生欢快的情绪，从而建立起对妈妈的依恋和对周围世界的信任。

那些缺乏细心照料、需求经常得不到满足的宝宝，起初还用哭叫来呼唤亲人的爱抚。渐渐地，他发现这些努力都是徒劳的时候，便会减少哭叫，情感就会变得淡漠起来。1~2岁时，我们可通过宝宝经常的活动和举止，区分出个性倾向不同的宝宝，如经常快乐的或郁郁寡欢的、活泼的或冷淡的、敏感的或迟钝的、好交际的或羞怯的等。实际上，还在襁褓中，宝宝的这些秉性就被妈妈的育婴方式、妈妈与宝宝情感交流的质量所左右了。因此，那种怕宝宝"抱惯"了，而对宝宝的情感需求漠然置之的做法是不可取的。

要注意，不要在生人刚来时，突然离开宝宝；也不能用恐怖的表情和语言吓唬宝宝；更不能把自己在工作中的怨忿发泄在宝宝身上，对宝宝冷落、不耐烦，甚至打骂等。

要使宝宝经常绽开幸福的笑脸，妈妈就必须经常调节并保持愉快的情绪状态。经常心情愉快将使宝宝开放心理空间，接收和容纳更多的外界信息，更主动地接近他人，探索周围的世界，为心理健康奠定基础，为智力发展提供一片欢乐的"绿洲"。

引导宝宝辨别颜色

颜色是物体的一个重要特性，认识物体的颜色，可以丰富宝宝关于物体特性的感性经验，帮助宝宝为今后学习分类、对比等数理逻辑概念奠定良好的基础，对宝宝的智力发展和绘画兴趣的培养都是大有益处的。

宝宝出生4个月后就有了对色彩的感受力。妈妈要抓住最早时期用较好的方法帮助宝宝认识颜色，先认红色，可以告诉宝宝皮球是红色的，再告诉他西红柿也是红色的，宝宝会睁大眼睛表示怀疑，这时可再取2～3个红色玩具与西红柿放在一起，肯定地说"红色"。也可让宝宝从各种色卡中挑出红色，把不是红色的放在一边，把红色的放在一起，渐渐地宝宝就能逐渐认识红色了。其他颜色，妈妈也可用同样的方法进行训练。

贴心提示

颜色要慢慢认，要给一定的时间让宝宝慢慢理解，千万别着急。不要同时介绍两种颜色，否则宝宝容易混淆。

为宝宝提供一些丰富的色彩，可以在宝宝的居室里贴上一些色彩柔和的画片挂历，在宝宝的小床上经常换上一些颜色柔和的床单和被套，小床的墙边可以挂上一条七色彩带。充分利用色彩对宝宝进行视觉刺激，对宝宝认识颜色有很大的帮助。

增强对宝宝听觉的刺激

这个时候宝宝的感官正处于逐步发育成熟的阶段，所以妈妈在训练宝宝的智力时，还要进一步增强对宝宝的感官刺激。

在增强宝宝的感官刺激的训练中，听觉刺激的练习是最基本的，并且可以在日常生活中随时、随机进行。

比如，当妈妈打开电视机、开动吸尘器、往浴缸中放水时或在热水壶、门铃、电话响了时，都可以用亲切而清晰的声音告诉宝宝这是什么东西发出的声音，并同时将相应的物体指给宝宝看。这样做不仅会让宝宝对声音的反应更加敏锐，而且还因妈妈重复告诉宝宝那些东西的名称，而有助于宝宝认识和记忆更多的词汇。同时，妈妈在重复告诉宝宝那些东西的名称时，口形的变化还会刺激宝宝的模仿力，进而激发宝宝的发音和语言能力。

> **贴心提示**
>
> 妈妈可以经常给宝宝读书，无论他多小都可以。这样可以培养宝宝感受语言的节奏，为以后发声和学习说话做准备。妈妈可要注意了，读书时不仅要声音清晰，还要根据书中的内容不断变换声调、节奏，甚至穿插一些伴唱，宝宝会很开心的。

❀ 用不同气味训练宝宝的嗅觉

把带有不同气味的物品让宝宝来"欣赏"，就是训练宝宝嗅觉的一个比较好的方法，例如妈妈的衣物、厨房的气味、米饭的香味、各种炒菜的味道、香皂特殊的芳香等。有的家庭比较喜欢养花，植物在花儿开放的时候一般都会释放出花香，包括植物的茎叶，都有其属于自己的特殊的气味，也是训练宝宝嗅觉的好素材。通过经常的练习，宝宝感官能力的改善是有可能实现的。

这些练习会使受到忽视的感官得到培养，还可以培养宝宝积极的注意力，从而会使得宝宝在生活中逐步锻造出强有力的意志。大部分人的嗅觉得到的锻炼是很少的。实际上，根据研究，嗅觉能形成一个人记忆中最强有力的部分。但是它显然被严重忽略了。当被忽略的器官得到完善时，宝宝的思维能力能够得到极大的锻炼。

身边训练宝宝嗅觉的素材有：

❶ 花的味道：茉莉花、玫瑰花、兰花、菊花等。

❷ 瓜果的味道：苹果、橘子、桃子、香蕉、柠檬、香瓜等。

❸ 蔬菜味道：韭菜、芹菜、大蒜等。

❹ 饮料味道：白酒、啤酒、果酒、香油等。

❺ 特殊场所：食堂、动物园、厕所、食品店、医院（这些场所最好不要让宝宝停留太久，如果宝宝嗅觉非常好，可能一进去就想出来）。

> **贴心提示**
>
> 妈妈要多抱抱宝宝，因为妈妈身上的味道会让宝宝感到安全与温暖，这也有益于宝宝嗅觉的发展。

疫苗接种

❤ 宝宝接种流行性脑脊髓膜炎疫苗

流行性脑脊髓膜炎，也就是人们常说的"脑膜炎"，是由脑膜炎双球菌引起的急性呼吸道传染病。据统计，每年的2～4月，"流脑"的发病率占全年的60%左右。病人主要是15岁以下的少年儿童，特别是6个月至2岁的婴幼儿更容易感染。其特点是起病急、病情重、变化多、传播快、流行广、来势凶猛、病死率高、危害性大，所以必须切实做好预防工作。

宝宝6个月时可接种A群流脑疫苗，用于预防A群脑膜炎球菌引起的流行性脑脊髓膜炎。

接种程序

A群流脑疫苗接种4剂，儿童自6月龄接种第1剂，第1、2剂为基础免疫，两剂次间隔不少于3个月；第3、4剂为加强免疫，3岁时接种第3剂，与第2剂间隔时间不少于1年；6岁时接种第4剂，与第3剂接种间隔不少于3年。

不能接种本疫苗的情况

❶ 患有神经系统疾病者（如癫痫、抽风、脑部疾患等）及有过敏史者。
❷ 发热、急性疾病。
❸ 肾脏病、心脏病及活动性肺结核等慢性疾病的活动期。

接种后反应

接种本疫苗后，反应轻微，一般无严重的局部反应和全身反应。个别儿童接种后，局部出现红晕、硬结，全身反应有低热，偶有过敏反应。大多数接种者在接种后10～24小时出现反应，一般1～2天自行恢复，必要时可对症治疗。

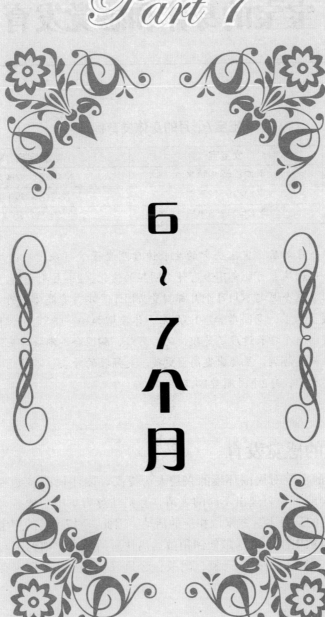

Part 7

6～7个月

宝宝的身体和感觉发育

宝宝7个月的身体发育标准

	女宝宝	**男宝宝**
身高	平均约69.6厘米	平均约71.2厘米
体重	平均约8.44千克	平均约9.05千克
头围	平均约43.6厘米	平均约44.75厘米

进入7个月之后，宝宝头部的生长速度明显慢了下来，头围增长速度降低，1个月测量1次，可能都不会有什么明显的变化，2个月测量1次才能看出增长值，所以从这个月起不用每个月都测量头围了。本月身高体重的生长发育比起前半年慢了很多，身高增加1~1.5厘米，体重增加300~400克，但相对于头围增长的变慢，这个增长速度还是较快的。另外，胸围会逐渐接近头围，使得宝宝的身体比例更协调，呈现出更高、更瘦、更强壮的外表。不过此时关注胸围的意义也不大了，每2个月测量1次即可。

🌰 宝宝的感觉发育

7个月的宝宝对周围环境的兴趣大为提高，能注视周围更多的人和物体，随不同的事物表现出不同的表情，会把注意力集中到他感兴趣的事物和颜色鲜艳的玩具上，并采取相应的活动。因此，对7个月的宝宝，应经常带他到大自然中去，可以带他到稍微远离住所的地方，如到街心花园去看树、花草、蝴蝶、蜻蜓、飞蛾、蚂蚁、金鱼等，这些都是宝宝有兴趣观看的对象。

动作发育

7个月的宝宝各种动作开始有意向性，会用一只手去拿东西，会把玩具拿起来，在手中来回转动，还会把玩具从一只手递到另一只手，用玩具在桌子上敲着玩，仰卧时会将自己的脚放在嘴里啃。7个月的宝宝不用人扶能独立坐几分钟。

视觉发育

7个月宝宝的远距离视觉开始有明显的发育，他能注意远处活动的东西，如天上的飞机、飞鸟等。这时宝宝的视觉和听觉有了一定的细察能力和倾听的性质，这是观察力的最初形态。这时期的宝宝，对于周围环境中鲜艳明亮的活动物体都能引起注意。拿到东西后会翻来覆去地看看、摸摸、摇摇，表现出积极的感知倾向，这是观察的萌芽。这种观察不仅和动作相关，而且可以扩大宝宝的认知范围，引起快乐的情感，对发展语言有很大作用。但是，宝宝的观察往往是不准确的、不完全的，而且不能服从于一定的目的和任务。

🔹 宝宝的心理发育

宝宝开始对周围环境产生好奇心，喜欢用手指到处捅，也时常用手指捅自己的耳朵、鼻子、嘴和肚脐眼；能注视周围更多的人和物体，随不同的事物表现出不同的表情。这时的宝宝虽然还不会说话，但已经能听懂一些大人简单语言的意思了，如对"不、不"和不愉快的声音有反应。当大人说到一个常见的物品时，宝宝会用眼睛看或用手指该物品。

这时候的宝宝能更加敏锐地辨认陌生人、辨认陌生的东西和环境，对父母的依恋开始产生，母亲在身边就会感到安全和快乐，陌生人靠近他或抱他，就会哇哇地哭。特别喜欢和大人玩躲猫猫的游戏。

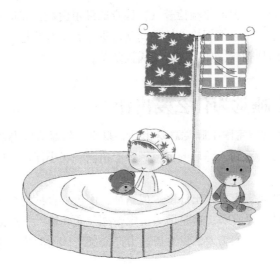

宝宝的保健和护理

🌰 定时给宝宝做体格检查

一次健康检查的结果只能作为宝宝生长发育的一个侧面来反映宝宝当时的健康状况，即使当时体重和身长的数字稍低，也不能就此认为宝宝发育迟缓、营养不好或有其他问题。只有通过定期多次的连续检查，对检查结果进行前后对比，才可以看出宝宝生长发育和其他健康状况的动态变化，才能对宝宝的健康状况做出较准确的评估。

定期健康检查的检查次数和时间一般是：1岁以内查4次，分别在出生后3个月、6个月、9个月和12个月；1~3岁，每半年检查一次；3~7岁，每一年检查一次。如有问题，应根据医生要求增加检查次数。通常，在宝宝出生后3个月内，就应带宝宝到当地的宝宝保健部门进行健康检查，为宝宝建立一个健康档案。

健康检查的内容通常包括以下几个方面：询问宝宝的生活、饮食、大小便、睡眠、户外活动、疾病等一般情况；测量体重、身长、头围等并进行评价；全身体格检查；必要的化验检查（如检查血红蛋白数）和特殊检查（如智力检查）等。通常医生会根据检查结果向父母进行科学育儿指导，如如何进行母乳喂养、如何添加辅食、如何进行疾病预防等。

🌰 宝宝晚上睡觉为什么爱出汗

有些1岁以下的宝宝晚上睡觉总是出汗，夏季自然是大汗淋漓，有时冬季寒冷的时候甚至也会看到入睡后的宝宝额头上布满一层小汗珠，这是什么原因造成的呢？

一般而言，如果宝宝只是出汗多，但精神、面色、食欲均很好，吃、喝、玩、睡都正常，就不是有病。这是因为宝宝新陈代谢旺盛，产热多，体温调节中枢又不太健全，调节能力差，只有通过出汗来进行体内散热，这是正常的生

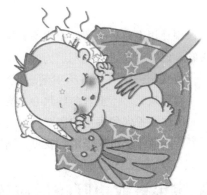

理现象。父母要做的，就是经常给宝宝擦汗，避免受凉。

但若宝宝出汗频繁，且与周围环境温度不成比例，尤其是夜间入睡后出汗多，同时伴有其他症状，如低热、食欲不振、睡眠不稳、易惊等，就说明宝宝有些缺钙。如还有方颅、肋外翻、O形腿、X形腿症状，则说明缺钙较严重，需合理补充钙及鱼肝油。此外，这些现象也有可能是患有结核病和其他神经血管疾病以及慢性消耗性疾病造成的，这时父母应该带宝宝去医院检查，找出病因，及时治疗。

不要给宝宝盖厚穿多

如果宝宝在夜间睡着了之后总是踢被子，父母应该注意不要给宝宝盖得太多、太厚。特别是在宝宝刚入睡时，更要少盖一点儿，等到夜里冷了再加盖。稍微盖薄一些，宝宝不会冻坏，盖得太厚，宝宝感觉燥热，踢掉了被子，反而容易着凉感冒。

宝宝穿的衣服薄厚也应适宜，穿得太少，宝宝的手、脚都发凉，容易生病；穿得太多，活动起来不方便，一动就会出汗，出汗之后，再一受风更容易着凉。

> **贴心提示**
>
> 俗话说，"要想宝宝安，三分饥和寒"。也就是说，要想让宝宝平安不生病，只需要吃七分饱、穿七分暖就行了。若吃得过饱，穿得过暖，反而容易生病。

🔹 怎样防止宝宝被蚊虫叮咬

在夏天，气温很高，蚊虫开始大量滋生，如果宝宝被蚊虫叮咬，就会又痛又痒，大哭大闹，更可怕的是一旦被蚊子咬了，宝宝极易受蚊虫带来的传染性病菌的侵袭。所以，为了避免宝宝受到蚊虫的叮咬，一方面要保持环境的清洁卫生，另一方面要采取合适的方法来防蚊虫。

现在防蚊虫有多种方式，除了传统的用蚊帐来防蚊虫外，许多家庭还用蚊香和杀虫剂来防蚊虫，和蚊子的斗争是"有攻有守，攻守兼备"。

蚊香的主要成分是杀虫剂，通常是除虫菊酯类，其毒性较小。但也有一些蚊香选用了有机氯农药、有机磷农药、氨基甲酸酯类农药等，这类蚊香虽然加大了驱蚊作用，但它的毒性相对就大得多了。一般情况下，婴幼儿房间不宜用蚊香。

现在用电蚊香来防蚊虫也很普遍，它的毒性很小，对于一般成人来说是无害的，但宝宝还是尽量不用为好。

宝宝房间禁止喷洒杀虫剂。宝宝如吸入过量杀虫剂，会发生急性溶血反应、器官缺氧，严重者会导致心力衰竭、脏器受损或转为再生障碍性贫血。

因此，考虑到宝宝的情况，家长对付蚊虫应是"宜守不宜攻"，也就是说宝宝房间最好采用蚊帐来防蚊虫，而不适宜用蚊香和杀虫剂。

❀ 宝宝被蚊虫叮咬后应该怎样处理

蚊叮虫咬是夏、秋季宝宝常见的皮肤损害。被叮咬的皮肤发生炎性反应，呈红色豆疹、风团或瘀点状。仔细观察在被叮咬处中央可见到蚊虫叮咬点，针头大小，呈暗红色，豆疹散在于皮肤暴露部位，如头面、四肢等处，有奇痒、烧灼或疼痛感，宝宝会烦躁、哭闹。不要让宝宝抓挠叮咬部位，否则可引起继发感染。

对于蚊虫叮咬的处理，一般的处理方法主要是止痒，可外涂虫咬水、复方炉甘石洗剂，也可用市售的止痒清凉油等外涂药物。

同时，要注意经常给宝宝洗手、剪指甲，以防宝宝因为蚊虫叮咬后痒而搔抓叮咬处，导致继发感染。如果宝宝皮肤上被叮咬的数目过多，症状较重或有继发感染，最好尽快送宝宝去医院就诊，可遵医嘱内服消炎药，同时及时清洗并消毒被叮咬的部位，适量涂抹红霉素软膏。

> **❦ 育儿妙招 ❧**
>
> 如果家里还没有准备止痒用的清凉油等药物，妈妈可以取适量肥皂泡沫给宝宝涂抹止痒。蚊虫叮咬时，蚊子的口器中分泌出一种有机酸——蚁酸，这种物质可引起肌肉酸痒。肥皂含高级脂肪酸的钠盐，这种脂肪酸的钠盐水解后呈碱性，可迅速消除痛痒。

❀ 妈妈常背宝宝好吗

背宝宝作为一种育儿的辅助手段，不但不会伤害宝宝的躯体四肢，也不会影响宝宝的睡眠，相反，由于宝宝同妈妈的这种密切接触，还会给宝宝的生长发育带来益处。

❶ 促使脊柱正常发育。刚出生的宝宝脊柱几乎是直的，但正常成人的脊柱则是呈"S"形，具有颈弯、胸弯、腰弯和骶弯四个生理弯曲。宝宝整天躺卧在童床里，显然不利于刺激脊柱的正常生理弯曲的形成。尤其是两岁以

内的宝宝，若平卧时间太长，会引起枕骨平塌，形成"扁头"；而侧卧睡得过久，又会导致两侧面颊生长不对称。但这些情况，对于背着的宝宝来说，都是不存在的。

❷ 促进宝宝的第二信号系统发育。第二信号系统指的是语言和大脑的其他功能。据研究，背宝宝对此极有好处。妈妈如能适当安排时间背着小宝宝，一面可腾出手来料理简单家务，一面又可以同宝宝呢喃对话，培养宝宝的能力，促进宝宝的大脑发育。此外，母子肌肤的频繁接触，还可促进妈妈乳汁分泌，有利于宝宝的营养供给。

🌰 夏季太热，可以给宝宝剃光头吗

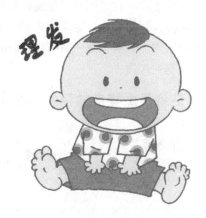

夏天，宝宝的头发不宜留得过长，因为除了通过呼吸排出人体部分热量外，皮肤排汗也是排出热量的主要途径。但给宝宝剃太短的头发或剃光头也不可取，那样会导致以下几种疾病发生：

❶ 皮肤感染：剃短发或光头虽然在一定程度上可以帮助排汗，但汗液里的盐分也直接刺激皮肤，宝宝会觉得头皮瘙痒。另外，因宝宝头发较少，一出汗就会不自觉地用手去抓痒，一旦抓出伤痕，就很容易引起细菌感染。

❷ 日光性皮炎：头发是天然遮阳伞，可以使头部皮肤免受强烈的阳光刺激。如果宝宝头发过短或根本没有头发，无疑等于失去"遮阳伞"保护，从而增加了患日光性皮炎的可能。

❸ 损坏毛囊：剃短发或剃光头，增加了宝宝头部皮肤受创的机会。而宝宝头部皮肤的抓伤或玩耍时的磕碰所致的外伤，都可能会引发头部皮肤上出现细菌感染。如果细菌侵入宝宝头发根部，损坏毛囊，便会影响头发的正常生长。

❀ 贴心提示 ❀

如果宝宝的头发已经剃掉了，一定得在外出时戴上小遮阳帽。同时，注意保持宝宝头皮的干燥，出汗就及时擦干，以减少汗液对宝宝皮肤的刺激。

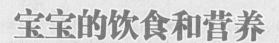

宝宝的饮食和营养

🌢 饮食平衡才能保证营养均衡

所谓平衡膳食也叫营养平衡，就是要使宝宝摄取的营养能符合宝宝生长发育、智力发展的要求。健康意味着一个人不仅身体上没有缺陷和疾病，还要有健全的生理、心理状态和适应社会的能力。平衡膳食可以预防各种营养缺乏和营养过剩性疾病。

为了达到平衡膳食的目的，需注意以下几个方面的平衡：

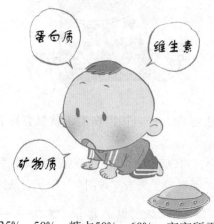

❶ 保证热能供给的平衡。每人每天所需的热能随着年龄的不同而不同，在一定的范围内过高过低都会影响健康。

❷ 保证必需营养素的平衡。产生热能的各种营养素如蛋白质、脂肪、糖均称为产热营养素，也叫必需营养素。在人体内产生热能时所占的比例是相对稳定的。蛋白质供给的热能应该占总热能的8%～15%，脂肪占35%～50%，糖占50%～60%。宝宝所需蛋白质的量可较成人高一点儿。

❸ 保持产热物质与人体必需的物质（维生素等）之间的平衡。维生素是不产热的营养素，产热的营养素需要这些非产热营养素的配合。如吃糖多了，所需的维生素相应也要增加，故也需要保持平衡。

❹ 保证微量元素与常量元素之间的平衡。微量、常量元素在体内都有一定的比例，并且是按人体需要量而定的。过多会中毒，过少也会患病。

❺ 保证水和营养素之间的平衡。水对营养物质的吸收利用有重要作用，故也要保持平衡。

❀ 冲牛奶并非越浓越好

许多父母在给宝宝喂牛奶时，往往很自然地倾向于多加奶粉少加水，或者是唯恐牛奶太淡，又在其中加入奶粉，浓度超出正常的比例标准，以为牛奶越浓宝宝吸收营养就越多，生长发育就越快，这是揠苗助长的自以为是的心理。

其实，牛奶的浓度应与宝宝年龄成正比，其浓度要按月龄逐渐递增。过浓的牛奶的营养成分浓度升高，超过了宝宝的胃肠道消化吸收限度，不但消化不了，还可能损伤消化器官。于是宝宝就会出现腹泻、便秘、食欲不振甚至拒食，久而久之非但其体重不能增加，甚至还会引起肠胃疾病。

所以，牛奶不是越浓越好，喂养宝宝应视奶粉（或牛奶）质量、宝宝的年龄来决定加水多少。水不能多加，但也不要随便少加。

❀ 如何让宝宝接受新食物

宝宝往往对一种新口味的食物会有抵触情绪，如何使宝宝易于接受新食物呢？妈妈们需要注意以下几点：

❶ 给宝宝烹调食物时一次只增加一种新食物。

❷ 将要添加的新食物和宝宝熟悉的或喜欢的食物搭配在一起做给宝宝吃。

❸ 开始添加新食物时，量要少，如一汤匙大小，以后慢慢增加。

❹ 在宝宝饿的时候给他新食物，宝宝一般会觉得这种从未吃过的新食物也蛮好吃的，下次再吃的时候，就比较容易接受了。

❺ 妈妈时常跟宝宝说说、看看新食物的味道、颜色、质感、结构，增加宝宝对新食物的感官了解和熟悉程度。

❻ 做饭的时候，让宝宝看着妈妈做，以培养宝宝对新食物的兴趣。

❼ 小宝宝虽然还不会说话，但同样喜欢表扬，妈妈要善于鼓励宝宝品尝新食物，并对宝宝这种勇敢精神给予适当的表扬。如果宝宝第一次拒绝新食物，暂且不去理会，等以后有机会时，可以再试试。

❽ 找出宝宝不喜欢新食物的原因。如果这种新食物以吸引宝宝的另一种形式出现，或许宝宝就乐于接受。

❾ 吃饭时妈妈和宝宝坐在一起。妈妈要以身作则，在饭桌上表现出对新

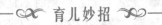
育儿妙招

妈妈也可以将新的食物放在自己的盘子里吃得津津有味，就是不给宝宝吃。如果宝宝眼巴巴望着妈妈，妈妈可以拨拉一点儿给他，这个时候宝宝会觉得食物很好吃。

食物兴致很高的样子，并且告诉宝宝，吃这种食物可以长身体，长得和爸爸妈妈一样高。妈妈不要在宝宝面前说不喜欢这种食物、讨厌那种东西之类的话。

⑩ 宝宝一般喜欢吃微温的食物，不喜欢吃过热或过冷的食物。

宝宝酷爱吃甜食怎么办

对宝宝来说，甜食并不是绝对地不能吃，宝宝可以从甜食中得到蛋白质、脂肪、碳水化合物、矿物质、维生素、膳食纤维和水。但给宝宝吃甜食应有一个合理的比例，否则会严重影响宝宝的健康。

如果宝宝过度吃甜食，长此下来会使宝宝的味觉发生改变，造成宝宝必须吃很甜的食物才会有感觉，从而导致宝宝越来越离不开甜食，甜食也越吃越多，而对其他食物则缺乏兴趣。

过多地吃甜食还会影响宝宝的生长发育，导致营养不良、龋齿、"甜食依赖"、精神烦躁，同时加重钙负荷，降低免疫力，影响睡眠，以及出现内分泌疾病。

妈妈要培养宝宝的口味，让宝宝享受食物天然的味道，给宝宝提供多样化的饮食，保证营养的均衡，控制宝宝每天吃的甜食的量。

> **贴心提示**
>
> 妈妈在饭前饭后以及睡觉前不要给宝宝吃甜食，吃完甜食后要让宝宝漱口。另外，想让宝宝少吃甜食，妈妈首先要控制自己吃甜食的量。

宝宝咳嗽时不能吃什么食物

不少妈妈对宝宝咳嗽很头疼，给宝宝吃止咳药担心药物有副作用，不给宝宝吃药看着宝宝咳嗽又很心疼。其实，只要妈妈在宝宝咳嗽未愈期间注意宝宝的饮食，是可以起到很好的缓解效果的。特别应该注意的是，在宝宝咳嗽时不能吃以下食物：

❶ 寒凉食物：咳嗽时不宜吃冷饮或冷冻饮料，如果饮食过凉，容易造成肺气闭塞，使症状加重，日久不愈。

❷ 肥甘厚味的食物与油炸食：中医认为咳嗽多为肺热引起，宝宝尤其如此。日常饮食中，多吃肥甘厚味的食物可产生内热，加重咳嗽，且痰多黏稠，不易咳出。油炸食物也不要多吃。宝宝咳嗽时胃肠功能比较薄弱，油炸食品可加重胃肠负担，且助湿助热，滋生痰液，使咳嗽难以痊愈。

❸ 鱼腥虾蟹：一般人都知道咳嗽需忌"发物"，不宜吃鱼腥类食物，鱼腥类食物对风热咳嗽影响最大。咳嗽患儿在进食鱼腥类食品后咳嗽加重，这与

腥味刺激呼吸道有关。对某些鱼、蛋过敏的小宝宝更应注意，其中以白鲢、带鱼影响最大。

④ 甜酸食物：酸食常敛痰，使痰不易咳出，以致加重病情，使咳嗽难愈。咳嗽严重时连一些酸甜的水果，如苹果、香蕉、橘子、葡萄等也不宜吃，而且多吃甜食还会助热，使炎症不易治愈。

⑤ 花生、瓜子、巧克力：这些食品含油脂较多，食后易滋生痰液，使咳嗽加重。

⑥ 补品：有些妈妈给体质虚弱的宝宝服用一些补品，但宝宝咳嗽未愈时应停服补品，以免使咳嗽难愈。

❦ 宝宝出牙晚是否该补钙

有些妈妈一见宝宝该出牙时没长牙就以为是缺钙，就给宝宝吃鱼肝油和钙片，这是不可取的。宝宝出牙慢的原因有多种：可能是遗传原因，也可能是妈妈怀孕时缺乏一些营养，也可能是宝宝缺钙。因此，宝宝出牙晚未必都是缺钙引起的。

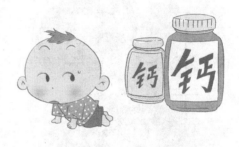

如果盲目补钙，可能会引起宝宝身体浮肿、多汗、厌食、恶心、便秘、消化不良等症状，严重的还容易引起高钙尿症，同时补钙过量还可能限制大脑发育，并影响生长发育。血钙浓度过高，钙如果沉积在眼角膜周边将影响视力，沉积在心脏瓣膜上将影响心脏功能，沉积在血管壁上将促使血管硬化。

1岁左右的宝宝如果没出牙，只要没有其他毛病，注意合理、及时地添加泥糊状食品，多晒太阳，牙齿就可以依次长出来。但如果宝宝1岁半才出牙，就要注意查找原因了。是否需要补钙治疗，要看宝宝是否缺钙。如果宝宝缺钙，也必须遵医嘱补钙，切不可滥用鱼肝油、钙剂等药物盲目补钙。当然，为了防止宝宝缺钙，可适当地多给宝宝吃些富钙食物，或给予一些钙保健品，但千万不可滥用。

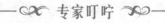
专家叮咛

即使宝宝是由于缺钙引起出牙晚，也不能盲目补钙，应在医生指导下进行。如果家长擅自给婴儿大量服用鱼肝油、维生素D或注射钙剂，很容易引起中毒，影响宝宝健康。

宝宝的早教

🌱 给宝宝讲故事

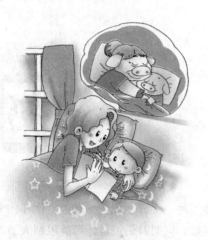

7个月的宝宝虽然不会说话，但是已经可以听有简单情节的故事了。宝宝听到故事里的紧张情节的时候，面部会有紧张的表情，听到伤心处会难过，听到快乐的情节时也会跟着快乐。宝宝的面部表情会随着情节变化而变化，所以家长应该多给宝宝讲故事，培养宝宝的语言能力和辨别情感的能力。

首先故事的选题要好。几乎每个成年人都能记起孩提时代最令人难忘的故事，所以形象生动活泼的故事，可提高宝宝的兴致，宝宝喜欢听，也记得住。尽管不同的时代都有不同的故事，但古今中外著名的童话故事，仍然在教育着一代又一代的少年朋友。父母应事先准备好所要讲的故事，一定不要现编现讲。可以选购几本宝宝故事书，宝宝故事要求内容健康向上，具有趣味性，语言生动形象，贴近宝宝生活，富有生活哲理。

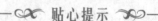

贴心提示

给宝宝讲故事，家长要注意语言规范，不要使用粗俗的语言，以免污染宝宝纯洁的心灵。

讲故事可以随时随地，但每次讲故事的时间不要太长。尽量不要讲一些容易使宝宝害怕的鬼怪故事，尤其是在晚上宝宝入睡前不要讲惊险、刺激的故事。

🌰 爸爸妈妈共同培育宝宝有什么益处

妈妈是宝宝的生存和发展中第一重要的人，但研究证明，父亲与宝宝间的交往和妈妈与宝宝间的交往都有不同的独特性，"父婴交往"在宝宝心理发展上具有妈妈不可替代的作用。

妈妈通过喂奶和宝宝肌肤接触最多，对宝宝的抚摸、亲吻和搂抱也最多，向宝宝微笑、点头、逗引也最多，对宝宝的情绪的丰富和积极、健康的发展均有着重大的影响。妈妈在抚育宝宝过程中不断地和宝宝说话、唱歌，是宝宝语言环境的主要来源。妈妈与宝宝游戏的方式常常比较文静，如手的动作游戏抓握、敲打和摆动玩具等，这些有利于宝宝认知能力的发展。

爸爸在宝宝的运动、平衡和空间知觉能力方面起着更大的作用。爸爸常常把宝宝举得很高，逗得宝宝"咯咯"大笑。爸爸常常通过这种具有兴奋性、刺激性和变化多样的肢体运动的游戏刺激宝宝，提高他们的兴奋性，使宝宝更加愉快、活跃、开朗。爸爸常常具有独立、自信、坚毅、勇敢、勇于克服困难、富有进取心等特征，这些都对宝宝起到了潜移默化的影响。因此，在宝宝成长过程中，爸爸对宝宝的积极个性品质的形成和发展显得更加重要。

爸爸也是性别角色正常发展的重要源泉。爸爸积极参与宝宝的交往，有助于宝宝对男性和女性的作用与态度产生积极、适当而灵活的理解。

因此，夫妻不但要在抚育儿女的日常生活中互相帮助和体贴，营造一个和睦家庭的环境气氛，还应以自己为榜样去塑造宝宝，共同培育子女。

🌰 让宝宝尽可能地爬行

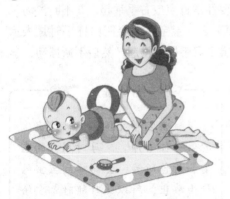

在宝宝成长过程中，有很多妈妈会提出这样的疑问：宝宝不会爬，直接学走路好吗？

这肯定是不好的。根据近年的研究证实，婴幼儿时期会不会爬对宝宝今后的发育是很重要的，爬得越好，走得也越好，学说话也越快，认字和阅读能力也越强。

有些宝宝在应该爬的年龄因种种原因没有很好地爬过，如环境狭小限制了爬，天冷穿得太多爬行不便，妈妈怕地上冷、怕宝宝弄脏、怕出危险等，还有很多妈妈只一味地想让宝宝早走而忽视爬行训练。一旦错过了练习爬的关键时期则很难弥补。

即使宝宝不会爬，也会走、会蹦蹦跳跳的，但没有很好地爬过的宝宝，在运动中经常显得动作不协调、笨手笨脚，很容易磕磕绊绊、走路摔跤。

另外，爬还可以促进宝宝大脑的发育，因为大脑的发育并不是孤立的，它需要接受并整合来自其他脑部（如小脑、脑干）的刺激而发育起来。爬是婴幼儿从俯卧到直立的一个关键动作，是全身的综合性动作，需要全身很多器官的参与。宝宝在爬的时候双眼观望，脖子挺起，双肘、双膝支撑，四肢交替运动，身躯扭动，这不仅需要自身器官的良好发育，而且需要它们之间的协调运动，这些部位必须协调配合才能向前运动，因此爬对大脑发育有很大的促进作用。

在宝宝成长过程中，爬行这个环节是不可逾越的，妈妈要给宝宝创造爬行的条件和环境。可以让宝宝俯卧、双臂屈肘，父母在前面引逗宝宝向前爬，如果宝宝还不能爬行，父母用手顶住宝宝的脚，然后向前轻推，让宝宝背部呈弯状，帮助宝宝向前爬行。在训练中，要使宝宝逐渐学会借助父母的推力爬行，很快宝宝就可以学会自己爬行了。

> **贴心提示**
>
> 宝宝先会翻身、坐，然后学爬、扶着站，这是一般顺序。但由于条件限制，有的宝宝到了1岁还不会爬，妈妈不能就此断定宝宝发育慢或有异常。但是如果宝宝不仅不会爬，连其他动作也不行的话，就得请儿科医生好好看看了。

🌑 培养懂礼貌的好宝宝

当家中有人出门或送客人时，父母要经常将宝宝右手举起，并不断挥动，让宝宝学习"再见"，反复练习，久而久之，宝宝自然会明白挥手时是表示"再见"的意思。在宝宝情绪好时，将宝宝双手握拳拱起，然后不断摇动，学做"谢谢"的动作。日后，每次给宝宝玩具、食品或有人送宝宝礼物时，要先让他表示感谢，然后再给他。宝宝主动做这些动作的时候，父母要及时给予表扬。

父母不要认为当宝宝会说话后，诸如此类的礼节他自然会明白，因而不注重社交方面的训练。要知道良好的习惯与品性都是日积月累形成的，宝宝越小养成的习惯对其影响越大。

> **贴心提示**
>
> 教宝宝懂礼貌，父母是宝宝的第一任老师。父母对别人的态度和所作所为，会影响到宝宝的行为举止，所以父母随时都要给宝宝做好示范。

扩大宝宝的视野

在宝宝7～8个月这一时期，只要天气晴朗，妈妈就应带宝宝出去玩，可以带宝宝去散步，也可以在阳台上让他观察周围事物，开扩他的眼界。街上的行人车辆，公园里的花草树木，都会使宝宝感到新奇。这样既能扩大宝宝的视野，又能使他的视觉和听觉更加发达，还能增进宝宝认知事物的能力。

从小对宝宝进行大自然的熏陶，让宝宝获得一些自然知识，从而扩大宝宝的视野，培养他们的自然智能。

除了在日常生活中不断引导宝宝观察事物、扩大宝宝的视野外，还可培养宝宝对图片、文字的注意、兴趣，培养宝宝对书籍的爱好。教宝宝认识实物、图片，把几种东西或几张图片放在一起让宝宝挑选、指认，同时教宝宝模仿说出名称来。

> **妈妈锦囊**
>
> 妈妈抱宝宝时，将他的脸朝外，让他的背靠在妈妈的胸前，妈妈的手抱着宝宝的胸前与臀部两腿之间的部位，防止宝宝向前翻，造成脊椎腰部扭伤。这样抱宝宝可以拓宽宝宝的视野，增强对大脑的刺激。

刺激宝宝的味觉器官发育

❶ 给宝宝尝一尝甜的、酸的、咸的饮料，同时，可有目的地鼓励宝宝去品尝不同的味道，并在训练的过程中用一定的语言进行强化，比如问宝宝"酸不酸"等。

❷ 准备小碗、小勺、小托盘、三份同颜色不同味道（甜、酸、咸）的液体。爸爸妈妈和宝宝一起品尝这些液体。告诉宝宝"这是甜的""那是酸的""这是咸的"等。再尝一次，加深印象。

❸ 准备一些可口的水果（如香蕉、橙子、苹果等），让宝宝都尝一尝，告诉宝宝香蕉是甜的，橙子、苹果是酸甜的，再问问他哪种味道他喜欢吃。

❹ 增加辅食种类。增加辅食种类，不但可以刺激宝宝的味觉发育，还可以满足宝宝身体发育的营养需求，让宝宝的味觉早一点适应其他食品的味道（这些味道有咸的、甜的和酸的），为以后断奶做准备。

❺ 适当吃一点苦味。在宝宝生病要吃药时，告诉他药是苦的，让他体会药物的苦味。

🌰 小心噪声影响宝宝的听力

耳朵是一个较脆弱的器官，不能耐受过响的声音，而婴幼儿对声音的感应又比成年人灵敏，噪声更易对宝宝的听力产生影响。

在人的耳蜗里，存在1.5万～2万个弱小但却非常精密的"感应接收器"。一旦它们受到损伤，就不能再把声音传送给大脑了，而这种损伤多是不可逆的。婴儿在出生后一个月就已具备较完善的听觉，由于儿童的鼓膜、中耳、内耳的听觉细胞十分娇嫩，对噪声就更为敏感。如果玩具的噪声超过70分贝，就会对儿童的听觉系统造成损害。如果噪声经常达到80分贝，儿童会产生头痛、头昏、耳鸣、情绪紧张、记忆力减退等症状。

警惕宝宝身边容易忽视的噪声污染

❶ 高分贝音乐：在现代生活中，以声音大、节奏快为特征的摇滚音乐已成为大多数年轻人生活的一部分。一些喜欢摇滚乐的年轻父母不但自己听，还喜欢让自己的小宝宝也成为这欢乐氛围中的一员。这些父母并没有意识到，他们所喜欢的高分贝的音乐对于他们心爱的小宝宝来讲则是一种会影响听力功能发育的噪声。

❷ 宝宝的玩具噪声：一些经过挤压能吱吱叫的空气压缩玩具，一直是父母们逗引婴儿的玩具，但该玩具在10厘米内吱吱的声响可达78～108分贝，这对婴儿难免会造成惊吓，并损伤听力。另外，还有些幼儿玩的冲锋枪、大炮、坦克车等玩具，在10厘米之内，噪声会达到80分贝以上，长时间玩肯定会损伤儿童的听力。

> **🌸 育儿妙招 🌸**
>
> 在使用有声音的玩具时，要控制玩具的音量。如果太吵了，建议用胶条把它的喇叭粘住，以减小音量，或者干脆把电池拿出来。

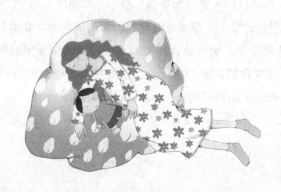

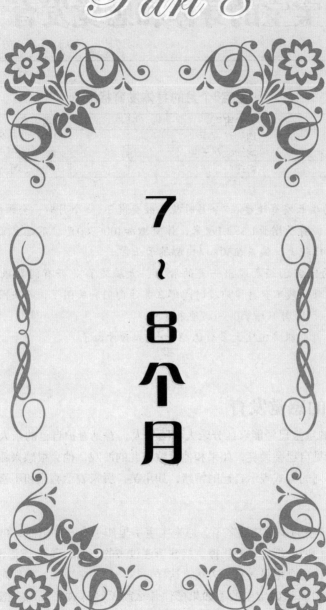

Part 8

7～8个月

宝宝的身体和感觉发育

宝宝8个月的身体发育标准

	女宝宝	男宝宝
身高	平均约71.7厘米	平均约72.6厘米
体重	平均约8.74千克	平均约9.35千克
头围	平均约44.1厘米	平均约45.3厘米

　　宝宝的生长发育速度在7个月时就已经变慢了，8个月时，会维持与7个月一样的水平，身长增长1.5~2.1厘米，体重增加400~500克。不过宝宝现在的身长个体差异比较大，偏差在30%以内都属于正常。

　　现在的宝宝已经表现出一定的智力，大脑发育是否有问题很容易看出来，所以父母一般不会再像前段时间那么关注囟门和头围了，而头围的变化也的确非常小，1个月只增长0.5~0.7厘米。

　　另外，此时很多宝宝大多数已经长出2~4颗牙齿了。

🌢 宝宝的感觉发育

　　8个月的宝宝已经能够区分亲人和陌生人，看见看护自己的亲人会高兴，从镜子里看见自己会微笑，如果和他玩藏猫儿的游戏，他会很感兴趣。这时的小儿会用不同的方式表示自己的情绪，如用笑、哭来表示喜欢和不喜欢。

动作发育

　　8个月宝宝的手指灵活多了。原来宝宝手里如果有一件东西，再递给他一件东西时，他便会把手里的扔掉，接住新递过来的东西。现在宝宝不会扔掉手里的东西了，他会用另一只手去接，这样可以一只手拿一件，两件东西都可摇晃，相互敲打。这时宝宝的手如果攥住什么就不轻易放手，妈妈抱着他时，他就攥住妈妈的头发、衣带。对宝宝的这一特点，妈妈可以给他一件适合他攥住的玩具。另外，宝宝也喜欢用手捅，妈妈抱着他时他会用手捅妈妈的嘴、鼻子。此时的宝宝也喜欢摸摸东西，敲敲打打各种玩具，他会把拿到手的东西放到嘴里啃。

语言发育

8个月的宝宝对于话语以及片语的了解兴趣越来越浓厚了。由于宝宝现在日渐变得通达人情，好像妈妈初交不久的朋友一般，所以，妈妈会开始觉得自己有了一位伙伴。当宝宝首次了解话语的时候，宝宝在这段时间内的行为会变得顺从。慢慢地，妈妈叫宝宝的名字宝宝就会反应出来；妈妈要宝宝给妈妈一个飞吻，宝宝会遵照妈妈的要求表演一次飞吻；妈妈叫宝宝不要做某件事情，或把物体拿回去，宝宝都会照妈妈的吩咐去办。由于此时宝宝已能把语言和物品联系起来，因此妈妈可以教宝宝认识更多的事物，妈妈可以让宝宝通过摸、看或尝等方式，让宝宝认识更多的事物。

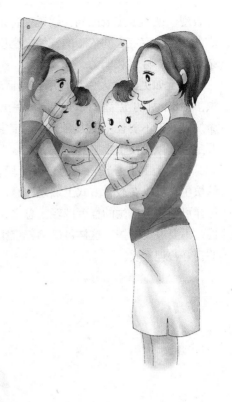

视觉发育

8个月的宝宝有一个十分显著的表现行为，那就是四处观望。他们会东瞧瞧，西望望，似乎永远也不会疲劳。专家们发现，宝宝们只花费很少时间来关注自己的妈妈或其他的主要照顾者，而会对一些物体频繁地探望；他们会向窗外探望，他们会向远方正在游戏的宝宝们探望。从8个月到3岁大的幼儿，会把20%的非睡觉时间用在一会儿探望这个物体，一会儿又探望那个物体上。

🌢 宝宝的心理发育

8个月的宝宝看见熟人会用笑来表示认识他们，看见亲人或看护他的人便要求抱，如果把他喜欢的玩具拿走，他会哭闹。对新鲜的事情会表现出惊奇和兴奋。从镜子里看见自己，会到镜子后边去寻找，有时会对着镜子亲吻自己的笑脸。

8个月的宝宝常有怯生感，怕与父母尤其是妈妈分开，这是宝宝正常心理的表现，说明宝宝能准确、敏锐地将亲人、熟人与生人分辨清楚。因而怯生标志着父母与宝宝之间依恋的开始，也说明宝宝需要在依恋的基础上，建立起复杂的情感、性格和能力。

宝宝如见到生人，往往用眼睛盯着他，怕被他抱走，内心感到不安和恐惧。对8个月的宝宝来说，这是一种正常的心理应激反应。为了宝宝的心理健康发展，请不要让陌生人突然靠近宝宝，抱走宝宝，也不要在生人面前随便离开宝宝，以免使宝宝感觉不安。

怯生是宝宝心理发展的自然阶段，一般在短时间内可自然消失。对宝宝的怯生，可以在教育方式上加以注意，如经常带宝宝逛逛大街、去去公园等，这样可使宝宝怯生的程度减轻。总之，父母要扩大宝宝的接触面，尊重他的个性，不要过度呵护，这样可以培养宝宝勇敢、自信、开朗、友善、富有同情心的良好心理素质。

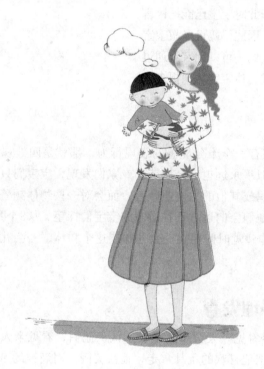

宝宝的保健和护理

如何清除宝宝的耳屎

"耳屎"在医学上称为耵聍，是由外耳道中的耵聍腺分泌出来的浅黄色物质。当外界的灰尘进入外耳道时，会被耳毛挡住，被黏液粘住，加上外耳道脱落的上皮细胞干燥以后形成一片片薄薄的耵聍附着在外耳壁上。由于人们不断地吃东西、说话，使下颌关节运动，就可把分泌的耵聍挤出去。

当外耳道患有慢性炎症或被堵塞时，外耳道的异物、分泌物增多，若与脱落的上皮细胞和进入外耳道的灰尘混合在一起，耵聍会很坚硬。如不及时清理，会使耵聍越积越多，堵

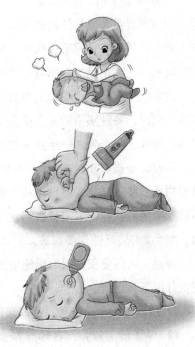

> **专家叮咛**
>
> 宝宝的鼓膜薄，弹性差，容易弄破，如果清理耵聍时不加小心，会造成婴幼儿的听力下降。因此清理耵聍是件具有危险性的工作，如果用一般方法无法清理耵聍，应该到医院请医生用耵聍钩将它取出来。

塞了外耳道，还可以引起中耳炎，出现全身症状。耳朵内的炎症常常可以造成婴幼儿听力下降，甚至会造成耳聋，使宝宝落下终身残疾。因此有耵聍时应及时清理。

有些年轻父母喜欢用发夹、挖耳勺给宝宝取耵聍，其实这是很不安全的，容易发生意外事故。耵聍会因人

们的咀嚼动作和不断地说话，被移送到外耳道的外口附近，可以用棉签将其卷出来；若有比较坚硬的耵聍，可滴少许苏打水或耵聍水将其泡松，再慢慢地取出。

🌰 宝宝的抗病力下降

6个月以前的宝宝，体内有来自于母体的抗体等抗感染物质以及铁等营养物质。抗体等抗感染物质可防止麻疹等多种感染性疾病的发生，而铁等营养物质则可防止贫血等营养性疾病的发生。

一般从出生后8个月开始，由于宝宝体内来自于母体的抗体水平逐渐下降，而宝宝自身合成抗体的能力又很差，因此，宝宝抵抗感染性疾病的能力逐渐下降，容易患各种感染性疾病，如各种传染病以及呼吸道和消化道的其他感染性疾病，尤其常见的是感冒、发热。

许多宝宝要到6～7岁以后自身的各种抵抗感染的能力才能达到有效抗病的程度，此时，各种感染的机会就会明显减少，有的原先三天两头感冒发热的宝宝可能像变了一个人，一年到头很少出现感冒发热了。

同样，一般从出生后6个月开始，因宝宝体内出生前储备的由母体提供的营养物质已接近耗尽，而自己从食物中摄取各种营养物质的能力又较差，如果不注意宝宝的营养，宝宝就会因营养缺乏而发生营养缺乏性疾病，如缺铁性贫血、维生素D缺乏性佝偻病等。

因此，妈妈要积极采取措施增强宝宝的体质，提高抵抗疾病的能力。主要应做好以下几点：

❶ 按期进行预防接种，这是预防宝宝传染病的有效措施。

❷ 保证宝宝营养。各种营养素如蛋白质、铁、维生素D等都是宝宝生长发育所必需的，而蛋白质更是合成各种抗病物质如抗体的原料。原料不足则抗病物质的合成就减少，宝宝对感染性疾病的抵抗力就差。

❸ 保证充足的睡眠也是增强体质的重要方面；进行体格锻炼是增强体质的重要方法，可进行主、被动操以及其他形式的全身运动；此外，还要多到户外活动，多晒太阳，多呼吸新鲜空气。

宝宝的饮食和营养

❀ 宝宝应适时断奶

自8个月起哺乳次数可减去一次，以牛奶或米汤代替。以后母乳喂哺次数再逐渐减少，最后很自然地断奶。

断奶最好在春、秋两季，但如果宝宝能适当添加辅食，父母又能注意食具消毒和食物卫生，则在任何季节都可断奶。

断奶期妈妈和宝宝都有一个适应过程，不应该毫无准备地在几天内突然断奶。在宝宝还不能习惯各种食物时断奶，常易引起宝宝消化不良、腹泻，甚至可影响宝宝的生长发育。但母乳喂养时间过长，对宝宝也不利，因这时母乳中的营养成分已不能满足宝宝需要，而宝宝常留恋母乳，不愿很好地进食其他食物，易形成营养不良（俗称奶痨）。断奶仅指断母乳，而不是指断牛乳或乳制品，相反断母乳后乳制品显得更重要。

断奶的时间最好不要选择在炎热的夏季。原因是宝宝由哺乳改为吃饭，必然会增加胃肠的负担，加上天气炎热，消化液分泌减少，肠胃的功能降低，宝宝容易发生消化功能紊乱而引起消化不良，甚至发生细菌感染而腹泻。如果准备断奶时正是夏季，可以提前或稍微推迟一些时间断奶，以免给宝宝带来不良影响。

❀ 添加固体辅食为断奶作准备

宝宝8个月时，母乳喂养的宝宝每天喂3次母乳（早、中、晚），上午、下午各添加一顿辅食。

人工喂养的宝宝每天需750毫升牛奶，分3次喂，上午、下午各喂一顿辅食。

这个时期妈妈可以试着给宝宝添加固体辅食了，如鸡肉、面包片等。因为宝宝口腔唾液淀粉酶的分泌功能日趋完善，神经系统和肌肉控制等发育已较为成熟，舌头的排解反应消失，可以掌握吞咽动作，而且唾液能将固体食物泡软而利于宝宝下咽。

宝宝从吸吮乳汁到用碗、勺吃半流质食物，直到咀嚼固体食物，食物的质和饮食行为都在变化，这对宝宝断奶成功是大有益处的，同时对宝宝掌握吃的本领也是个学习和适应的过程。

🌱 促进宝宝智力发育的DHA

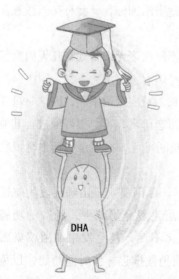

DHA俗称脑黄金，是一种对宝宝的大脑和视网膜发育具有重要促进作用的不饱和脂肪酸。

DHA是构成细胞及细胞膜的主要成分之一。在大脑皮质中，DHA是构成神经传导细胞的主要成分，对脑细胞的分裂、增殖、神经传导、神经突触的生长和发育都起着极大的促进作用，在宝宝的大脑发育过程中扮演着极为重要的角色。宝宝的视网膜感光细胞中也含有大量的DHA。这些DHA可以使宝宝的视网膜细胞变得更加柔软，进而使视觉信息更快地传递到大脑，提高宝宝的视觉功效。

此外，DHA还具有促进宝宝的生长发育、提高宝宝的机体免疫力等重要作用。

如果宝宝出生后不能获得足够的DHA，将会出现脑发育过程受阻或延缓、智力发育水平低下、身高及体重增长缓慢、活动能力差、视觉敏锐性差、免疫力低下等问题。就脑发育而言，大脑发育成熟后再补充DHA，并不能使宝宝大脑组织中的脂质成分发生变化，对智力改善的作用不大。所以，为宝宝提供足够的DHA，必须在宝宝的大脑发育完成之前进行。

母乳是宝宝出生后获得DHA最好来源，正常用母乳喂养的宝宝一般不需要补充DHA。如果已经开始给宝宝断奶，也可以选择添加DHA的配方奶粉或富含DHA的辅食为宝宝补充DHA。最好不要用成人服用的深海鱼油为宝宝补充DHA，深海鱼油中含有大量的EPA，很容易造成宝宝摄入EPA过量，对宝宝的健康不利。

宝宝的需求量

世界卫生组织建议婴幼儿期的宝宝每千克体重每天补充20毫克DHA，以满足宝宝智力及身体发育的需要。

富含DHA的食物

除了母乳，蛋黄和海洋鱼类（如秋刀鱼、沙丁鱼、鱿鱼、鲑鱼、鲭鱼、鲣鱼等）中都含有丰富的DHA。鱼体内含量最多的是眼窝部分，其次是鱼油。谷物、大豆、薯类、奶油、植物油、蔬菜、水果等食物中几乎不含DHA。

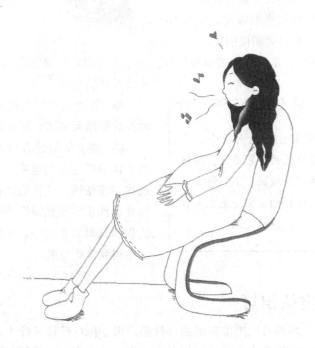

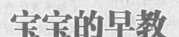
宝宝的早教

🌢 宝宝怯生怎么办

宝宝一般从4个月起就能认妈妈了，6个月开始认生，8~12个月认生达到高峰，以后逐渐减弱。有些父母会认为自己的宝宝没出息，其实认生是宝宝发育过程的一种社会化表现，认生程度与宝宝的先天素质有关。

对于认生程度重的宝宝，父母不要一味斥责，而是要积极引导。

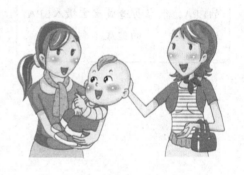

❶ 创造一个温馨祥和的家庭气氛，让宝宝自由自在地生活，并让宝宝有充分发挥的余地。

❷ 鼓励宝宝与人接触交往。平时注意帮助宝宝结交新朋友。

❸ 端正父母的教育态度，从思想上认识对宝宝的溺爱、娇宠，只会造成宝宝怯懦、任性的性格。父母要树立起纠正宝宝怯懦性格的信心，要认识到只有教育得当，才能使年幼的宝宝得到健康发展。

❧ 贴心提示 ❧

有些宝宝生活范围很小，平常只生活在自己的小家庭里，接触外人少，依赖性较强，不能独立地适应环境。这样的宝宝一见生人就躲藏，生人一抱他就哭闹。

🌢 教宝宝认识灯

白天时，妈妈可以把宝宝抱到台灯前，用手把灯拧亮又拧灭，一闪一闪的，吸引宝宝的注意力。然后妈妈对宝宝说："宝宝，这是灯。"有时宝宝会盯着妈妈的脸，甚至看着妈妈的手而不看灯，妈妈就应拧灭灯，拿宝宝的小手摸摸灯罩或灯上的装饰，让宝宝建立对灯最直接的触觉经验。再次拧亮灯告诉宝宝："灯，这是灯，宝宝家的灯。"使得宝宝把灯和发亮的物体联系起来。到了晚上，妈妈事先把台灯拧亮，抱着宝宝走进房间，问宝宝："灯在哪儿？"宝宝就会把头转向台灯方向，这表明宝宝认识了灯。妈妈抱着宝宝走到灯前，拧灭台灯，屋子里一片漆黑，宝宝会感到害怕，妈妈则轻轻拍抚宝宝说："不怕，不怕，宝宝不怕黑，有妈妈在呢，宝宝什么也不怕。"再次拧亮灯，并表扬宝宝说："宝宝真乖，好勇敢哦！"

❤ 让宝宝感觉轻和重

8个月的宝宝各种感觉特别敏锐，处在各种感觉的敏感期，在这一时期如不进行充分的感觉活动，长大以后不仅难以弥补，而且还会使其整个精神发展受到损伤。因此，在幼儿时期进行各种感觉教育显得至为重要。

感官是心灵的窗户，感官对智力发展具有头等重要性，感觉训练与智力培养密切相关。智能的培养首先依靠感觉，利用感觉搜集事物，并辨别它们，而感觉训练也是初步的、基本的智力活动。通过感觉训练使宝宝对事物的印象清晰、纯正，这本身就是一种智能和文化的学习，是智力发展的第一步。

物体有许多属性，除了颜色、大小、材质外，还有轻重等。妈妈可以让宝宝拿一些东西，让他感受物体的轻重，这也是发展数学比较和分类概念的基础。虽然宝宝现在还不能理解轻重的概念，但是他们能通过触觉感知，感觉到物体的轻重。妈妈再用对宝宝加以引导，可以让宝宝在头脑中积累物体不同轻重的感性经验。这会为宝宝今后形成真正的轻重概念打下良好的基础。

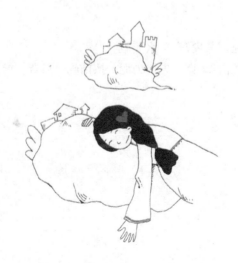

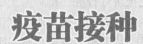

疫苗接种

🔷 接种麻疹疫苗

麻疹病毒是通过飞沫经呼吸道传染的，麻疹患儿是唯一的传染源。从接触患儿到出现症状，一般只需10～12天。初起症状与感冒相似，如发热、头痛、恶心、不愿进食等。出疹前1～2天口腔黏膜出现小米粒大的白点，叫"麻疹黏膜斑"，这是医生诊断麻疹的重要依据。发热3～4天开始出疹，先见耳后、颈部、面额，然后自上而下延及全身。疹子为红色，大小不等，高出皮肤表面，按之不褪色，当脚心出疹时为出齐。出疹4～5天后再以出疹顺序先后消退，体温也随之下降。

西医无特殊治疗药物，故在宝宝8个月时应注射麻疹疫苗进行预防。

中药预防方剂

❶ 紫草5克，甘草5克，水煎服。

❷ 赤小豆、黑豆、绿豆各一把，双花3克，蒲公英9克，甘草3克，浮萍草3克，水煎服，每日1剂。

中药治疗方剂

❶ 春柳嫩尖15克，苇尖7个，水煎服。

❷ 芫荽50克，葱白150克，先捣为泥，擦前胸、后背、前额部、人中穴。

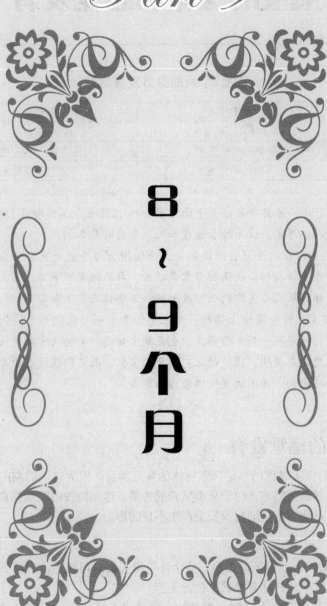

Part 9

8～9个月

宝宝的身体和感觉发育

宝宝9个月的身体发育标准

	女宝宝	男宝宝
身高	平均约72.45厘米	平均约74.05厘米
体重	平均约9.01千克	平均约9.64千克
头围	平均约44.5厘米	平均约45.7厘米

在第9个月，宝宝身长每月平均增长1.0~1.5厘米，体重增长220~370克，头围增长0.6~0.7厘米，这个增长速度和七八个月时基本相同。

宝宝的囟门在这个月会继续缩小，头围增长与否仍是辅助观察囟门有没有闭合的一个重要指标，头围测量需要精准，每次测量可多测几次，软尺不要拉得太紧，保证软尺在宝宝的头围最大处，不要偏离靠上或靠下。

有的宝宝此时会萌出上颌的一对乳中切牙和一对乳侧切牙，但也有的宝宝可能此时仍然没有一颗牙齿萌出，也无须太焦虑。有的宝宝就是出牙晚，一旦出牙，速度就会较快，很快赶上先出牙的宝宝。而且即使没有出牙，宝宝也会用牙床磨碎食物，并不耽误咀嚼能力的发展。

🌰 宝宝的感觉发育

9个月的宝宝嘴巴仍然是探索物体的重要器官，因为这个时期的宝宝大多数正是生长牙齿的时候。由于牙齿生长的关系，这个阶段的宝宝都喜欢把物体送进嘴里，这会对宝宝的自身安全产生不良的影响。

动作发育

9个月的宝宝能够坐得很稳，能由卧位坐起而后再躺下，能够灵活地前、后爬，能扶着床栏杆站着并扶床栏行走。

这个月的宝宝会抱娃娃、折娃娃，模仿成人的动作；双手会灵活地敲积木，会把一块积木搭在另一块上或用瓶盖去盖瓶子口。

语言发育

9个月的宝宝虽然还不会说话，但已经能听懂一些成人简单语言的意思了，对成人发出的声音能应答，当成人用语言说到一个常见的物品时，宝宝会用眼睛看或用手指该物品。这是由于大人平常不断地用语言对宝宝生活的环境和接触的事物进行描述，慢慢地宝宝就熟悉了这些声音，并开始把这些声音与当时能够感觉到的事物联系起来。也就是说，宝宝能够把感知的物体和动作、语言建立起联系。

视觉发育

9个月大的宝宝仍是探索家。他想明白每件事情，他想摸索每件事物，而且想把每件物体都送到嘴里去吮吮啃咬一番。只要准许宝宝接近的任何地方，我们都会发现宝宝很认真地开展他的探索工作。这个时期的宝宝，只要是他眼力所及的范围的任何东西，他都想去摸摸。

🔅 宝宝的心理发育

9个月的宝宝知道自己的名字，叫他名字时他会答应，如果他想拿某种东西，父母严厉地说："不能动！"他会立即缩回手来，停止行动。这表明，9个月的宝宝已经开始懂得简单的语意了，这时妈妈和他说再见，他也会向妈妈摆摆手；给他不喜欢的东西，他会摇摇头；玩得高兴时，他会"咯咯"地笑，并且手舞足蹈，表现得非常欢快活泼。

9个月的宝宝在心理要求上丰富了许多，喜欢翻转起身，能爬行走动，扶着床边栏杆站得很稳；喜欢和小朋友或大人做一些合作性的游戏；喜欢照镜子观察自己，喜欢观察物体的不同形态和构造；喜欢父母对他的语言及动作技能给予表扬和称赞；喜欢用拍手欢迎、挥手再见的方式与周围人交往。

9个月的宝宝喜欢别人称赞他，这是因为他的语言行为和情绪都有发展，他能听懂妈妈经常说的表扬类的词句，因而做出相应的反应。

宝宝为家人表演游戏，大人的喝彩、称赞声，会使他高兴地重复他的游戏表演，这也是宝宝内心体验成功与欢乐情绪的体现。对宝宝的鼓励不要吝啬，要用丰富的语言和表情，由衷地表示喝彩、兴奋，可用拍手、竖起大拇指等动作表示赞许。大家一齐称赞的气氛会促使宝宝健康成长，这也是心理学讲的"正强化"教育方法之一。

宝宝的保健和护理

❂ 如何应对宝宝玩"小鸡鸡"

有的宝宝虽然什么都不懂，却会玩弄自己的"小鸡鸡"或外阴，可以从中得到乐趣，并可以出现勃起，这常使父母感到困惑。

实际上，宝宝的这种行为，与成人或少年有意识的行为不同。宝宝是在摸玩自己时，发现了抚摩生殖器很舒服。其实男孩儿在子宫里阴茎就能勃起了，这是一种生物反应。宝宝玩弄生殖器与玩自己的手指一样。

对宝宝的这种动作，父母不必大惊小怪，也不要呵斥宝宝，使他受到抑制。

❶ 平静对待宝宝的这种行为。这么小的宝宝还没有性的概念，玩自己的生殖器，仅仅因为他对这个器官感兴趣，就好比他玩自己的小手、小脚和肚脐眼一样。宝宝的这种行为并不值得父母担忧，父母没必要把事情看得那么严重，只要平静地看待他的这种行为就可以了。

❷ 用玩具或者游戏来转移宝宝注意力。给宝宝一个好玩的玩具或者和他玩手指游戏，让他搭积木、玩球类游戏等都是不错的选择。

> **贴心提示**
>
> 有的成人喜欢碰宝宝的小鸡鸡逗宝宝玩，于是，宝宝就很容易在这些人的影响下，养成没事儿就玩小鸡鸡的习惯。另外，如果宝宝的小伙伴里有人这样做，他也会好奇地模仿，慢慢就会形成习惯。

❂ 不要让宝宝和猫、狗等宠物太亲密

温顺而乖巧的猫和狗是目前许多家庭的宠物，活泼好动的宝宝也很容易和小猫小狗成为玩耍的好朋友。但其实，如果宝宝还小的话，家里最好不要养猫和狗，如果一定要养的话，至少也要尽量避免让宝宝和宠物接触。

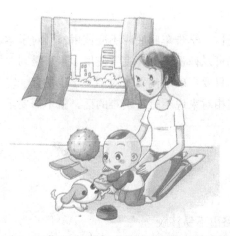

有的猫和狗身上寄生着真菌，当宝宝的表皮有损伤、有搔抓性皮肤病或皮肤多汗及潮湿时，真菌侵犯宝宝的皮肤，可使其头部、面部、颈部、胸部等身体各部位长癣，如不及时医治，病程较长，可自身反复传染或传染他人。有的猫消化道中感染了寄生虫，最多的可达10种，这些寄生虫都可以通过接触，通过口腔或皮肤进入人体，其中肝吸虫和旋毛虫较多见。有的猫身上有跳蚤，若跳蚤咬了宝宝，可将鼠疫或斑疹伤寒等病原体传给宝宝，使宝宝得病。猫的爪子很厉害，当宝宝被猫抓伤或咬伤后，可引起全身性感染，称"猫抓病"。抓后经数日或数周的潜伏期后，受抓部位皮肤会产生血疹、疱疹或脓疱，持续1~2周后消退，不留瘢痕，再经数日或数周，受伤部位附近的淋巴结肿大及压痛，有的可以化脓，伴有全身症状，如高热、乏力、全身疼痛、食欲欠佳等，有时还能引起狂犬病、出血热、破伤风等，危及人的生命。因此，父母应注意，不要让宝宝玩猫和狗。

🌸 开始给宝宝用学步车

宝宝学会扶站后，开始学习迈步。学步车是让宝宝练习迈步，锻炼双下肢肌肉力量的比较好的工具。把宝宝放在学步车里后，宝宝能随意活动，视野及活动范围扩大了，可促进宝宝认识能力的发展。

学步车使用很方便，上面的圆形框架正好使宝宝站立时双臂支在上面，起到成人扶着宝宝双腋学步的效果，可减轻成人不少负担。圆形框架上面还可悬挂一些玩具，让宝宝自己玩耍。学步车下面要有几个活动自如的小轮子，中间有用带子吊成的小座椅，宝宝跨在椅上，随时可坐下来休息，站立时也不妨碍迈步。

一般情况下宝宝9个月左右会独坐及扶站后，就可使用学步车。

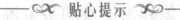
贴心提示

宝宝最初坐学步车时间不宜长，以免引起宝宝疲劳，以每天1~2次、每次10~15分钟为宜。

🌼 宝宝用学步车的利与弊

关于学步车，有很多妈妈产生疑问："学步车到底应不应该用？"对于学步的宝宝来说，学步车有利有弊。妈妈可以衡量一下，宝宝使用学步车是利大于弊还是弊大于利。一般来说，学步车只要正确地使用，对宝宝学步是有一定的帮助的，但如果宝宝很勇敢，学走路相对来说不是特别难的话，就不需要学步车的辅助了。

利

1 为宝宝学走路提供了方便的工具。
2 使宝宝克服胆怯心理，成功独立行走。
3 比宝宝扶桌腿或其他物品学走路更不易摔跤。
4 在某种程度上解放了家人（不必夹着、扶着、拉着宝宝学走路等）。

弊

1 把宝宝束缚在狭小的学步车里，限制了自由活动空间。
2 减少了宝宝锻炼的机会。在正常的学步过程中，宝宝是在摔跤和爬起中学会走路的，这有利于提高宝宝身体的协调性，让他在挫折中走向成功，使宝宝有一种自豪感，对增强其自信心很有好处，而学步车没有这一功能。
3 增加了宝宝学步的危险性。一些妈妈常将宝宝搁置在学步车中，就去忙其他的事情，容易使宝宝发生意外，如撞伤及接触危险物品等。
4 不利于宝宝正常的生长发育。宝宝的骨骼中含胶质多、钙质少，骨骼柔软，而学步车的滑动速度过快，宝宝不得不两腿蹬地用力向前走，时间长了，容易使腿部骨骼变弯形成罗圈腿。
5 许多宝宝不具备使用学步车的协调、反应能力，容易对身体造成损伤。另外，在快速滑动的学步车中，宝宝会感到非常紧张，这不利于宝宝的智力发育和性格的形成。

🌼 怎样为学步的宝宝挑选鞋子

一般来说，穿鞋子除了美观之外，最主要的功能是保护脚。宝宝的脚长得快，特别是会站会走以后，选择一双大小合适的鞋子就非常重要了。因为宝宝还小，即使鞋子穿着不舒服也无法告诉妈妈，所以妈妈需要知道怎样为宝宝选择鞋袜才能有利于宝宝小脚的生长发育。

◆ 看尺寸：鞋的大小以宝宝的脚趾碰到鞋尖，脚后跟可塞进大人的一个手指为宜，太大与太小都不利于宝宝的脚部肌肉和韧带的发展。

◆ 看面料：布面、布底制成的童鞋既舒适，透气性又好；软牛皮、软羊皮制作的童鞋，鞋底是柔软有弹性的牛筋底，不仅舒适，而且安全。不要给宝宝穿人造材质、塑料底的童鞋，因为它不透气，宝宝穿着还易滑倒摔跤。

◆ 看鞋面：鞋面要柔软，最好是光面，不带装饰物，以免宝宝在行走时被牵绊，以致发生意外。

◆ 看鞋帮：刚学走路的宝宝，穿的鞋子一定要轻，鞋帮要高一些，最好能

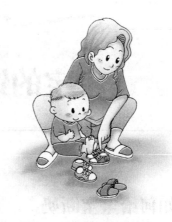

护住踝部。宝宝宜穿宽头鞋，以免脚趾在鞋中相互挤压影响发育。鞋子最好用搭扣，不用鞋带，这样穿脱方便，又不会因鞋带脱落使宝宝踩上跌跤。

◆ 看鞋底：宝宝会走以后，可以穿硬底鞋，但不可穿硬皮底鞋，以胶底、布底、牛筋底等行走感觉舒适的鞋为宜。鞋底要富有弹性，用手可以弯曲，还要防滑。宝宝鞋稍微带点儿鞋跟，可以防止宝宝走路后倾，有助于平衡重心。此外，鞋底不要太厚。

专家叮咛

这一时期宝宝脚的生长速度很快，一般来说，每隔大约两星期，就要注意宝宝的鞋是不是太小了。妈妈可以让小宝宝坐下来，摸摸看大脚趾头离鞋面是否还有0.5～1厘米的距离。这样小宝宝每次迈开步伐向前走时，大脚趾头往前伸展才有足够的空间。但鞋子也不可太大，太大的鞋子容易绊脚。

❖ 生活习惯会影响宝宝的容貌

在宝宝生长发育期间，许多不良的习惯能直接影响到牙齿的正常排列和上下颌骨的正常发育，从而严重影响宝宝容颜面部的美观。

❶ 咬物。宝宝爱咬物体（如袖口、衣角、手帕等），这样在经常咬物的牙弓位置上易形成局部小开牙畸形。

❷ 偏侧咀嚼。有的宝宝在咀嚼食物时，常常固定在一侧咀嚼。这种一侧偏用一侧废用的习惯形成后，易造成单侧咀嚼肌肥大。而废用侧因缺乏咀嚼功能刺激，使局部肌肉发育受阻，从而使面部两侧发育不对称，造成偏脸或歪脸。

❸ 过度吮指。由于手指经常被含在上下牙弓之间，牙齿受到压力，使牙齿正常方向的长出受阻，而形成局部小开牙，即上下牙之间不能咬合，中间留有空隙。同时由于经常做吸吮动作，两颊收缩使牙弓变窄，易形成上前牙前突或开唇露齿等不正常的牙颌畸形。

宝宝的饮食和营养

🐛 如何给宝宝断奶

母乳喂养的宝宝，8～12个月是最适宜的断奶时期，如果在增加辅食的条件下仍保留1～2次母乳直到一岁半也是可以的。关键问题不在于硬性规定什么时候一定要断奶，而主要在于及早地、按时地去增加辅食，一方面让宝宝能得到充分的营养来满足生长发育的需要，另一方面让宝宝慢慢地习惯辅食，逐渐地、自然而然地自己就断奶了，即所谓的自然断奶。

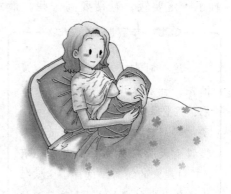

首先，妈妈要掌握循序渐进的方法，先考虑取消宝宝最不重要的那一顿母乳。最好是每隔一段时间取消一顿母乳，代之以奶瓶。这一段时间可能是几天，也可能需要几个星期。如果妈妈觉得乳房胀得难受，可以适当挤掉一些乳汁。注意：只是挤出来一部分，而不是完全挤空。这样可以给妈妈的身体传递一个信号，逐渐减少母乳的"产出"。

其次，宝宝会有习惯性的喝奶需求，这种喝奶习惯可以先移除。例如，宝宝早上起床习惯喝母乳，中午必须喝完母乳再睡觉，那么妈妈可以改变自己，让宝宝无法维持这些习惯。例如妈妈可以比宝宝更早起床，让宝宝无法直接在床上喝奶；中午可能是让宝宝边喝边睡，可以改成让宝宝到公园去玩耍，玩累了就回家睡觉，总之就是尽量让宝宝不要处在会让他想喝母乳的情境之中。对晚上睡觉前习惯喝过母乳再睡觉的宝宝来说，喝母乳代表他与妈

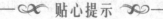

贴心提示

如果妈妈拿着奶瓶喂宝宝，他不肯接受的话，可以尝试由爸爸或者奶奶来喂他。

妈之间的亲密，喂母乳也可以让宝宝停止哭泣，具有安抚的效果，因此，这一餐，可以放到最后再断。

错误的断奶方式

几种错误的断奶方式

❶ 有的妈妈为了达到断奶的目的，在断奶的准备工作还没有做好的时候，强行给宝宝断奶，往乳头上涂辣椒水、万金油之类的刺激物，妈妈以为宝宝会因此对母乳产生反感而放弃母乳。宝宝在受到这种残忍的酷刑后，往往在不再接受妈妈的乳头的同时，也因为恐惧而拒绝吃其他的食物，从而影响了辅食的添加，断奶进行得也不顺利，还会影响宝宝的生长发育，也给宝宝留下不好的心理影响。这些所谓的速效断奶法显然是不科学的，也违背了人的生理规律，容易引起乳房胀痛，对妈妈的身体健康也有伤害。

❷ 突然断奶，把宝宝送到娘家或婆家，几天甚至好久不见宝宝。断奶不需要母子分离，对宝宝的情感来说，妈妈的奶没有了，可不能没有妈妈呀！长时间的母子分离，会让宝宝缺乏安全感，特别是对母乳依赖较强的宝宝，因看不到妈妈而产生焦虑情绪，不愿吃东西，不愿与人交往，烦躁不安，哭闹剧烈，睡眠不好，甚至还会生病、消瘦。奶没断好，还影响了宝宝的身体和心理健康，实在得不偿失。

❸ 有的妈妈不喝汤水，还用毛巾勒住胸部，用胶布封住乳头，想将奶水憋回去。这些所谓的"速效断奶法"，显然违背了生理规律，而且很容易引起乳房胀痛。如果妈妈的奶太多，一时退不掉，可以口服些回奶药，如己烯雌酚每次5毫克，每日3次口服（己烯雌酚1毫克1片，一次要吃5片），若吃后感到恶心，可加服维生素B_6。断奶后妈妈若有不同程度的胀奶，可用吸奶器或人工将奶吸出，同时用生麦芽60克、生山楂30克水煎当茶饮，3~4天即可回奶，切忌热敷或按摩。

注意宝宝"被动高盐"

一些父母在给宝宝调味食物时，常以大人的口味来调味宝宝的日常饮食，这是不合理的。如果宝宝被动摄入"高盐食品"过多，会对宝宝生长发育不利，还可能对宝宝稚嫩的器官造成伤害。

调查发现，吃含盐量过多的食物的宝宝将来有11%~13%患了高血压。此外，摄入盐分太多，还会导致体内的钾从尿中流失，而钾对于人体活动时肌肉的收缩、放松是必需的，钾流失过多，容易引起心衰。

当然，适量的食盐对维护人体健康起着重要的生理作用，因为食盐是人们生活中不可缺少的调味品，又能为人体提供重要的营养元素钠和氯，且能维持人体的酸碱平衡及渗透压平衡，是合成胃酸的重要物质，可促进胃液、唾液的分泌，增强唾液中淀粉酶的活性，增进食欲，因此，宝宝不可缺食盐。但宝宝肌体功能尚未健全，肾脏功能发育不够完善，没有能力充分排出血液中过多的钠，而过多的钠能潴留体内血液中，可促使血量增加，使血管呈高压状态，进而可导致血压升高，心脏负担加重。

❤ 怎样榨果汁保留营养多

喝一杯鲜榨果汁已经成为一种时尚，尤其是宝宝不方便咀嚼水果的时候，新鲜果汁成了妈妈们给宝宝补充营养的不二选择。很多妈妈都有这样的疑问：榨汁损失营养素吗？怎么榨才好？榨完了能放多久呢？

蔬果榨汁后最好连渣吃掉

水果榨汁后，不溶性的食物纤维，当然不会跑到汁里面去。妈妈最好让宝宝在喝果汁时连渣吃掉。

榨前烫一下保存营养

商业生产中制作果蔬汁，往往是要对果蔬进行热烫处理的。也就是说，需要把水果蔬菜在沸水中略微烫一下，把那些氧化酶"杀灭"掉，也让组织略微软一点，然后再榨汁。这样，不仅出汁率增加，还能让榨汁颜色鲜艳，不容易变褐。特别是那些没有酸味的蔬菜，如胡萝卜、青菜、芹菜、鲜甜玉米等，一定要烫过再打汁。

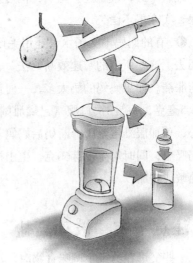

鲜榨果汁最多保存一天

如果没有经过烫煮，蔬果榨汁之后应当马上喝，不可以存放。可以说，每过一分钟，维生素和抗氧化成分的损失都在增加。如果经过烫煮再打汁，酶已经被灭活，那么在冰箱里密闭暂存一天应当是可以的。但要注意尽量减少果汁和空气的接触，避免氧化变褐。

━━━━━✖️ 专家叮咛 ✖️━━━━━

没有烫煮的榨汁非常容易变褐。变褐并不意味着果汁有毒有害，仍然可以喝，只是表明果蔬中的多酚类保健成分接触氧气被氧化，抗氧化作用将有所下降。同时，在储藏当中，风味也会逐渐变化，失去原有的新鲜美味。

宝宝"上火"怎么办

小宝宝"上火"是很常见的，如嘴角溃烂、腹痛还有大便秘结，虽然不是大病，可是也会影响宝宝的生长发育，尤其是天气干燥、炎热，都会不约而同引起"上火"。所以，妈妈要在日常生活中细心地呵护宝宝，以防宝宝"上火"，影响生长发育。

❶ 宝宝出生后最好给予母乳喂养，并保证足够的母乳量。因为母乳是宝宝最理想的食物，既含有丰富的营养物质，又不会"上火"。

❷ 对于采用人工喂养的宝宝，在添加辅食时可在配方奶中加些奶糕，并多喂些水果汁；半岁以上的宝宝应该摄入含纤维素多的食物（如新鲜蔬菜水果），每天多喝开水。对母乳不足的宝宝应及时添加配方奶；增加谷类食物和纤维素，食物性便秘即可治愈。

❸ 在炎热季节，可给宝宝喂些绿豆汁或绿豆稀饭。此外，服些清热降火的煎药如荷叶、紫苏、荸荠等，不仅可以清热降火，而且可以补脾养胃。

❹ 平时注意控制宝宝的零食，尽量少给宝宝购买"上火"食物，如油炸和红烧食物等。鼓励宝宝多吃蔬菜和水果，夏天尽量不让宝宝喝冷饮。

❺ 对已患有慢性便秘的人工喂养宝宝可将奶粉冲稀一些。可以每天喂1～2根香蕉或者每天早晨喂点蜂蜜水，每次不少于50毫升，温开水送服。

❻ 如宝宝患上疱疹性口炎或溃疡性口炎，须及早看医生。

宝宝的早教

宝宝的音乐智能

婴幼儿大脑的发育是由外界刺激作用于感官开始的。五官中最重要的是听觉和视觉，听觉又早于视觉的发展，而训练听觉的最佳方法就是音乐。音乐智能是对于节奏和旋律的感受、欣赏和创造的能力，最主要的是听觉、发音、触觉等感知器官的综合协调能力，也就是说宝宝是否有会听音乐的耳朵、会唱歌的喉咙、会演奏乐器的手。

音乐智能发展方面存在性别差异，一般来说，女孩在唱歌跳舞方面比男孩表现出更多的才能和兴趣。由于身体发展上的差异，女孩在语言和动作的协调上要比男孩发展得快，这就增强了她们在这方面的兴趣和信心。再加上人们的偏见，总认为女孩应该练习唱歌跳舞，而男孩则没有必要。这就使男孩的音乐旋律智能不仅受到来自身体的影响而且还会受到来自心理的阻碍，因此造成了这种性别上的差异。所以在进行音乐智能培养时，要一视同仁，对男孩也不能轻视。

宝宝在音乐中感官受到刺激，作用于神经系统，不仅促进了大脑的生长发育，而且还能引起情绪共鸣，发展审美情感，陶冶品格与灵魂，培养宝宝感受美、鉴赏美、表现美和创造美的能力。因此，父母在教宝宝唱歌时，不仅要强调歌词内容、音高和节奏，还应关注旋律的艺术表现力和歌曲的感染力。

首先，培养宝宝对音乐的兴趣是很重要的，可以采用立体声耳机收听，或者用录音机在室内或环境优雅的地方播放，宝宝喜动厌静，不要强迫他规规矩矩地坐在椅子上听，可以在宝宝做游戏或吃饭时播放。其次，可以让宝宝积极参与音乐实践，如演奏乐器、演唱歌曲、载歌载舞等，这种方式更能直接影响宝宝的思想态度，提高宝宝的艺术兴趣，促进视觉、听觉和肢体运动的发展。有关资料表明，经常操作乐器的宝宝，其语言逻辑、抽象思维能力均高于同龄宝宝的平均水平。

🌱 培养宝宝的幽默感

9个月的时候，虽然宝宝仍会因为妈妈拍他的肚子而快乐，但他的笑容会反映出对世界更高级的理解。这种理解表现为下面几种幽默：

❶ 破坏规则：乱扔食物或是把玩具扔得到处都是，会让宝宝兴奋地大叫。发现这些行为的乐趣表明宝宝已经懂得什么是规则，并知道怎样去破坏规则了。

❷ 消失的东西：类似的游戏包括捉迷藏和变魔术等，当将要发生的事情符合宝宝的预计时，他就会快乐地大笑。

❸ 悖论式的幽默：这种游戏的获得首先要有令人吃惊的元素，即宝宝认为某件事情将会发生，然而结果却与他预料的完全不同。比如说，跟他玩分离游戏，告诉他妈妈要走了，要去上班了，当宝宝因为妈妈的离去而大哭时，妈妈又探头出现了。

培养宝宝的幽默感

❶ 妈妈的鬼脸、可笑的声音会让宝宝觉得有趣并兴奋起来。当妈妈发出有趣的声音，妈妈的情感电波会传递给宝宝，宝宝会因此感到安全和满足，他会手舞足蹈地笑。

❷ 模仿让宝宝感到有趣的动作，例如把一张小毯子遮在头上做青蛙跳，然后把毯子从头上揭开。

> **❧ 育儿妙招 ❧**
>
> 一个认同并支持幽默的家庭环境对培养宝宝的幽默感是很重要的。妈妈要了解自己的宝宝，不要轻视那些让他开怀大笑的傻事，用心地扮演好一个"大傻"，从宝宝出生起就培养他的幽默感。

🌱 宝宝学手语

研究显示，2岁前，教宝宝多用手势，可以促使他们更快学会说话，甚至还可以提高他们的智商。比如，表达吃的意思时，用食指轻触嘴巴；表示喝则需要拇指抬起，四指微屈，形成奶瓶的形状；牛奶可以用牧民挤奶的动作代替，反复握紧、张开拳头。

尽管教给宝宝手语好处很多，但却非常难。以下一些建议或许可以帮助妈妈使这项工作变得简单一点。

❶ 早点教。最好在宝宝几周大的时候就开始。这就像学习一门语言，年龄越大，学习越难，教给宝宝手语也是如此。

❷ 从少数几个起步。例如吃、喝、爸爸、妈妈……因为吃、喝是宝宝每天都会做的事情，爸爸、妈妈是最常见的，宝宝们总是更容易接受最常见的或对他们最有帮助的手语。妈妈们要让手语成为宝宝日常生活的一部分。

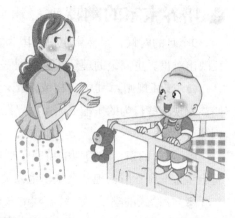

❸ 借助书本和网络教学。宝宝总是对电视上看到的东西怀有莫大的兴趣。因此，可以购买教宝宝手语的录像和光盘，或一些关于儿童手语的书籍。

❹ 制作手语卡片。就像教宝宝写字一样，妈妈可以制作手语卡片。

❺ 手势与实物相联系。教宝宝手语就像教说话。所以，在教手势时，也要记住把手势与实物联系起来。

❻ 手语与语言相结合。手语是宝宝说话的桥梁，对于简单的容易发音的词，他会尝试着说；对于难发音的词，宝宝也会用手语表达，这样无疑会促进语言能力的发展。

❼ 循序渐进。宝宝学习手语要有合适的进度：0~8个月，以妈妈的手语演示为主；8~12个月的宝宝可以自己用一些手势了，妈妈也能从日常生活中逐渐观察到宝宝用手语表达自己。

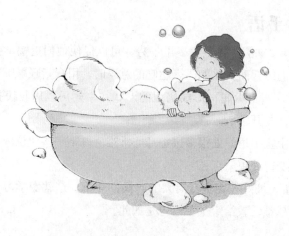

疫苗接种

🌢 宝宝疫苗接种

　　宝宝接种疫苗后，注射处出现短暂的红、肿、热、痛的局部炎性反应是很常见的，几乎每种经注射接种的疫苗都可能引起这种局部反应。其中比较明显的如破伤风疫苗，还可能同时伴有局部淋巴结肿大、注射部位有瘙痒感等反应。这些局部反应一般都比较轻微，在两三天后自行消退，属于接种疫苗的正常反应。

　　妈妈可用清洁的毛巾热敷宝宝注射部位，可以减轻疼痛感和不适感。注意不要让宝宝抓挠注射部位，以免引起继发感染。如果接种疫苗部位的红、肿、热、痛持续性加剧，局部淋巴结明显肿大、疼痛，说明有可能出现继发感染，要及时带宝宝到医院请医生处理。

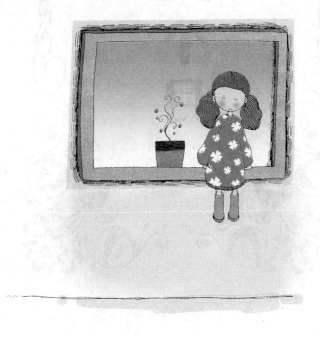

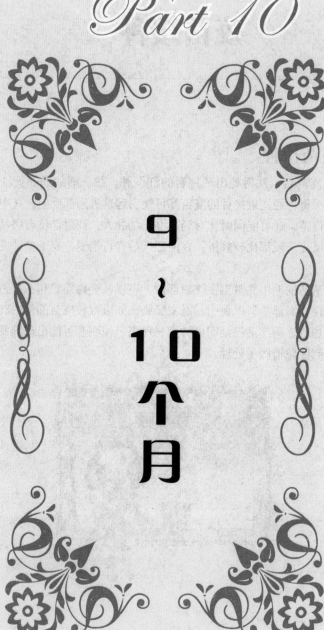

Part 10

9～10个月

宝宝的身体和感觉发育

宝宝10个月的身体发育标准

	女宝宝	男宝宝
身高	平均约73.8厘米	平均约75.5厘米
体重	平均约9.28千克	平均约9.92千克
头围	平均约44.9厘米	平均约46.1厘米

宝宝的身体生长速度在9～10个月没有明显的变化，和前面几个月差不多，有个体差异，但总体来说不是很大。大部分的宝宝都已经长了4颗牙，长出6颗牙齿的也为数不少，上边有4颗，下边2颗。不过也有的宝宝在10个月的时候，才开始长出最初2颗牙。

🌑 宝宝的感觉发育

10个月的宝宝还不能意识到自己身体的存在。他会咬自己的手指，并因为咬痛了而放声大哭。但这一咬倒很有作用，宝宝感觉到咬自己的手指和咬别的东西在感觉上不一样，从而形成了最初的自我意识。

动作发育

10个月的宝宝能稳坐较长的时间，能自由地爬到想去的地方，能扶着东西站得很稳。拇指和食指能协调地拿起小的东西，会做招手、摆手等动作。

语言发育

能模仿大人的声音说话，可以说一些简单的词。10个月的宝宝已经能够理解常用词语的意思，并会一些表示词义的动作。

记忆能力发育

10个月的宝宝开始有明显的记忆能力。能认识自己的玩具、衣物，还能指出鼻子、眼睛、脑袋、胳膊等自己身上的器官或部位。一些宝宝还会有回忆能力，能记起自己非常喜爱的玩具或游戏等。尽管此时的宝宝已有记忆、回忆能力，但记忆保持的时间很短，只有短短的几天，时间一长就会忘记。

宝宝的记忆能力与后天的培养训练有很大的关系，受过良好训练的宝宝记忆力就强很多，所以父母要抓住这段关键时期对宝宝进行记忆培养。另外，宝宝的记忆能力和兴趣也有很大的关系，对于宝宝感兴趣的东西，宝宝会很容易记住，否则就很容易被遗忘。

宝宝的心理发育

10个月的宝宝喜欢模仿着叫妈妈，也开始学迈步、学走路了，他们喜欢东瞧瞧、西看看，好像在探索周围的环境。在玩的过程中，还喜欢把小手放进带孔的玩具中，并把一件玩具装进另一件玩具中。

10个月后的宝宝在体格生长上，比以前慢一点儿，因此食欲也会稍下降一些，这是正常的生理过程，妈妈不必担心。吃饭时千万不要强喂硬塞，如硬让宝宝吃会造成逆反心理，产生厌食。

这个阶段的宝宝，是最喜欢模仿大人说话的时期，父母应抓住这一时期多进行语言教育。父母此时要对宝宝多说话，内容是与他生活密切相关的短语。如周围亲人、食物、玩具名称和日常生活动作等用语。注意不要教宝宝儿语，要用正规的语言教他，当宝宝用手势指点要东西时，尽量教他发音，用语言代替手势。在学习的过程中，要让宝宝保持愉快的心情，心理上愉悦健康的宝宝学东西就快。

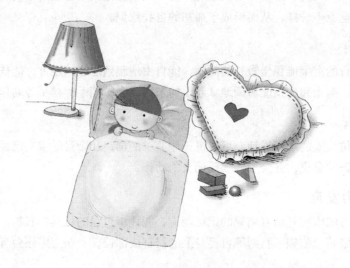

宝宝的保健和护理

❀ 怎样给10个月的宝宝洗澡

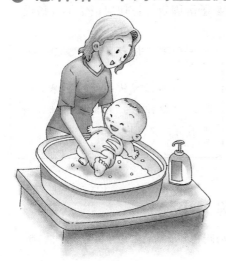

一旦宝宝开始爬行，妈妈就要经常地给他洗澡了。妈妈给宝宝洗澡不是一件容易的事情。妈妈如果注意一些方法，就更容易把一个滑溜溜、动来动去的宝宝洗干净，而又不弄湿自己。

给宝宝洗澡应在温暖无风的房间里进行，并应准备好一条干毛巾，在洗完澡后马上将宝宝包裹起来。最重要的是，随时都要将一只手放在宝宝的身上，千万不要将宝宝独自留下，哪怕只一会儿。如果妈妈必须要离开，就要把宝宝也带上。

许多父母都发现，在垫有一条毛巾的婴儿用便携式浴盆里或者在塑料浴盆里给宝宝洗澡是最方便的。用一块软毛巾或海绵和大约15厘米深的温水，轻轻地擦去任何能够看得见的剥落的表皮。一些重点部位一定要洗到，如耳朵后面、手指头和脚趾头之间、胳肢窝、脖子和大腿窝，这些地方容易积污垢。如果宝宝的眼睛周围积有污垢，应当轻轻地从里向外擦洗每只眼睛。当清洗宝宝的生殖器时，要从前向后擦，以防大便的污染。

不必在每次洗澡时都洗宝宝的头发，只要在必要的时候洗一下就可以了。头皮所产生的油可能会使宝宝的头发和头上的皮肤有些发黏。为此，可使用中性香皂或不刺激眼睛的宝宝洗发水，将其涂在宝宝的头上，稍等片刻，然后再用水冲掉，不用揉搓。洗发水应当在最后才用，以免宝宝坐在污水里。

给宝宝洗完澡后，轻轻擦干宝宝的身体，并且一定要润滑他的皮肤，以保持其自然的弹力和柔软性。

🌼 注意宝宝的安全

10个月的宝宝已学会爬、坐、扶、站，一旦宝宝能自己扶着走，其活动范围会更广，加上好奇心强烈，父母很难预测到宝宝会干出什么事情来。宝宝爬的本领大了，开始会攀高，虽能扶着走，但动作不稳，跌跌撞撞，常会摔倒。宝宝开始感到这个世界是属于他的，他会尽全力去探索和寻找。他既不懂什么东西有危险，更不懂怎样保护自己，因而容易发生一些意外的事故。此时做好居室安全工作十分重要。

宝宝的脚步不稳，头重脚轻，易摔倒，且头容易碰撞桌椅的棱角，所以这些地方要贴上海绵或橡胶皮，以防止发生危险。如果条件许可，最好让宝宝在空旷的房间玩。应将组合式柜子或桌子等固定好；任何柜子都应该没有可供宝宝踩、抓的地方，使宝宝无法攀爬；室内楼梯应加护栏，桌、椅、床均应远离窗子，防止宝宝攀爬到窗边；宝宝的用品，如坐的椅子应稳重且坚固；床栏应坚固且高度超过宝宝胸部；借用别人的小车应检查挂钩和车轴，以防意外发生。

> **专家叮咛**
>
> 如果宝宝从高处摔下来，要观察他的神态，若出现呕吐、神志不清，要立即送医院。

🌼 如何让宝宝自己坐便盆解大小便

9个多月的宝宝已经坐得很稳了，妈妈可以开始让宝宝自己坐便盆解大小便了。

训练宝宝的排便习惯是有讲究的。训练排小便的习惯应从2～3个月开始，先减少夜间的喂哺次数，从而减少夜间的排尿次数。每天在宝宝睡觉前后或吃奶后给宝宝把尿，通过循序渐进的把尿训练，宝宝能将排尿的时间、姿势、声音有机地联系起来，形成排尿的条件反射，直至坐便盆自解小便。

宝宝坐的小便盆，最好选用塑料制品，且盆边要宽而光滑。因为这种便盆不论是夏天还是冬天都适用（搪瓷便盆夏天尚可，到了冬天很凉，宝宝不愿意坐）。

宝宝坐便盆大便时，父母不能让宝宝吃东西，也不能逗他玩耍，应该注意观察宝宝的面部表情。如果宝宝排便前使劲发呆、眼睛瞪大、定目凝视，父母应该以"嗯——"的声音给宝宝加把劲，用声音刺激助他排便。

宝宝坐便盆解大小便的时间每次以3～5分钟为宜。

宝宝肌肉注射后怎么护理

肌肉注射是一种极方便的给药方法，但有的药物在连续多次注射以后，就会在肌肉注射的局部发生硬块。

肌肉注射后发生硬块，主要是某些药物对人体组织有一定的刺激性；另外，宝宝在注射时不能很好配合，注射部位选择不当，会使药液注入脂肪组织中，脂肪组织中血管少，药物不能很好地被吸收；长期注射药物，加重了药物的刺激，使局部肿胀形成硬块。

注射后出现硬块，局部可出现炎症反应，还可能发生组织坏死。宝宝可感到疼痛，也可出现发热。因此，出现硬块后应及时处理。

热敷

注射局部产生疼痛或刚出现硬块时，可以及时热敷。方法是用热毛巾或热水袋，水温50～60℃，敷于硬块部位，每日早晚各1次，每次20～30分钟。同时局部轻揉，可以促进局部血液循环，加速药液吸收。但是如果硬块有波动感或出现脓头，就不可再热敷，要及时到医院检查。

硫酸镁溶液外敷

妈妈可用50%硫酸镁溶液，每次取50毫升倒入搪瓷碗中，加热水10毫升，取两块小毛巾或纱布，交替使用。先取一块毛巾，浸入溶液中，拧干后敷在硬块处，上面再用热水袋压住，5分钟更换一次，连续15分钟，每日3～4次。硫酸镁溶液热敷可使肌肉放松，血管扩张，促进血液循环，帮助药液吸收，使硬块变软，直至消失。

艾叶煎水敷

艾叶有理气活血、温经止痛的效用。妈妈可用艾叶加水适量煎煮，待温后用毛巾浸湿热敷。注意药液不要下流，局部不要烫伤。每3～5分钟换一次，每次热敷30分钟，每日2次。

理疗

妈妈可以带宝宝去医院做理疗，效果较好。

宝宝的饮食和营养

断奶末期怎么喂宝宝

宝宝10个月时就进入了断乳末期。这个阶段可以把哺乳次数进一步降低为不多于2次，让宝宝进食更丰富的食品，以利于各种营养元素的摄入。可以让宝宝尝试全蛋、软饭和各种绿叶蔬菜，既增加营养又锻炼咀嚼，同时仍要注意微量元素的添加。

尝试正式断乳，如果错过了这一时期，宝宝就会依恋母乳或牛奶的味道，使断乳变得更加困难。除了味道之外，宝宝还会领悟到吸吮或饮用奶水比咀嚼食物容易得多，因此更离不开牛奶。

给宝宝做饭时要多采用蒸煮的方法，这样可以比炸、炒的方式保留更多的营养元素，口感也较松软。同时，还保留了更多食物原来的色彩，能有效地激发宝宝的食欲。

10个月的宝宝，辅食已逐渐变为主食了，每天吃饭、吃奶共5次（喝水、吃水果除外）。让宝宝与大人坐在餐桌上同时进餐，进一步培养宝宝自用餐具的能力。进餐环境要安静，不要边吃边玩，边吃边说，这样做容易分散宝宝的注意力，影响食欲。

> **贴心提示**
>
> 有些宝宝会因为恋母乳而一时不肯接受牛奶，需要给他一个适应过程，母乳和牛奶混合喂养一段时间，逐步让他接受牛奶和其他食物，从而断掉母乳。

宝宝断奶后的营养保证

宝宝断母乳后，其食物构成就要发生变化，要注意科学喂养。

❶ 选择食物要得当，食物的营养应全面和充分。此时宝宝能吃的食物已经很多，但由于白齿还没有长出来，不能把食物嚼得很细，所以宝宝的饭菜还是要做得软烂一些，以利于宝宝消化吸收。主食可以吃粥、软饭、面条、馒

头、包子、饺子、馄饨等。副食可以吃新鲜蔬菜（特别是橙色、绿色蔬菜）、鱼、肉、蛋、动物内脏及豆制品，还应经常吃一些海带、紫菜等海产品。总之，完全断奶后，宝宝每日的饮食中应包含糖类、脂肪、蛋白质、维生素、无机盐和水这六大营养素，避免饮食单一化，多种食物合理搭配才能满足宝宝生长发育的需要。

❷ 烹调方式要合适，要求食物色香味俱全，易于消化，以便满足宝宝的营养需求，适应宝宝的消化能力，并引起食欲。

❸ 饮食要定时定量，刚断母乳的宝宝，每天要吃5餐，早、中、晚餐时间可与大人统一起来，但在两餐之间应加牛奶、点心和水果。

❹ 添加辅食要循序渐进，即由稀到干、由细到粗、由少到多。由少到多含有两层意思，其一是品种由少到多，其二是食物量由少到多。

❺ 注意饮食卫生，食物应清洁、新鲜、卫生、冷热适宜。

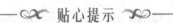

贴心提示

断奶有适应期，有些宝宝断奶后可能很不适应，因而喂食要有耐心，让宝宝慢慢咀嚼。

宝宝恋乳怎么办

许多宝宝在断奶时会哭闹，拒绝食物，甚至养成咬被角、吮手指的毛病，这些宝宝都不同程度地有恋乳危机。

断奶期是第二次母婴分离，也是宝宝成长过程中的一个重要里程碑。从完全吸食母乳到断奶，从习惯于母亲香甜的乳汁到彻底告别，宝宝需要一个适应过程，更需要妈妈采取正确的方式从生理到心理上戒断宝宝对母乳的依恋。

❶ 转移宝宝注意力。宝宝出现碰触乳房行为时，不动声色地握住他的手，拉着他去做他感兴趣的事情，比如，讲故事、玩游戏、和他一起看动画片等，转移他的注意力，也逐渐淡化他对乳房的关注。给宝宝布置温馨与充满童趣的房间，鼓励宝宝听音乐，看适合他的漫画与图书，培养宝宝的兴趣与爱好，引导他过充实而有规律的生活。条件允许的话，经常陪宝宝到大自然中走走，让绚丽多姿的大自然开阔他的视野，陶冶他的心灵，丰富他的内心体验，让宝宝在心旷神怡中养成开朗豁达的心胸，转移摸乳房的不良习惯。

❷ 加强亲子沟通。宝宝碰触妈妈乳房其实是情感上依恋母亲，渴望母爱的信号。所以，不管工作多忙，每天一定抽点时间陪宝宝，跟他交谈，陪他游戏，跟他做朋友，让他享受到充沛健康的母爱。如果宝宝能感受到并且获得了安全感，自己就会减少对母乳的依恋。

贴心提示

断乳时，宝宝会吵闹几天的。但不管宝宝怎样吵闹也不要授乳，这样宝宝只好死心。假如坚持了两天，到第三天见宝宝喊得太可怜而又重新授乳，则宝宝会认为这两天是故意整他。因此，要让宝宝知道吃母乳已不行，妈妈也得采取果断措施。

宝宝什么情况下需要补充益生菌

❶ 服用抗菌素时需要补充。抗菌素尤其是广谱抗菌素不能识别有害菌和有益菌，所以它杀死敌人的时候往往把有益菌也杀死了。这时候或者过后补点益生菌，都会对维持肠道菌群的平衡起到很好的作用。

❷ 宝宝出现消化不良、牛奶不适应症、急慢性腹泻、大便干燥及吸收功能不好引起营养不良时，都可以补充益生菌。

❸ 剖宫产和非母乳喂养的宝宝不能从妈妈那儿得到足够的益生菌源，可能会出现体质弱、食欲不振、大便干燥等现象，也应该适量补充益生菌。

名词解释

对人体有益的细菌我们叫它益生菌。

❹ 对于免疫力低下或者需要增强免疫力的特殊时刻，补充益生菌能够有备无患。

❺ 带宝宝出行或旅游时带点益生菌类产品，如果宝宝肠胃不舒服，服用后能够有效缓解。

怎样为宝宝选择好的益生菌

成人要获取益生菌的途径比较多，比如含益生菌的酸奶以及乳酸菌类的饮料。可是宝宝就要小心呵护，为宝宝选择好的益生菌非常重要。

❶ 菌种和菌株。益生菌有很多种，其中嗜酸乳杆菌、乳双歧杆菌是当今最受瞩目、效果最显著的益生菌种。妈妈在选择时要挑选优秀菌种，优选菌株，以确保活菌功效的强大。

❷ 活菌。益生菌非常脆弱，一般情况下，在储藏、运输的过程中即消耗大半，在通过胃的酸性环境时，往往被破坏殆尽。活菌必须要有超强的耐酸耐胆盐能力，才能顺利通过胃肠屏障，安全抵达肠道。购买时需要咨询，要求保质期内是活菌，而非出厂时，有些产品只能保证产品出厂时的活菌数，这与到达人体内起作用的活菌完全是两码事。

❸ 效果验证。市场上不同类型的、宣称各种功能的益生菌类产品比比皆是，事实上，却未必具有类似的营养保健和预防治疗疾病的价值。即便妈妈看见某几个产品标有相同益生菌种的名字，也不能说明什么，因为有的产品不能指出正确的菌株名、保质期内益生菌的数量以及存活情况，也没有任何机构对其宣称的功效进行验证。妈妈要选择经过国家食品药品监督管理局批准的健字号食品，其功效是通过动物试验和人体试食试验证明的，效果是有保证的。

🌸 宝宝营养不良怎么调养

很多妈妈常常到发现宝宝出现身体消瘦、发育迟缓、贫血、缺钙等营养缺乏性疾病时才知道宝宝是营养不良了。

其实，宝宝营养状况滑坡，往往在疾病出现之前，就已有种种信号出现了。妈妈若能及时发现这些信号，并采取相应的措施，就可将营养不良扼制在"萌芽"状态。以下信号特别值得妈妈们留心。

情绪变化

❶ 宝宝有郁郁寡欢、反应迟钝、表情麻木等表现的时候，往往是因为体内缺乏蛋白质与铁质。此时应多给宝宝吃一点水产品、肉类、奶制品、畜禽血、蛋黄等高铁、高蛋白质的食物。

❷ 宝宝忧心忡忡、惊恐不安、失眠健忘，表明体内B族维生素不足。此时补充一些豆类、动物肝、核桃仁、土豆等B族维生素丰富的食品大有益处。

❸ 宝宝情绪多变、爱发脾气则与吃甜食过多有关，医学上称为"嗜糖性精神烦躁症"。对此，除了减少甜食外，多安排点富含B族维生素的食物也是必要的。

❹ 宝宝固执、胆小怕事，多因维生素A、B族维生素、维生素C及钙质摄取不足所致，所以应多吃一些动物肝、鱼、虾、奶类、蔬菜、水果等食物。

行为反常

❶ 行为与年龄不相称，较同龄宝宝幼稚可笑，表明体内氨基酸不足，增加高蛋白食品如瘦肉、豆类、奶、蛋等非常必要。

❷ 夜间磨牙、手脚抽动、易惊醒，常是缺乏钙质的信号，应及时增加绿色蔬菜、奶制品、鱼肉松、虾皮等食物。

❸ 喜欢吃纸屑、泥土等异物，称为"异食癖"。多与缺乏铁、锌、锰等微量元素有关。海带、木耳、蘑菇等含锌较多，禽肉及海产品中锌、锰含量高，是此类宝宝理想的盘中餐。

过度肥胖

以往，人们常将肥胖笼统地视为营养过剩。最新研究表明，营养过剩仅是部分"胖墩儿"发福的原因。另外一部分胖宝宝则是起因于营养不良。具体来说就是因挑食、偏食等不良饮食习惯，造成某些微量营养素摄入不足所致。

某些微量营养素不足导致宝宝体内的脂肪不能正常代谢为热量散失，只得积存于腹部与皮下，宝宝自然就会体重超标。因此，对于肥胖儿来说，除了减少高脂肪食物（如肉类）的摄取以及多运动外，还应增加食物品种，做到粗粮、细粮、荤素食物合理地搭配。

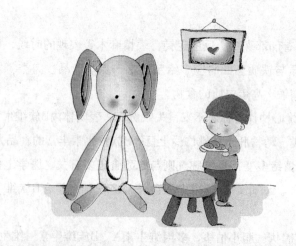

宝宝的早教

🌺 对宝宝进行赞赏教育

10个月的宝宝是喜欢听好话、喜欢受表扬的宝宝。这时一方面他已能听懂妈妈常说的赞扬话，另一方面他的言语动作和情绪也发展了。他会为家人表演游戏，如果听到喝彩、称赞，就会重复原来的语言和动作。这是他能够初次体验成功欢乐的表现。而成功的欢乐是一种巨大的情绪力量，它形成了宝宝从事智慧活动的最佳心理背景，维持着最优的脑的活动状态。它是智力发展的催化剂，它将不断地激活宝宝探索的兴趣和动机，极大地助长他形成自信的个性心理特征，而这些对于宝宝成长来说，都是极为宝贵的。

对宝宝的每一个小小的成就，妈妈都要随时给予鼓励。妈妈不要吝啬赞扬的话，而要用丰富的表情、由衷地喝彩、兴奋地拍手、竖起大拇指的动作以及一人为主、全家人一起称赞的方法，营造一个"强化"的亲子气氛。这种"正强化"的心理学方法，会促使宝宝健康茁壮地成长。

> **育儿妙招**
>
> 妈妈赞扬宝宝，要具体到每件事情，例如：宝宝会自己拿着奶瓶喝奶了，妈妈就说："宝宝真棒，会自己喝奶了。"

🌺 教宝宝模仿别人的声音

模仿发音是语言训练的重要方法，大人的声音与某项具体的事物结合，该声音就成为该事物的语言信号，让宝宝结合具体的事物模仿大人的声音，并反复强化训练，宝宝的语言发育就能前进一步。

妈妈与宝宝一起玩游戏时，一边玩一边发出相应的声音，让宝宝模仿发音或主动发出声音，例如玩玩具汽车时发出"嘟嘟——"声，飞机发出"轰轰——"声等。

妈妈与宝宝一起看有关动物的图片，边看边学动物叫的声音，让宝宝模仿发音，例如：狗——"汪汪"，猫——"喵喵"，小鸭——"嘎嘎"，青蛙——"呱呱"等，然后一张一张地出示图片，鼓励宝宝发出相应的声音来。

妈妈给宝宝讲简单的故事或念儿歌，突出其中一些有趣的声音，如敲门声、动物语言（叫声）、刮风声、下雨声等，请宝宝模仿其中的声音。

> **贴心提示**
>
> 父母在与宝宝玩玩具或做游戏或进行运动训练时，当宝宝的兴趣达到一定的程度时，可以轻轻地发出欢呼声或尖叫声，鼓励宝宝模仿发出类似的声音，同时给以身体上的接触和安慰（如摸摸头、拍拍肩、抱一抱等）。在进行此项游戏时，父母一定要在宝宝高兴时进行。

🐾 观察宝宝的适应性高低

观察宝宝适应性高低

❶ 旁边多了新玩具时，宝宝很快就会注意到它，还是需经过一段时间，才会接受新玩具的存在？

❷ 变换睡眠环境时，譬如婴儿床摆放的位置由爸爸妈妈的房间变成婴儿房，宝宝会不会不容易睡着？

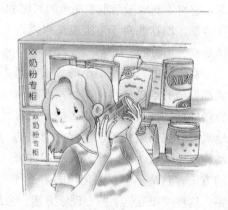

❸ 在陌生环境下，宝宝是否要花一段时间才能适应，且身边一定要有爸爸或妈妈陪伴？

❹ 换不同品牌的奶粉时，宝宝需要多久时间才能接受？

❺ 换不同品牌的纸尿裤时，宝宝是很快就能接受还是需要一段时间才能接受？

❻ 换新保姆后，宝宝会不会有长期哭闹的不适应症状？

根据宝宝适应性高低教养宝宝

❶ 适应性高的宝宝，因为适应能力好，受外在环境影响的机会也增加。对于宝宝的成长环境和学习对象，家长绝对有替宝宝把关的责任。对于适应性高的宝宝，家长会容易忽略宝宝的真实感受、想法。适应性高的宝宝，面对陌生的事物，虽然没有明显的哭闹，但是假使家长因此忽略了宝宝的感受，反而

会对宝宝的心理造成伤害。

❷ 适应性低的宝宝，对于事物的变化较为敏感，需要经历一段时间的"磨合期"。家长须注意，对宝宝要有更多的耐心和包容。对适应性低的宝宝来说，安全感的建立很重要！家长最好能陪伴宝宝一起适应陌生的人或事物，多给宝宝一点时间，陪伴身旁、给予勇气，家长可以轻柔地和宝宝说说话，让宝宝充满安全感。

🌢 敲敲打打发展宝宝智力

8~12个月的宝宝，要了解各种各样的物体，了解物体与物体之间的相互关系，了解他的动作所能产生的结果。通过敲打不同的物体，宝宝可以知道这样做就能产生不同的声响，而且用力强弱不同，产生音响的效果也不同。比如，用木块敲打桌子，会发出"啪啪"的声音；敲打铁锅则发出"当当"声；一手拿一块对着敲，声音似乎更为奇妙。宝宝很快就能学会选择敲打物，学会控制敲打的力量，发展了动作的协调性。

节奏感强的音乐可用于开发宝宝智力。每天让宝宝接触打击乐，可使宝宝有节奏地运动，同时能有效刺激宝宝的智力发育。

打击乐可增加宝宝控制能力，让宝宝随着音乐拍打身体部位，有助于宝宝建立并发展发散性思维。

不会说话的宝宝也懂得借助音乐表达自己的思想。如用"叮咚"表达闹钟报时，用"砰"表达关门等。每天适当地让宝宝接触打击乐，能有效增进宝宝对节奏感的认识和协调能力，促进宝宝在体能、情感等方面的发育。妈妈每天和宝宝做拍打身体的游戏，以鼓励宝宝去拍打自己身体的各个部位，能丰富宝宝的音乐体验。

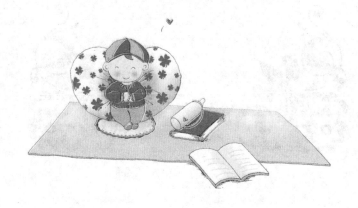

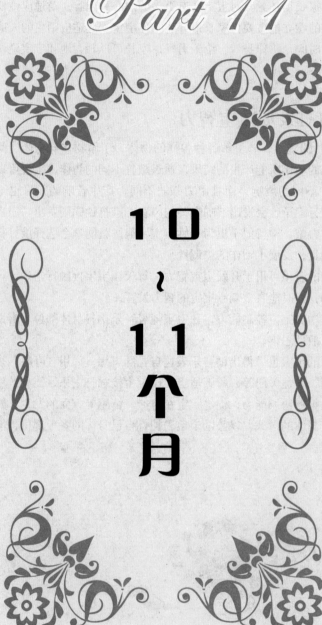

Part 11

10~11个月

宝宝的身体和感觉发育

宝宝11个月的身体发育标准

	女宝宝	男宝宝
身高	平均约75.3厘米	平均约76.9厘米
体重	平均约9.54千克	平均约10.21千克
头围	平均约45.2厘米	平均约46.15厘米

宝宝在10～11个月的生长规律也没有多大起伏，平均每月身长增长1.0~1.5厘米，体重增加220~370克，头围增加0.6~0.7厘米。

不过，宝宝容貌的变化较大，胸围逐渐赶上头围，比例更协调，但看起来仍是一个婴儿的样子，腹部和头部仍然是最大部位。

到这个时候，对宝宝身体的关注可以放在体能的锻炼上，锻炼他的肌肉力量，包括手臂、腿脚、腰腹等。坚持协助宝宝做体操是一个不错的锻炼方法。

宝宝的感觉发育

宝宝常常把家里的抽屉打开，把每件东西都拿出来看看、玩玩；如果有箱子，就会钻进去；他们还会把塑料袋套在自己头上，常常因为拿不下来而着急。宝宝的这种行为对开阔其视野、增长其知识是有极大的帮助的。这时应该提醒一下的是，由于此时宝宝的探索行为存在危险因素，因此父母一定要注意宝宝的安全。

动作发育

11个月的宝宝坐着时能自由地向左右转动身体，能独自站立，扶着一只手能走，推着小车能向前走；能用手捏起扣子、花生米等小东西，并会试探地往瓶子里装，能从杯子里拿出东西然后再放回去；双手摆弄玩具很灵活。此时的宝宝会模仿成人擦鼻涕、用梳子往自己头上梳等动作，会拧开瓶盖，剥开糖纸，不熟练地用杯子喝水。

语言发育

尽管11个月的宝宝能够使用的语言还很少，但令人吃惊的是他们能够理解大人说的很多话。对成人的语言由音调的反应发展为能听懂语言的词义。如问宝宝"电灯呢"，他会用手指灯；问他"眼睛呢"，他会用手指自己的眼睛，或眨眨自己的眼睛；听到成人说"再见"，他会摆手表示再见；听到"欢迎、欢迎"的声音，他也会拍手。

❧ 宝宝的心理发育

11个月的宝宝喜欢和父母依偎在一起玩游戏、看书画，听大人给他讲故事；喜欢玩藏东西的游戏；喜欢认真仔细地摆弄玩具和观察事物，边玩边"咿咿呀呀"地说着什么，有时发出的音节让人莫名其妙。这个时期的宝宝喜欢的活动很多，除了学翻书、讲图书外，还喜欢搭积木、滚皮球，还会用棍子够玩具。如果听到喜欢的歌谣就会做出相应的动作来。

11个月的宝宝，每日活动是很丰富的，从爬、站立到学行走的技能日益增加，他的好奇心也随之增强，宛如一位侦探，喜欢把房间里每个角落都了解清楚，什么物体都要用手摸一摸。

为了宝宝心理健康发展，在安全的情况下，尽量满足他的好奇心，要鼓励他的探索精神。千万不要随意恐吓宝宝，以免伤害他正萌发的自尊心和自信心。

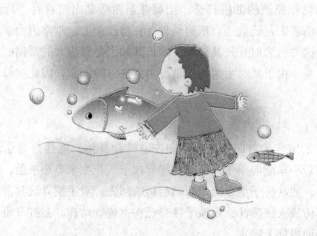

宝宝的保健和护理

🌸 宝宝睡木板床对身体好

正常人脊柱有四个生理弯曲：颈曲、胸曲、腰曲、骶曲。新生宝宝几乎没有生理弯曲，直到以后随着独立支撑头部、独立坐起、独立行走才逐渐形成颈曲、胸曲和腰曲。婴幼儿骨骼中所含有机物质较多，钙、磷等无机盐含量相对较少，因此具有弹性大、柔软、不易骨折的特点。睡木板床可使脊柱处于正常的弯曲状态，不会影响宝宝脊柱的正常发育。

现在城市中很多家庭都是用弹簧床代替木板床，其实这样做对宝宝不利。因为婴幼儿脊柱的骨质较软，周围的肌肉、韧带也很柔软，由于臀部重量较大，在弹簧床上平卧时可能会造成胸曲、腰曲减少，侧卧可导致脊柱侧弯，宝宝无论是平卧或侧卧，脊柱都处于不正常的弯曲状态。此外，有弹性的床会使翻身困难，导致宝宝身体某一部分受压迫，久而久之会形成驼背、漏斗胸等畸形，不仅影响宝宝体形美，而且更重要的是妨碍内脏器官的正常发育，对宝宝的危害极大。为了宝宝的健康，不应让宝宝睡弹簧床。

🌸 不要带宝宝到马路边玩

我们提倡宝宝多到户外玩，多晒太阳，但不赞成常抱宝宝在路边玩。

马路上车多人多，宝宝爱看，大人也爱看。父母认为，只要把宝宝看好，不碰着宝宝，在路边玩要很省事。其实，马路两边是污染最严重的地方，对宝宝和大人都极有害。

汽车在路上跑，汽车排放的废气中含有大量一氧化碳、碳氢化合物等有害气体，马路上汽车尾气的污染是最严重的。马路上各种汽车鸣笛声、刹车声、发动机声等噪声会影响宝宝的听力。马路上的扬尘含有各种有害物质和病菌、微生物，会损害宝宝的健康。

带宝宝玩耍，要到公园、郊外等空气新鲜的地方。

🌸 如何给宝宝喂药

宝宝喜欢吃甜的东西，而对苦、辣、涩等味道会表现出难以下咽。

❶ 喂药水时应首先摇匀；给粉剂、片剂时，可将药用温开水调匀后再喂。

❷ 家长可以让宝宝看着自己先吃点药，并说"哎呀，真好吃""吃了药，病就好了"，宝宝慢慢就会消除恐惧，把药吃下去了。

❸ 喂药时最好抱起宝宝，取半卧位，防止药物呛入气管内。如果宝宝不愿吃，请扶住宝宝头部，用拇指和食指轻轻地捏宝宝双颊，使宝宝的嘴张

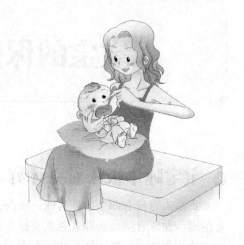

开，用小匙紧贴嘴角，压住舌面，药液就会慢慢从舌边流入，直至宝宝吞咽药液后再把匙从嘴边取走。

❹ 如果宝宝一直又哭又闹，不肯吃药，只好采取灌药的方法。一人用手将宝宝的头固定，另一人左手轻捏住宝宝的下巴，右手拿一小匙，沿着宝宝的嘴角灌入，待其完全咽下后，固定的手才能放开。不要从嘴中间沿着舌头往里灌，因舌尖是味觉最敏感的地方，易拒绝下咽，哭闹时容易呛着；也不要捏着鼻子灌药，这样容易引起窒息。

━━❤ 专家叮咛 ❤━━

给宝宝喂药时，如果宝宝开始作呕，就停止下来，让他休息一会儿，安抚一下后再给他喂药。宝宝如果在服药后呕吐，就把他的头斜向一边，轻拍其背部。呕吐后把他的嘴洗干净，看看宝宝吐出来的药量有多少，问一下医生是否可以继续用这样的剂量给宝宝服。切忌给吃饱肚子的宝宝再喂什么药。

🌸 不要给宝宝滥用止咳糖浆

咳嗽是人体呼吸道为免受外来刺激的一种保护性动作。就像吃饭时，饭粒呛入气管内，会引起阵阵咳嗽，最终将饭粒咳出来一样。有痰的咳嗽可以将身体内有害物质排出体外，对人体是有益的，妈妈不必为宝宝咳嗽过分着急。

有些宝宝的咳嗽是无痰的干咳，反复剧烈的干咳会影响宝宝的休息和睡眠，甚至发生肺气肿、咯血和胸痛等，故干咳对患儿是不利的，需要积极进行

止咳治疗。

小儿止咳糖浆大多含有盐酸麻黄素、桔梗流浸膏、氯化铵、苯巴比妥等药物成分，服用过多都会有副作用。尤其盐酸麻黄素服用过多，宝宝会出现头昏、呕吐、心率增快、血压上升、烦躁不安甚至休克等中毒反应。

当宝宝咳嗽时，妈妈往往给宝宝服用止咳糖浆。其实，对于一般的咳嗽，应以祛痰为主，不要单纯使用止咳药，更不要过量地服用止咳糖浆。由于小儿止咳糖浆味甜，宝宝喜欢喝，经常用一种不行再换一种，或者两种药物合用，结果是适得其反，咳嗽久治不愈，个别患儿甚至咳嗽加剧，病情越来越重。

❤ 带宝宝游泳要注意什么

游泳是非常适合宝宝的一项运动。经常让宝宝戏水和游泳，能增进宝宝食欲，提高睡眠质量，有利于体格发育，并可显著减少皮肤病和呼吸道感染等疾病。同时，游泳是水浴、空气浴、日光浴三者相结合的全面性运动，可以促进宝宝智力开发，培养宝宝勇敢、敏捷、意志顽强的个性。可见，宝宝游泳好处多多，但是妈妈也要掌握一些必要的注意事项，否则会给宝宝带来伤害。

❶ 看宝宝是否吃饱，通常要在宝宝吃奶后半小时到一小时再安排游泳。

❷ 水温要在36~38℃，月龄小的宝宝水温要稍高一些，月龄大的宝宝水温可以低一些。

❸ 宝宝游泳应在大澡盆或游泳池内进行，要由大人带着一起下水。开始时大人扶住宝宝腋下使其在水中上下浮动，也可以让宝宝平卧在水中而露出头部。宝宝习惯后，可以托住他的头和身体在水中移动前进，让宝宝的四肢自由划动。让宝宝入水时有一个适应的过程，千万不可直接放入水中，以免惊吓宝宝。

❹ 在宝宝游泳时，妈妈寸步不能离开，不能暂时丢下宝宝去接电话、开门、关火等，如果必须去，一定把宝宝用浴巾包好抱在怀里，以防止意外发生。

❺ 用游泳圈的话，注意泳圈的型号和宝宝是否匹配，泳圈的内径要稍稍大于宝宝的颈圈。给宝宝套圈时动作要轻柔，入水时动作要缓慢。另外，在泳池里面放一些会发声的充气玩具，会给宝宝带来很多乐趣。

> **❦ 专家叮咛 ❦**
>
> 宝宝最多每星期游泳两次，每次15分钟左右就好了。泳池里的水每次要换新的，如果泳池有塑胶味，那就在里面放点水浸泡几天，等味道消失了再给宝宝用。

宝宝的饮食和营养

🖤 宝宝可以喝茶吗

有的父母以为喝茶有利消化和提神，所以也让宝宝喝茶。其实婴幼儿不同于成人，喝茶对他的健康不利。

茶叶水含有茶碱，婴幼儿对碱较为敏感，茶碱可使婴幼儿兴奋、心跳加快、尿多、睡眠不安等，还会引起消化道黏膜收缩，造成消化不良。

大量科学实验证明，茶可以影响人体对牛奶中钙和蔬菜中铁的吸收，喝茶后铁元素的吸收下降2～3倍，从而易引起缺铁性贫血。婴幼儿正处于发育阶段，需要的铁要比成人多几倍。有调查表明，国外有饮茶习惯的婴幼儿，其中有32.6%的婴幼儿患有贫血症，而不饮茶的婴幼儿患贫血症的只占3.5%。这是因为茶叶中含有鞣酸，它能与人体中的铁、钙、锌元素结合成不溶性物质，有碍宝宝对这些物质的吸收和利用。

🖤 发热的宝宝不宜吃鸡蛋

当宝宝发热时，父母为了给虚弱的宝宝补充营养，使他尽快康复，就会让他吃一些营养丰富的饭菜，如在饮食中增加鸡蛋的数量。其实，这样做不仅不利于身体的恢复，反而有损身体健康。

人体所需的三种产热营养素产生的热量是不同的，如脂肪可增加基础代谢的3%～4%，糖类可增加5%～6%，蛋白质则高达15%～30%。所以，当宝宝发热时食入大量富含蛋白质的鸡蛋，不但不能降低体温，反而使体内热量增加，促使宝宝的体温升高更多，不利于宝宝早日康复。正确的护理方法是鼓励宝宝多饮温开水，多吃水果、蔬菜及含蛋白质低的食物，最好不吃鸡蛋。

❤ 宝宝吃汤泡饭好吗

用汤泡饭是多数宝宝的吃饭方法。宝宝刚刚会吃饭的时候，妈妈想让他吃得快一点，常常用汤泡饭。慢慢地，宝宝会养成每次吃饭都想用汤泡饭的习惯。其实，用汤泡饭对宝宝有害无益。道理很简单：

❶ 长期食用汤泡饭，宝宝会养成囫囵吞枣的习惯，不仅难以养成良好的进食习惯，还会使咀嚼功能减退、咀嚼肌萎缩，严重的会影响成人后的脸形。

❷ 大量汤液进入胃部，会稀释胃酸，影响消化液分泌，从而影响消化吸收。虽然宝宝吃得饱，营养却没吸收多少。

❸ 由于不经咀嚼就吞咽食物，会大大增加胃的负担，长此以往，宝宝在很小的年龄就可能生胃病。

❹ 宝宝的吞咽功能差，吃汤泡饭，很容易使汤液米粒呛入气管，造成危险。

❺ 长期吃汤泡饭还容易使宝宝养成惰性，对待什么事情都敷衍塞责、马马虎虎。

❤ 保护宝宝眼睛应吃什么食物

幼儿的视力处于发育阶段，是预防和治疗视觉异常的最佳时期，因此，保护眼睛就更加重要。宝宝适当多吃以下食物有益于视力发育：

❶ 含蛋白质丰富的食物：蛋白质是组成人体组织的主要成分，组织的修补和更新需要不断地补充蛋白质。瘦肉、禽肉、动物内脏、鱼、虾、奶类、蛋类等含有丰富的动物性蛋白质，而豆类含有丰富的植物性蛋白质。

❷ 含维生素A丰富的食物：维生素A的最好来源是各种动物的肝脏、鱼肝油、奶类、蛋类，还包括绿色、红色、黄色的蔬菜和橙黄色的水果，如胡萝卜、菠菜、韭菜、青椒、甘蓝、荠菜、海带、紫菜、橘子、柑、哈密瓜、芒果等。人体摄入足量的维生素A，不仅利于消除眼睛的疲劳，还可以预防和治疗夜盲症、干眼症、黄斑变性。

❸ 含维生素C丰富的食物：维生素C是组成眼球玻璃体的成分之一，如果缺乏维生素C，严重的可能导致玻璃体浑浊。因此，应该在宝宝每天的饮食中注意添加含维生素C丰富的食物。维生素C含量较高的食物有鲜枣、青菜、卷心菜、菜花、青椒、苦瓜、油菜、西红柿、豆芽、土豆、萝卜、柑橘、橙、草莓、山楂、苹果等。

❹ 含钙丰富的食物：钙具有消除眼肌紧张的作用。食物中的豆类及豆制品，奶类，鱼、虾、虾皮、海带、墨鱼等水产品，干果类的花生、核桃、莲子，食用菌类的香菇、蘑菇、黑木耳，绿叶蔬菜中的青菜秧、芹菜、苋菜、香菜、油菜薹含钙量都比较丰富。

宝宝的早教

● 怎么训练宝宝用杯子喝水

很多妈妈有这样的疑问：为什么要急着让宝宝使用水杯饮水？首先，宝宝长期频繁使用奶瓶有可能导致龋齿。当牛奶、果汁以及其他饮料中的糖分与宝宝口腔中的细菌发生反应后，很容易形成腐蚀牙齿的酸质。而宝宝整日叼着奶瓶就会使宝宝的牙齿完全浸泡在含有腐蚀牙釉质成分的液体中，易形成龋齿。其次，及早使用水杯对1岁宝宝的身体发育以及认知能力的提高都能起到关键作用。经常含着奶瓶不仅妨碍他的正常活动，而且还减少了他学语言的机会。

∽ 育儿妙招 ∽

如果宝宝只对奶瓶情有独钟，妈妈可以为宝宝选用方便水杯，因为宝宝在用方便水杯的吸管喝水时，感觉很像是在吮吸奶瓶，就不会排斥了，然后再慢慢转成用普通水杯。或者在奶瓶中倒进白开水，而在水杯中放宝宝喜爱喝的饮料，在这种情况下，宝宝一般都会选择水杯。

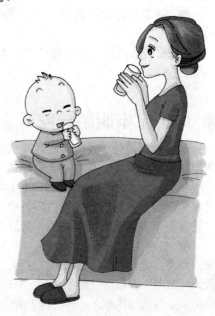

怎么训练宝宝用杯子喝水

❶ 应该循序渐进。会用杯子喝水是一种复杂的技能，和用奶瓶喝水完全不同。不要一下子突然改用杯子给宝宝喝奶，这可能会使宝宝因为无法顺利喝奶而影响对杯子的好感。开始要用小勺喂水，宝宝会一口一口咽了，再用杯子。在用杯子时，起初只盛一两口的量，宝宝会喝了，再加多一点，不要一次给许多水。

❷ 应该持之以恒。由于宝宝受动作发育的限制，往往边喝边漏，没有轻重，杯子翻倒是家常便饭，但不管怎样，训练一旦开始就不要再动摇。如果宝宝一哭一闹，妈妈就把奶瓶送回他的嘴边，将对培养宝宝的新习惯非常不利。

如何训练宝宝自己吃饭

当以下现象发生时，妈妈就可以着手教宝宝学吃饭了。

❶ 宝宝吃饭的时候喜欢手里抓着饭。

❷ 已经会用杯子喝水了。

❸ 当勺子里的饭快掉下来的时候，宝宝会主动去舔勺子。

如何训练宝宝自己吃饭

❶ 如果宝宝总喜欢抢着拿勺子的话，妈妈可以准备两把勺子，一把给宝宝，另一把自己拿着，让他既可以练习用勺子，又不耽误把他喂饱。

❷ 教宝宝用拇指和食指拿东西。

❸ 给宝宝做一些能够用手拿着吃的东西或一些切成条和片的蔬菜，以便他能够感受到自己吃饭是怎么回事，如土豆、红薯、胡萝卜、豆角等，还可以准备香蕉、梨、苹果和西瓜（把子去掉）、熟米饭、软的烤面包、小块做熟了的嫩鸡片等。

❹ 1岁左右的宝宝最不能容忍的就是妈妈一边将其双手紧束，一边一勺一勺地喂他。这对宝宝生活能力的培养和自尊心的建立有极大的危害，宝宝常常报以反抗或拒食。

❺ 宝宝并不见得一定是想要自己吃饱饭，他的注意力是在"自己吃"这一过程。如果只是为训练他自己吃饭，不妨先喂饱了他，再由着他去满足学习和尝试的乐趣。

❻ 千万不要给宝宝可能会呛着他的东西吃，最好也别让他接触到这些东西，如圆形和光滑的食物（整颗葡萄）或硬的食物（坚果或米花）。

❼ 11~12个月的宝宝基本上可以吃成人吃的饭菜了。妈妈做饭时，在准备放盐和其他调料之前，应该把宝宝的那份饭菜留出来，然后一起上桌，一家人坐在一起吃饭。

> **贴心提示**
>
> 当宝宝自己吃饭时，要及时给予表扬，即使他把饭吃得乱七八糟，还是应当鼓励他。如果妈妈不希望宝宝把饭吃得满地都是，可以在宝宝坐着的椅下铺几张报纸，这样一来等他吃完饭后，只要收拾一下弄脏了的报纸就行了。

🌢 让宝宝独自玩耍

在宝宝情绪好的时候，父母可将一些玩具放在宝宝周围，让他自己玩一会儿。训练宝宝自己玩一会儿，有利于养成宝宝从小独立的好习惯。

有些父母爱子心切，只要宝宝醒着就逗他玩，长此以往，宝宝就不善于自己嬉戏，一会儿也不肯自己玩。然而父母是不可能永远守在宝宝身边的，一旦宝宝醒来，发现父母不在身边，便会哭喊。有些宝宝习惯了让人逗着玩，时时刻刻都要缠着父母，养成严重的依赖性。

由于宝宝的个性差异很大，所以究竟让宝宝自己玩多长时间要视具体情况而定。应注意不要宝宝一闹就抱，但也不要让宝宝哭得太厉害。可以有计划地逐渐延长宝宝自己玩的时间，宝宝独自玩耍时，父母应经常留心观看，确保宝宝的安全。

帮助宝宝学用工具

当宝宝伸手拿东西拿不到时，父母可以引导他使用"工具"去拿，而不是代他去拿。比如桌上有一块糖，宝宝够不着，很着急。父母不要替他拿，而是给他一根筷子或一个长柄勺。宝宝可用勺把糖拨到近前，但要时刻注意宝宝安全。如果宝宝不明白，父母可以提醒他去做。

🌢 给宝宝看他喜欢的图片

宝宝知道词音与实物之间的联系是学习语言最初步、最关键的环节，爸爸妈妈应与宝宝多说话，多让宝宝指认物品，认识周围世界。

11个月的宝宝不同的爱好开始表现出来，有些宝宝对交通工具图片感兴趣，有的对各种动物图片感兴趣，各种图片和照片是教宝宝认识事物比较好的工具。因为让宝宝仅指认和说出自己生活中的物品及玩具是有限的，图片的内容更加广泛，可以让宝宝认识眼前看不到的一些东西。

妈妈要选择那些形象逼真、准确、色彩鲜艳，图画单一清晰的识图卡片或书教宝宝指认。

宝宝最开始学指认图片时，要选择有经常指认过的实物图像的一些图片，如鞋子、球、娃娃、电视机、灯等，让宝宝指认，看他是否能将实物形象和图像联系起来。

另外，妈妈还可在宝宝室内的墙上也悬挂一些图片，上面印有皮球、苹果、太阳等，大人可随时提问："皮球呢？""苹果呢？"让宝宝随时指认画片或用眼睛去寻找。宝宝对画片内容熟悉后可更换，也可同时悬挂几张不同内容的画片，让宝宝在比较中加深印象。

训练宝宝的耐性

宝宝缺乏耐性的三种倾向

❶ 暴力性：这是缺乏耐性的宝宝的最大特征。不管是谁让自己做不愿做的事或得不到想要的东西时就失控地尖叫、打人等。

❷ 依赖性：碰到稍陌生或困难的问题，便丧失了独自解决问题的意志，转而向别人求助，这种依赖性会使宝宝渐渐变得意志薄弱。

❸ 注意力低下：没有耐性的宝宝做事肯定没有持久性，因而会显得注意力低下、散漫。

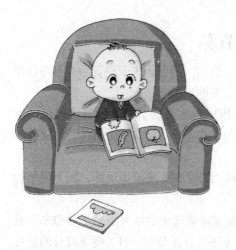

如何培养宝宝耐性

❶ 爸爸妈妈言传身教。爸爸妈妈首先要学会忍耐等待，才能让宝宝学会忍耐。爸爸妈妈性子急躁，宝宝长大后可能会存在畏怯或霸道等情绪问题。

❷ 让宝宝独立解决问题。对于缺乏耐性的宝宝，妈妈往往爱一切包办。这样一来宝宝如果不喜欢，妈妈便全权代劳，使宝宝失去求知欲，更失去了耐性。

❸ 玩益智玩具。让宝宝玩一些具有开发智力功能的玩具，例如积木。一个个小木块堆积在一起组成不同的形状，这个过程可以锻炼宝宝的耐性。

❹ 多玩团体游戏。与单独玩相比，多玩一些团体游戏可以使宝宝养成遵守规则的习惯。在游戏等待的过程中，锻炼了宝宝的耐性和团结协作精神。

❺ 引导宝宝确定目标。在宝宝力所能及的范围内为他确定目标，并帮助他最终实现，从而培养其坚强的意志。

从小培养宝宝的自信心

培养宝宝的自信心，妈妈要注意以下几点：

❶ 认真对待宝宝的要求。经常忽视宝宝的需要，会让他因不被重视而失去信心。

❷ 给宝宝自己做选择的机会。给他选择的范围，让他自己做出选择，会增添他对自己的信心。

❸ 不要嘲笑宝宝。例如宝宝刚学说话，发音不准确的时候，不要嘲笑他，也不要当时刻意强调，换个时间再教他。在宝宝语言学习期，妈妈的嘲笑会使宝宝丧失信心和兴趣。

❹ 不用辱骂来惩罚宝宝的过错。辱骂不仅打击宝宝的自信，还让宝宝产生逆反心理。

❺ 让宝宝多和同龄宝宝玩耍。让宝宝接近陌生小朋友，积极鼓励他与各种年龄的人自由交往。培养他的社交能力其实就是在培养他的自信心。

❻ 当宝宝有进步的时候要具体表扬。和宝宝相处时，经常寻找值得赞许的具体理由，用赞许的语言鼓励他，但不要空洞地表扬宝宝。

❖ 教宝宝用形体表现音乐节奏

由于幼儿期的宝宝一般都比较活泼、好动，用形体来表现音乐节奏符合他们的年龄特点及认识能力，有利于培养宝宝的节奏感。

❶ 让宝宝观察人体本身的许多动作中包含着的节奏，如爸爸走路的动作、妈妈织毛衣的动作、哥哥姐姐做操的动作等，让宝宝感受形体动作能表示节奏。

❷ 可选择切合宝宝日常生活的内容，如穿衣、洗脸等动作，配上简单优美的音乐，表现节奏。

❸ 选择节奏比较明显的乐曲，让宝宝随着音乐的反复用形体动作来体验节奏的快慢和强弱变化。例如可以让宝宝跟着音乐节奏敲打，要求敲打的速度与音乐的快慢一致。音乐快，敲得快；音乐慢，敲得就慢。

在教宝宝欣赏音乐时容易犯的错误

❶ 选择的音乐不当。随意拿出音乐带就放给宝宝听，不管他爱听不爱听、能不能理解。

❷ 不注意宝宝的情绪。在放音乐给宝宝听时，不注意他的情绪，如宝宝正在兴奋地玩耍时，让他听摇篮曲。

❸ 缺乏经常性。有空闲、情绪好时就教宝宝欣赏音乐，忙或者情绪不好时就中断。

名词解释

用形体动作表现节奏，就是以音乐刺激听觉，产生印象，通过身体的动作来表示音乐的情绪、节奏、速度、力度等。对宝宝来说，就是听音乐时，用身体的动作来体现节奏。

Part 12

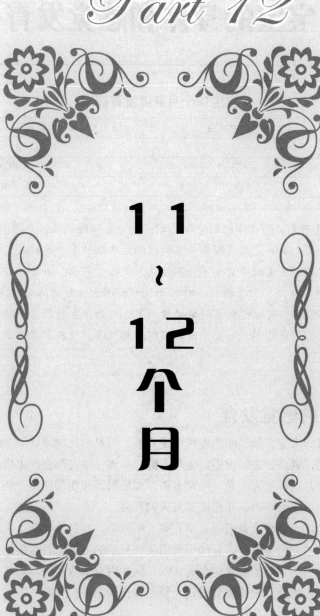

11~12个月

宝宝的身体和感觉发育

宝宝12个月身体发育标准

	女宝宝	男宝宝
身高	平均约76.8厘米	平均约78.3厘米
体重	平均约9.8千克	平均约10.49千克
头围	平均约45.5厘米	平均约46.8厘米

这个时期宝宝的身体比例更加协调，躯干、四肢较长，到了1岁左右，胸围约等于头围，不再是之前那个头重脚轻的大头娃娃了。这种成长带给父母一种错觉，宝宝的头围似乎变小了，不过这只是错觉而已，不用担心。

在12个月时，宝宝下面的一对乳侧切牙会萌出，牙齿的数量达到了8颗，已经比较可观了，可以吃更多种类的食物了。因为宝宝的乳牙一般比成人换牙之后的恒牙外形要圆润、齐整，所以显得特别好看，现在宝宝被逗笑之后，很招人喜爱。

🌰 宝宝的感觉发育

12个月的宝宝，虽然刚刚能独自走几步，但是总想蹒跚地到处跑。他喜欢到户外活动，观察外边的世界，他对人群、车辆、动物都会产生极大兴趣。12个月的宝宝喜欢模仿大人做一些家务事。如果妈妈让他帮助拿一些东西，他会很高兴地尽力拿给妈妈，并想得到大人的夸奖。

这时的宝宝更喜欢看图画、学儿歌、听故事，并且能模仿大人的动作，能搭1~2块积木，会盖瓶盖。有偏于使用某一只手的习惯。喜欢用摇头表达自己的意思。如果妈妈问他喜欢这个玩具吗，他会用点头或摇头来表达。妈妈要是问他几岁了，他会用眼注视着妈妈，竖起食指表示1岁了。

动作发育

12个月的宝宝已经能够直立行走了，这一变化使宝宝的眼界豁然开阔。12个月的宝宝开始厌烦妈妈喂饭了，虽然自己能拿着食物吃得很好，但还用不好勺子。他对别人的帮助很不满意，有时还大哭大闹以示反抗。他要试着自己穿衣服，拿起袜子知道往脚上穿，拿起手表会往自己手上戴，给他一根香蕉他也要拿着自己剥皮。这些都说明宝宝的独立意识在增强。

语言发育

12个月的宝宝已经能够理解大人的许多话，而且对于大人说话的声调和语气也发生了兴趣。这时宝宝已经开始能说许多话，并且很喜欢开口，喜欢和别人交谈。不过其发音还不太准确，常常会说一些让人莫名其妙的语言，或用一些手势和姿势来表示其意图。

🌱 宝宝的心理发育

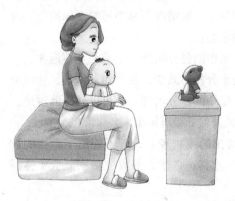

12个月的宝宝虽然会说几个常用的词汇，但是，语言能力还处在萌芽期，很多内心世界的需要和愿望不会用关键的词来表达，还会经常用哭、闹、发脾气来表达内心的挫折。这时，父母该怎么办呢？千万不要用发脾气的方法来对付宝宝。应该尽量用经验和智慧来理解宝宝的愿望，猜测宝宝需要什么，尝试用不同方法来满足宝宝，或者转移他的注意力，让他高兴起来，忘掉自己原来的要求。

让宝宝有轻松愉快的情绪，就要对宝宝不舒适的表示及时做出反应，让宝宝感到随时处于关怀之中，这样宝宝才会对环境产生安全感，对他人产生信任感。父母不要担心这样会把宝宝"宠坏了"，其实，宝宝在父母的关心下，得到安抚和保护，有利于学习和探索新的事物。

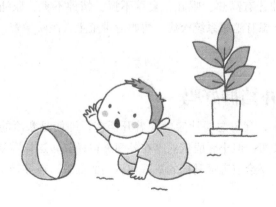

宝宝的保健和护理

🌱 如何观察宝宝的尿液

人体排出的尿，是由肾脏滤过后排出体外的部分水分和代谢废物。在这些代谢废物中，绝大部分是磷酸盐和草酸盐。一般情况下盐类溶解在尿液中，肉眼是看不见的，因此，尿液的外观是清澈的。

在水分减少或温度改变的情况下，尿中的盐分浓缩，尿液会变得混浊。

夏天天气炎热，出汗较多，尿中的水分相对减少，盐分相对增加，所以会出现尿液混浊。由于饮食改变的关系，尿中的盐分增加，也可以使尿液混浊。天气冷时，尿液排出后温度变得比体温低，盐分被沉析出来，尿液也会混浊。

宝宝的新陈代谢较旺盛，由肾脏排出的废物较多，若不能给予适当的饮水，使尿量减少，尿液也会变得混浊。尤其在冬季，外界气温明显低于体温时，更容易出现尿液混浊的现象。

若宝宝尿液呈乳白色或米泔水样，在这种尿液中加醋酸即可澄清，说明这种混浊的尿液中含大量的磷酸盐；若尿液呈粉色，经加热后可澄清，说明尿液中含草酸。

一般的宝宝尿液混浊，若无其他症状，可不必担心，只要改变饮食结构，多饮水，不用服药即可恢复正常。

若尿液混浊伴有高热、呕吐、食欲不振、精神不爽、尿痛和排尿次数频繁，则宝宝可能患有泌尿系统疾病，妈妈应带宝宝去医院检查，请医生给予诊断治疗。

🌱 宝宝穿开裆裤好吗

传统习惯中，父母总是让宝宝穿着开裆裤，即使是寒冷的冬季，宝宝身上虽裹得严严实实，但小屁股依然露在外面冻得通红，这样容易使宝宝受凉感冒，所以在冬季要给宝宝穿满裆的罩裤和满裆的棉裤，或穿带松紧带的毛裤。

另外，穿开裆裤还很不卫生。若宝宝穿开裆裤坐在地上，地表上的灰尘垃圾都可能粘在屁股上。此外，地上的小蚂蚁等昆虫或小蠕虫也可能钻到外生殖器或肛门里，引起瘙痒，可能因此而造成感染。穿开裆裤还会使宝宝在活动时不便，如玩滑梯时便不容易滑下来，并且宝宝穿开裆裤跌倒后容易受外伤。

穿开裆裤的另一大弊处是交叉感染蛲虫。蛲虫是生活在结肠内的一种寄生虫，在遇到温度变化时便会爬到肛门附近产卵，引起肛门瘙痒，宝宝因穿开裆裤便会情不自禁地用手直接抓抠。这样，手指甲里便会有虫卵，宝宝吸吮手指时通过手又将虫卵吃进体内，重新感染，而且还会通过玩玩具、坐滑梯使其他小朋友受蛲虫感染。

🌱 注意宝宝的玩具卫生

玩具是宝宝日常生活中必不可少的好伙伴。但是，宝宝玩耍时常常喜欢把玩具放在地上，这样，玩具就很可能受到细菌、病毒和寄生虫的污染，成为传

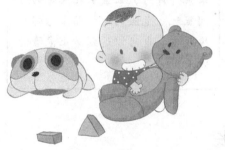

播疾病的"帮凶"。根据细菌学家的一次测定：把消毒过的玩具给宝宝玩10天以后，塑料玩具上的细菌集落数可达3000多个，木制玩具上达近5000个，而毛皮制作的玩具上竟多达2万多个。可见，玩具的卫生不可忽视，妈妈要定期对玩具进行清洗和消毒。

❶ 一般情况下，皮毛、棉布制作的玩具，可放在日光下暴晒几小时；木制玩具，可用煮沸的肥皂水烫洗；铁皮制作的玩具，可先用肥皂水擦洗，再放在日光下暴晒；塑料和橡胶玩具，可用市场上常见的84消毒液浸泡洗涤，然后用水冲洗、晒干。

❷ 防止宝宝用口啃咬未经消毒的玩具。

❸ 宝宝摆弄玩具时，不要让宝宝揉眼睛，更不能用手抓东西吃，不可以边吃边玩。

❹ 宝宝玩过玩具后，要及时洗手。

> **贴心提示**
>
> 妈妈要教育宝宝不要把玩具随便乱丢乱放，家里要有一个相对固定的宝宝玩耍的场所，有条件的家庭可准备一个玩具柜或玩具箱，将玩具集中存放。不要把玩具拿到厨房或卫生间里玩。

🌱 预防事故的发生

宝宝一旦能自己扶着行走或脱手独自行走，其活动范围马上就变广，加上好奇心强烈，大人无法预测到宝宝会干出什么事情来的，因而往往容易发生一些意外的事故。

在这一阶段最易发生的事故包括摔倒、从楼梯上滚下去、烫伤、吸或吃进异物等。因此，必须将一切可能导致宝宝发生危险的物品放到高处或放进抽屉锁好，严防宝宝触及。特别是香烟、药品、化妆品等万一被宝宝吞下，会发生生命危险的。那些刀、剪、针等缝衣工具更是宝宝感兴趣的东西，万一给他拿到就麻烦了。如果发生这种情况，不要慌慌张张地逼着宝宝放手，越这样他越不干。可以用其他玩具转移宝宝的兴趣，若无其事地从他手中将危险品换下来。假如见宝宝想要用手去摸烫的东西时，大人应赶快先将自己手指碰触一下后急忙缩回，装着很疼很烫的样子喊"疼""烫"给宝宝看，宝宝就不会动手去摸了。

> **育儿妙招**
>
> 宝宝的脚步还不稳，头重脚轻，很容易摔跟头，而且脑袋也容易碰撞桌椅的棱角。因此，如果条件许可，让宝宝在空旷的房间里玩。危险的地方贴上海绵或橡胶皮，也可以达到防止危险的效果。

🌱 宝宝肥胖不利于健康成长

宝宝肥胖的危害

❶ 过于肥胖的宝宝其血压高于一般宝宝，到成人期就易形成高血压。

❷ 肥胖儿总胆固醇高，易过早地出现动脉粥样硬化，为成人冠心病留下隐患。

❸ 过于肥胖使呼吸肌负担加重，呼吸功能受到限制，呼吸道抵抗力降低，易出现"肥胖性心脏综合征"和呼吸道感染。

❹ 肥胖使肝细胞脂肪含量增加。

❺ 过度肥胖会妨碍运动。

❻ 肥胖宝宝学会走路也要晚些，而且易患膝外翻或内翻、髋内翻及扁平足。

宝宝肥胖大多是单纯性肥胖，与多食及食油腻甘甜的食物有关，预防单纯性肥胖主要是加强饮食管理，控制热量摄入，使摄入热量低于身体的需要量。在限制摄入热量的同时，应使饮食多样化，并多吃些蔬菜和水果，增加充足的维生素及饱腹感，鼓励宝宝多活动。

预防肥胖的方法

❶ 按生长发育需要提供食物，不可超量喂养。

❷ 饮食要有规律，少给零食，不可用食物来逗哄宝宝。

❸ 多吃蔬菜、水果，少吃糖及脂肪含量过高的食物。

❹ 及早锻炼身体，多活动。

名词解释

肥胖的标准一般是：体重达到同年龄、同性别宝宝平均体重的10%为超重，20%～29%为轻度肥胖，达到30%～49%为中度肥胖，超过50%为重度肥胖，超过60%为极度肥胖。

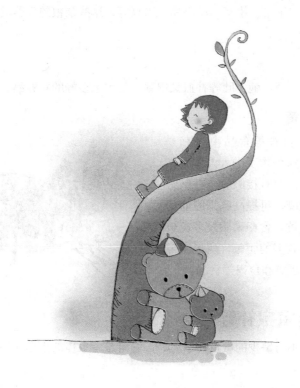

宝宝的饮食和营养

🔥 宝宝可以经常吃的健脑食物

豆类

对于大脑发育来说，豆类富含人体不可缺少的植物性蛋白质，黄豆、花生米、豌豆等都有很高的营养价值。

糙米杂粮

糙米的营养成分比精白米多，标准面粉比精白面粉的营养价值高，这是因为粮食在细加工的过程中，很大一部分营养成分损失掉了。要给宝宝多吃杂粮，包括糯米、玉米、小米、红小豆、绿豆等，这些杂粮的营养成分适合身体发育的需要。

动物内脏

动物的肝、肾、脑、肚等补血又健脑，是宝宝很好的营养品。

鱼虾类与蛋黄

鱼、虾、蛋黄等食品中含有一种胆碱物质，这种物质进入人体后，能被大脑从血液中直接吸收，在脑中转化成乙酰胆碱，可提高脑细胞的功能。尤其是蛋黄，含卵磷脂较多，被分解后能放出较多的胆碱，所以宝宝最好每日吃点蛋黄和鱼肉等食品。

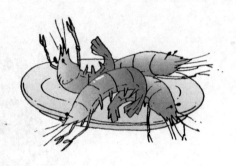

🔥 如何给宝宝补锌

锌是人体不可缺少的微量元素之一，它对维持机体的生理功能起着十分重要的作用。它在保障机体免疫功能的健全，促进组织的修复和体内多种酶的活动方面影响广泛。锌对宝宝的智力和身体发育可以发挥重要作用。宝宝若缺乏锌，会味觉迟钝、食欲减退、生长发育停滞，甚至患侏儒症、智力低下。

如果锌缺乏，就会发生一些疾病或引起宝宝生长障碍。缺锌的宝宝一般都食欲不好，又矮又瘦，免疫力低下，经常生病，特别容易患消化道或呼吸道感染、口腔溃疡等。如果宝宝患上锌缺乏症，可以服用硫酸锌治疗。缺锌的宝宝平时应注意膳食要合理，动物食品要占一定比例，同时要养成宝宝良好的饮食习惯，不要挑食、偏食。

在宝宝的日常饮食中多注意，一般可预防缺锌。像瘦肉、肝、蛋、奶及奶制品、莲子、花生米、芝麻、核桃、海带、虾类、海鱼、紫菜、栗子、瓜子、杏仁、红小豆等都富含锌。在宝宝发热、腹泻时间较长时，应注意补充富含锌的食品。若怀疑宝宝缺锌，一定要去医院检查，确诊为缺锌时才可服药治疗，一旦症状改善，就应停止服用，切不可将含锌药物当成补品给宝宝吃，以防锌中毒。

研究表明，动物性食物含锌量一般比植物性食物高。

🌱 宝宝不爱吃蔬菜怎么办

到了1岁以后，一些宝宝对饮食流露出明显的好恶倾向，不爱吃蔬菜的宝宝也越来越多。可是不爱吃蔬菜会使宝宝维生素摄入量不足，发生营养不良，影响身体健康。怎么才能让宝宝多吃蔬菜呢？这时就要妈妈多花些工夫了。

❶ 妈妈要为宝宝做榜样，带头多吃蔬菜，并表现出津津有味的样子。千万不能在宝宝面前议论自己不爱吃什么菜、什么菜不好吃之类的话题，以免对宝宝产生误导。

❷ 应多向宝宝讲吃蔬菜的好处和不吃蔬菜的后果，有意识地通过讲故事的形式让宝宝懂得，吃蔬菜可以使身体长得更结实、更健康。

❸ 要注意改善蔬菜的烹调方法。给宝宝做的菜应该比为大人做的菜切得细一些、碎一些，便于宝宝咀嚼，同时注意色香味形的搭配，增进宝宝食欲。也可以把蔬菜做成馅，包在包子、饺子或小馅饼里给宝宝吃，宝宝会更容易接受。

> **贴心提示**
>
> 如果宝宝只对个别几样蔬菜不肯接受，妈妈不要采取强硬手段，不必太勉强，可通过其他蔬菜来代替，也许过一段时间宝宝自己就会改变的。

🖤 水果是不是吃得越多越好

再好的东西也不能没有节制地食用，尤其是对宝宝来说。因为宝宝的身体在发育期，许多器官功能还不完善。任何食品都讲究平衡搭配，虽然水果中含有丰富的维生素和其他营养物质，但吃得过量也会引起不适。

❶ 宝宝过量吃水果，对于营养不良的宝宝来说加重了蛋白质的摄入不足；对于肥胖的宝宝来说，大量摄入高糖分水果可进一步加重肥胖，不利于减肥。

❷ 常见水果过量食用存在以下危害：

荔枝：大量吃荔枝会使宝宝的正常饭量大为减少，而且，常常会在次天清晨，突然出现头晕目眩、面色苍白、四肢无力、大汗淋漓的现象。

西瓜：西瓜不能过多食用，特别是脾胃较弱、腹泻的宝宝。如果食用太多，不仅使脾胃的消化能力更弱，而且会引起腹痛、腹泻。通常，每次给宝宝吃100~150克，每天吃2次为宜。

柿子：当宝宝过量食用，尤其是与红薯、螃蟹一同吃时，会使宝宝发生便秘，或是胃部胀痛、呕吐及消化不良。

香蕉：不可在短时间内让宝宝吃得太多，尤其是脾胃虚弱的宝宝，否则，会引起恶心、呕吐、腹泻。

❸ 吃水果还要讲究时间。有的妈妈喜欢从早餐开始，就在餐桌上摆放一些水果，供宝宝在餐后食用，认为这时吃水果可以促进食物的消化。其实，这样对于正在生长发育中的宝宝并不适宜，容易导致便秘。餐前也不要给宝宝吃水果，因宝宝的胃容量还比较小，如果在餐前食用水果，就会占据一定的容积，从而影响宝宝正餐的营养素的摄入。最佳的做法是，把食用水果的时间安排在两餐之间，或是午睡醒来后，这样，可让宝宝把水果当作点心吃。

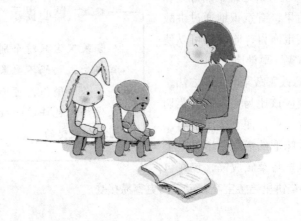

宝宝的早教

❁ 如何发展宝宝的自我意识

宝宝1岁以后，能把自己的动作和动作的对象区分开来，把主体和客体区分开来。如开始知道由于自己摇动了挂着的铃铛玩具，铃铛就会发出声音，并从中认识到自己跟事物的关系。有的父母常常发现宝宝把床上的各种玩具一件件地抓起来扔到床下，一边扔还一边"咿咿呀呀"地说个不停。这是因为宝宝发现通过自己的小手可以让玩具"响了""跑了""飞了"，他们开始意识到自己的威力，感受到自己的存在和自己的力量，这就是自我意识的最初表现。这种现象的出现，在宝宝的自我发展过程中具有重要意义。

发展宝宝的自我意识能力，是父母的重要责任之一。那种认为"小毛孩，什么也不懂"的想法是错误的。

如何发展宝宝的自我意识呢？首先，在与宝宝玩耍时，要有意识地让宝宝知道他在空间的位置，比如让宝宝知道他自己和父母之间的位置关系，引导宝宝认识自身与外部世界的关系。另外，还可发挥宝宝手的作用，让他们扔彩色气球、抓抓奶瓶、摸摸小娃娃，同时热情地鼓励宝宝，激发他们的欢快情绪，促进他们自我意识的发展。

❁ 宝宝为什么爱乱扔东西

1岁左右的宝宝喜欢故意扔东西玩，他们坐在床上倾斜着身子，一本正经地把一件一件玩具、一块一块食品或其他东西向上扔去，扔完了就要大人帮着捡起来，然后宝宝又把它们统统扔掉。许多父母对此很反感，认为宝宝的不听话给自己带来了很多麻烦。然而，他们不知道，对宝宝来说，这是一件很有意义的事情。

首先，这标志着宝宝能够初步有意识地控制自己的手了，这是大脑、骨骼、肌肉以及手眼协调活动的结果。反复扔物，对于训练宝宝眼和手活动的协调大有好处，对于听觉、触觉的发展以及手腕、上臂、肩部肌肉的发展也有促进作用。

其次，通过扔东西，可使宝宝看到自己的动作能够影响其他物体，使之发生位置或形态上的变化。由此可见，扔物是宝宝身心发展自然而正常的需要，父母不应极力制止、限制宝宝扔物，而要允许宝宝扔物。当然，给宝宝扔的物品应是可以扔的东西，如塑料玩具、积木、皮球等，不能扔的东西应该放到宝宝拿不到的地方。

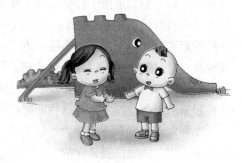

贴心提示

妈妈注意不能让宝宝扔吃的东西，发现宝宝扔食物，应该马上把食物拿走，并告诉宝宝"这是吃的东西，不能扔"等，但不要骂宝宝。

🌱 教宝宝和小朋友打招呼

多让宝宝与小朋友在一起有很大的好处，宝宝们在一起不会陌生，可以互相学习动作和发音，有时还会有意想不到的"创造性"表现出来。

让宝宝与其他同龄的宝宝在一起玩玩具，让宝宝主动地与小朋友打招呼，如微笑、点头、招手、尖叫、摇身体等。开始时父母先示范，然后扶着宝宝的手做打招呼的动作，并且说"嗨！""欢迎欢迎"，让宝宝模仿。

如果宝宝不会同小朋友们打招呼，主要是因为没有机会同小朋友接触。当宝宝开始学站立时或牵手学走时最好到附近有小朋友的地方，看着会走的宝宝玩耍，这会增强宝宝的交往意识。

宝宝已学会用姿势来表达语言，说明宝宝语言前的交往能力良好。还可进一步让宝宝学习面部表情和身体的表达，使语言前的表达更加丰富。

育儿妙招

宝宝的表达方式不多，是由于大人未做榜样，或者对宝宝照料太周到，不必表达就什么都有了。父母可以在外出之前先指帽子和衣服；在宝宝要吃东西时教宝宝指指东西再指嘴巴，在宝宝要排便时训练他自己蹲下，这些都是姿势表示语言和需要的方法，可随遇随学。

❤ 父母尽量少斥责宝宝

对于1岁多一点的宝宝来说，父母的斥责应该只限于专门制止宝宝的瞬间行为的目的。如果想让宝宝做父母所期待的事，比起斥责，最好是夸奖宝宝。一般人受到表扬时都是非常高兴的，所谓的记忆快乐、忘却烦恼是人之常情。所以，让宝宝做某件事时，与愉快结合起来就容易做得成。

宝宝因不能按父母的意愿做事而被斥责，在这个年龄段中，往往都是因为父母对宝宝的期望过高，但宝宝还不能从头到尾都做得很好。如果宝宝不能告诉父母要小便，就是斥责宝宝也没有用，因为这个年龄的宝宝还不能很出色地做好这些事。宝宝打碎花瓶，父母就是斥责他也没有意义，因为宝宝还不能判断打碎花瓶是错误的、保护室内清洁是好的等道理。如果宝宝没有按父母的意图行事，在批评斥责宝宝之前首先应该考虑一下宝宝为什么要那样做。宝宝打碎花瓶，是因为没给宝宝适合的玩具，或是没能领宝宝去户外活动来释放他的能量。为了制止宝宝而斥责宝宝，必须内容明确、语调严厉、表情严肃。只有这样做，才能在宝宝的心目中留下父母与往日不同、是可怕的这种不愉快感。

宝宝在这个年龄段，惩罚是没有意义的。因为宝宝还不能将自己的行为与惩罚联系在一起来记忆，宝宝只能记得被父母惩罚过。当然，想制止宝宝拿打火机点火时，可以打宝宝的手，这是因为宝宝用打火机点火的行为与被父母打了手的疼痛记忆几乎同时发生，宝宝能够记住。

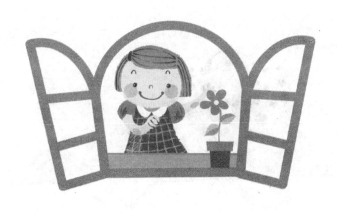

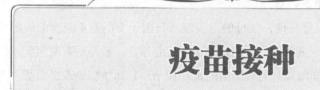

疫苗接种

🔴 按时注射乙脑疫苗

乙脑是通过黑斑蚊传染的疾病，可致使患者产生高热、头痛、呕吐、抽风，甚至昏迷等症状，并容易留下后遗症，如瘫痪、智力低下等。

宝宝在满1周岁后要连续注射两针乙脑疫苗，间隔7~10天，在2、3、6、7、13岁时仍要各加强一针才能维持身体的免疫力，预防乙脑的发生。乙脑疫苗诱导体内产生抗体需一个月，所以宝宝具体注射乙脑疫苗的时间，可根据各地区乙脑病开始流行时间提早一个月。我国华北地区最佳注射时间为5月份，东北地区为6月份，南方各省为4月份。

🐚 贴心提示 🐚

乙脑疫苗比较安全，注射后可出现局部轻度红肿，个别的宝宝会有38℃以上的发热反应，应根据情况去医院诊治。若宝宝体质过敏，在注射后第3天，局部的红肿瘙痒会达到最重，之后就会逐渐消除，不必过于担心。

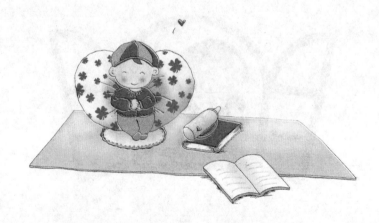

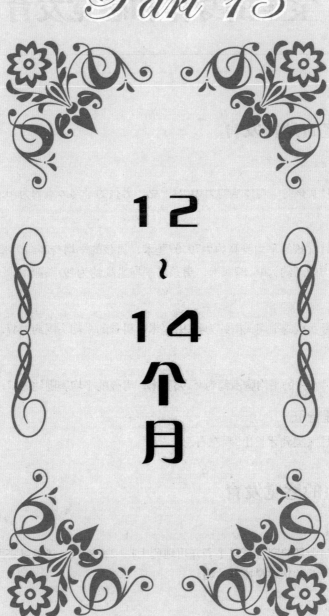

Part 13

12～14个月

宝宝的身体和感觉发育

❀ 宝宝的身体发育

体重

14个月女孩的平均体重约为10.22千克，男孩的平均体重约为10.86千克。

身高

14个月女孩的平均身高约为79.07厘米，男孩的平均身高约为80.37厘米；女孩的平均坐高约为48.87厘米，男孩的平均坐高约为49.73厘米。

头围

14个月女孩的平均头围约为45.97厘米，男孩的平均头围约为47.13厘米。

胸围

14个月女孩的平均胸围约为45.93厘米，男孩的平均胸围约为47.07厘米。

其他生理特征

14个月宝宝乳牙长出8颗左右。

❀ 宝宝的感觉发育

运动发育

12～14个月的宝宝可以手脚并用地爬上1～2级楼梯，还可以将两块积木堆起来，还可以独立地脱掉鞋、帽。

语言发育

12～14个月的宝宝会试图用语言表达出自己的要求，尽管此时父母还不能完全听明白，因为此时的宝宝一个词可能会表达多种意思。在听力方面，当宝宝听到父母喊自己的名字时会一摇一晃地走过来。

其他感觉发育

此时的宝宝已产生了最初的思维，但由于宝宝大脑神经元之间的联系很弱，所以通常要伴随动作和其他各种感知来进行。在情绪社交能力方面，宝宝已经能够明白用怎样的表情来表达自己的喜悦和不高兴之情。

❀ 宝宝的心理发育

12～14个月的宝宝会尝试着发现各种新的东西，喜欢牵着父母的手行走，似乎不知疲倦似的。而且这个时期宝宝的面部表情会越来越丰富，从宝宝的面部表情可以看出宝宝是否高兴。

当妈妈对宝宝的行为不满时宝宝能理解，并且宝宝正在加深对因果关系的认识。现在的宝宝有一个特点，往往是妈妈越不让他做什么，他就越对什么事感兴趣，所以妈妈一定要确保宝宝生活环境的安全，把有危险的物品锁起来或放到宝宝不可能拿到的地方。可以在柜子底层特别准备一两个抽屉专门给宝宝，里面放一些宝宝的玩具，并不定期更新，这样也能满足宝宝的好奇心和探索欲。

这时有一些宝宝开始有了自己珍爱的东西，比如一个毛绒玩具、一条小毛毯、一块小手绢等，睡觉的时候一定要摸着或抱着它才行，这是宝宝情感的慰藉物。不要干涉宝宝的这一嗜好，要尊重宝宝的感情，但是要注意这些物品的卫生，经常清洗，保持洁净。

这时候的宝宝做什么事情都喜欢模仿大人，自我意识增强了，能用自己已经学会的简短词语表达自己的需要。吃饭的时候宝宝也总愿意自己动手，这是让宝宝学习自己吃饭的好时机，不要错过。

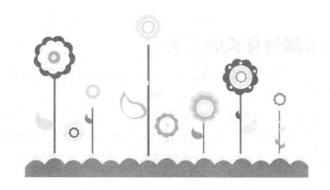

宝宝的保健和护理

🌸 给宝宝称体重的意义

体重是人体各器官、组织、体液的总重量，是反映宝宝体格发育尤其是营养情况的重要指标。

在体重增长的过程中，同年龄男孩与女孩的增长情况不一致。例如，10岁以前一般男重女轻；青春期女孩发育开始较早，12～14岁时女孩的体重超过男孩；14～16岁时男孩的体重又超过女孩。但是，同一年龄宝宝体重增长的个体差异较大，其波动范围可在±10%之内。

体重增长过快过多，超过一般规律时，应注意有无疾病的存在，如肥胖症、巨人症等。体重不足，低于标准15%以下时，则应考虑营养不良、慢性消耗性疾病及内分泌疾病等。

新生宝宝出生时的体重与胎次、性别及妈妈的健康情况有关，如第一胎通常较轻，男孩一般较女孩稍重。宝宝平均出生体重为3千克（2.5～4千克）；1周岁时增至9千克（3倍）；2岁时增至12千克（4倍）；2岁以后平均每年增加2千克。所以，1～6岁宝宝的体重可以按"年龄（岁）×2+8"计算。

> **∼❧ 贴心提示 ❧∼**
>
> 为宝宝称体重应在晨起空腹排尿后进行，并按月如实记录。

🌸 给宝宝测量身长的意义

身长是指从头顶至足底的垂直长度，它是反映骨骼发育的一个重要指标。

身长又称身高，其增长规律和体重一样，年龄越小，增长越快。出生时平均为50厘米，生后前三个月身长增长11～12米，约等于9个月的增长值，1周岁时达到约75厘米；2周岁时达到约85厘米；2岁以后平均每年长5～7厘米。2

岁以后的宝宝身长可按"年龄（岁）×6+77"计算。注意：无论是身长还是体重，12岁以后都不能再按上述公式计算。

身长包括头部、脊柱、下肢的长度。这三个部分的发育进度并不相同，一般头部较早，下肢发育较晚。因此，医学上有时须分别测量上部量（从头顶到耻骨联合上缘）及下部量（从耻骨联合上缘至足底），以检查其比例关系。

影响身长的内外因素很多，如遗传、种族、内分泌、营养、体力活动和疾病等。身长显著异常者大都由于先天性骨骼发育异常或内分泌疾病所致。一般低于正常人的30%以上为异常，如佝偻病、营养不良、软骨发育不全、克汀病、糖尿病等。下部量特短，要警惕呆小病；下部量过长，要警惕生殖腺功能不全。

❀ 给宝宝建立起生活时间表

6：30～7：00　起床，大、小便

7：00～7：30　洗手，洗脸

7：30～8：00　早饭

8：00～9：00　户内外活动，喝水，大、小便

9：00～10：30　睡眠

10：30～11：00　起床，小便，洗手

11：00～11：30　午饭

13：00～13：30　户内外活动，喝水，大、小便

13：30～15：00　睡眠

15：00～15：30　起床，小便，洗手，午点

15：30～17：00　户内外活动

17：00～17：30　小便，洗手，做吃饭前准备

17：30～18：00　晚饭

18：00～19：30　户内外活动

19：30～20：00　晚点，洗漱，小便，准备睡觉

20：00～次日晨　睡眠

❀ 谨防性激素类药危害宝宝健康

性激素类药物可增强蛋白质合成，促进骨细胞增生，有促进身体长高的作用。因此，有些人就随便给宝宝服用这类药物或食用含性激素的补品。这是错误的。

性激素虽有以上作用，但它还有促进机体发育成熟、促进性腺发育的作用。虽可促进骨细胞增生，但还可使骨骼过早愈合，而使骨细胞不再增生，人也就不能再长高了。因此，当一些宝宝食用这一类药品或补品后，确实食欲增加，个子也长高了，但很快就会不再继续长高了。采用性激素促进身体长高，是不可取的。性激素还会造成婴幼儿性腺过早发育，出现性早熟，甚至会影响将来的性功能。

身材矮小、发育迟缓，往往与喂养不合理、遗传、青春发育期延迟、染色体病、骨骼疾病及内分泌疾病等因素有关，应针对不同原因给予相应的处理。遗传因素造成的身材矮小，可通过科学喂养，适当增加运动来促进骨骼生长；发育延迟者，不必着急，到一定时候身高可达到正常水平；因疾病造成的身材短小，则应采用相应的医药治疗。

因此，服用性激素类药物或含性激素的补品，对婴幼儿的生长发育不但无益，反而有害。

❤ 会走的宝宝喂饭难，怎么办

当宝宝会走以后，每次喂饭，都是妈妈追在后面，一顿饭有时会喂上一两个小时。这是宝宝自我意识开始萌发，想自己动手吃饭、摆弄东西，到处试验自己的能力和体力的体现，妈妈可以采取下面的方式来对付宝宝的这种行为。

❶ 培养好的饮食习惯。饭前1小时内不吃零食，平时零食不能吃得过多，热量不能过高；让宝宝养成定点吃饭的饮食习惯，固定餐桌和餐位；将宝宝的餐位放在最靠内侧的位置，以限制宝宝进出。

❷ 进餐氛围要良好。妈妈要精心营造舒适的进餐环境，创造开心、轻松、愉快的进餐气氛来引起宝宝的食欲；要重视食物品种的多样化，饭菜花样经常更新，引起宝宝食欲；食物要软，易咀嚼，松脆，而不要干硬，让宝宝吃起来方便；色彩鲜艳的食品更受宝宝的青睐；食物的温度以不冷不热微温为合适；饭前不要用激烈的言辞来训斥宝宝，若宝宝吃饭吵闹，应正确引导宝宝养成良好的吃饭的习惯；不要强迫宝宝吃某种自己不喜欢的食物，应多劝导，若宝宝能少量进食，应及时给予鼓励。

❸ 尽量满足宝宝的愿望，让宝宝自己"吃"。吃正餐时，用安全的餐具盛上一点点饭，让宝宝自己拿勺吃（其实，宝宝不会自己盛饭，更不会把饭吃到口中）。趁宝宝不注意的时候，喂宝宝一勺饭，而宝宝呢，仿佛是自己吃到的食物，会很高兴。

> **专家叮咛**
>
> 这个时期的宝宝饮食有较明的变化，个体差异也越来越明显。宝宝的食量因人而异，每餐饭究竟该吃多少食物，父母要有正确的估计，而不是按父母希望宝宝吃的量来强迫他吃。

宝宝的饮食和营养

🍂 维护宝宝记忆力的卵磷脂

卵磷脂是生命的基础物质。它存在于人体的每个细胞中，大脑、心、肝、肾等重要器官中的含量最多。在人的生命过程中，自始至终都离不开卵磷脂的滋养和保护。卵磷脂具有调节人体代谢、促进大脑和中枢神经发育、增强体能、调节血脂、保护肝脏等重要生理功能。

对宝宝来说，卵磷脂的主要功能是促进大脑细胞的健康发育。如果宝宝出现卵磷脂缺乏，将直接导致脑细胞膜受损，造成脑神经细胞代谢缓慢、免疫力及再生能力降低，影响宝宝的大脑发育。

宝宝的需求量

卵磷脂在体内多与蛋白质结合，以脂蛋白的形态存在着，在自然界当中则以丰富的姿态存在着，只要哺乳妈妈和宝宝摄取足够种类的食物，就不必担心会有缺乏的问题，同时也不需要额外补充含卵磷脂的营养品。

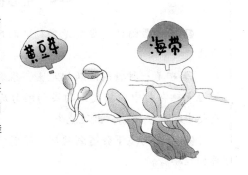

富含卵磷脂的食物

蛋黄、大豆、鱼头、牛奶、动物脑、骨髓、心脏、肺脏、肝脏、肾脏、大豆、酵母、芝麻、蘑菇、山药、黑木耳、谷类、玉米油等食物中都含有卵磷脂。但含量最多的还是大豆、蛋黄和动物肝脏。

> **贴心提示**
>
> 卵磷脂可以调节肾功能，加快体内水分的排泄。因而，在秋冬等干燥季节为宝宝补充卵磷脂时，还应注意为宝宝适当补充水分。

🌱 保护宝宝甲状腺与智力发育的碘

人类大脑发育的90%是在胎儿、新生儿和婴幼儿期完成的。在此期间，碘和甲状腺激素对脑细胞的发育和增生起着决定性的作用。如果在此期间宝宝出现碘缺乏，容易导致智力低下、反应迟钝等智力发育障碍，甚至会出现生长迟缓、骨头停止发育、只增粗不增高、四肢短粗、身材矮小等身体症状。当碘长期缺乏时，宝宝的甲状腺体就会自动增强分泌功能来补偿碘缺少造成的影响，使宝宝出现甲状腺肿大。

宝宝的需求量

10~14个月的宝宝对碘的需求量为平均每天50微克左右。

富含碘的食物

海带、紫菜、海鱼、虾、蟹、贝类等食物中含有丰富的碘，可以适量多吃。为了预防缺碘，市面上出售的很多婴儿奶粉和大部分食盐中都添加了碘，也是宝宝补充碘质的良好来源。

❧ 贴心提示 ❧

❶ 补碘最好的途径就是食补，而用加碘盐为宝宝补充则是最好的补碘方法。

❷ 碘是一种特别活跃的元素，很容易和其他物质发生反应而流失。为了避免碘在盐中的损失，购买到碘盐后一定要注意防潮和密封，以免碘和空气中的水分接触，出现流失。

❸ 碘在高温下会遭到破坏。平时炒菜做饭时，最好在饭菜快出锅时，再加入碘盐。

❹ 碘并非补得越多越好。平时膳食中使用含碘的食盐，再适当吃一些海带、紫菜、鱼、虾、贝类等食物，就可以满足宝宝身体和智力发育的需要。过多地为宝宝补充碘，反而对宝宝的健康有害。

❺ 食用含碘食物时，注意不要加过量的醋。

❻ 宝宝是否缺碘、是否需要服用碘剂来补碘，都需要经过尿碘化验后由医生决定，切不可为宝宝滥用补碘药。

如何选择宝宝的营养保健品

父母在选择宝宝营养保健品时，应考虑以下几点：

❶ 应考虑这种食品是否有害、有无副作用，现在许多食品，由于含有化学合成的添加剂，对宝宝的健康有害。

❷ 营养食品的口感要好，过苦或药味重，宝宝难以接受，但甜度高的营养品又会因糖过多抑制宝宝的食欲，也不利于宝宝的牙齿生长，所以宜选择清甜、性缓的营养品。

❸ 有无科学数据和实际效果，宝宝的保健品尤其要有严格的科学测试和临床验证，有纠正宝宝营养不平衡的实际效果。

❹ 适应证要广，如适应证太窄或不对症则难以达到预期效果。

❺ 体积不宜过大，否则会占据宝宝胃的较大空间，引起腹胀，影响正常进食。

❻ 有大补或寒凉动植物成分的保健品不宜让宝宝服用。

无论增加什么样的营养品，首先要保证宝宝的正常饮食，注意调理好宝宝的脾胃和消化功能，逐渐让宝宝恢复营养的平衡状态。

如何保证宝宝的营养均衡

宝宝营养的摄入要均衡，过剩和不足都不利于宝宝的健康，甚至会诱发多种疾病。

在幼儿期摄入糖分过多或吃太多高热能食品，会导致肥胖症，还会加大成年期发生心血管病症的概率，同时也妨碍宝宝参加社会性活动；含蛋白质的食物摄入过多，会加重宝宝肝、肾等机能的负担，会影响宝宝的生长发育；而维生素A、维生素D等摄入过多时，会引起中毒，影响宝宝的健康。

一般来说，此时宝宝每天的食量为：40多克的肉类，鸡蛋1个，牛奶或豆浆250克，豆制品30～40克，蔬菜、水果200克左右，油10克左右，糖10克左右。

让宝宝多吃菜，以副食为主。此时为宝宝准备菜时要烧得烂一些，太硬和过生的蔬菜不易被宝宝消化和吸收。

宝宝三餐若没吃好，妈妈可以给他吃些点心，吃点心时间也要尽量固定。点心可以由牛奶、水果或妈妈做的食物充当。

🍂 如何培养宝宝良好的饮食习惯

养成良好的饮食习惯对于宝宝的健康成长是十分必要的。

❶ 定时进餐。如果宝宝正玩得高兴，不宜立刻打断他，而应提前几分钟告诉他"快要吃饭了"；如果到时他仍迷恋手中的玩具，可让宝宝协助成人摆放碗筷，转移注意力，做到按时就餐。进餐时间不要太长，也不要过快。不要催促宝宝，培养宝宝细嚼慢咽的习惯。

❷ 愉快进餐。饭前半小时要让宝宝保持安静而愉快的情绪，不能过度兴奋或疲劳，不要责骂宝宝。培养宝宝对食物的兴趣爱好，引起宝宝的食欲。

❸ 专心进餐。吃饭时不说笑，不玩玩具，不看电视，保持环境安静。边吃边玩是一种很坏的饮食习惯。在正常情况下，进餐期间，血液聚集到胃，以加强对食物的消化和吸收。边吃边玩，就会使一部分血液供应到身体的其他部位，从而减少了胃的血流量，使消化机能减弱，继而会导致食欲不振。而且宝宝此时好动，吃几口，玩一会儿，延长了进餐时间，饭菜就会变凉，总吃凉的饭菜对身体极其不利。这样不但损害了宝宝的身体健康，也养成了做事不认真的坏习惯，等宝宝长大后精力不易集中。

❹ 定量进餐。根据宝宝一日营养的需求安排饮食量。如果宝宝偶尔进食量较少，不要强迫进食，以免造成厌食。还要合理安排零食，饭前1小时内不要让宝宝吃零食，以免影响正餐。不要过多进食冷饮和凉食。

❺ 尽可能根据当地情况和季节选择多种食物，经常变换饭菜花样，这能引起宝宝的食欲。培养宝宝不偏食、不挑食的习惯。

❻ 饭桌上特别可口的食物应根据进餐人数适当分配，培养宝宝关心他人、不独自享用的好习惯。

❼ 培养宝宝正确使用餐具和独立吃饭的能力。可在宝宝碗中装小半碗饭菜，要求宝宝一手扶碗，一手拿勺吃饭。可以逐渐教宝宝学习使用筷子。

贴心提示

注意桌面清洁、餐具卫生，为宝宝准备一条干净的餐巾，让他随时擦嘴，保持进餐卫生。

🍂 要怎样注意宝宝饮食安全

❶ 不吃变质、腐烂的水果、蔬菜等食物。袋装食品食用前首先要看是否过期、变味，已有哈喇味的食物和含油量大的点心不能让宝宝吃。

❷ 不要吃剩菜、剩饭。饭菜宜现炒现吃。营养丰富的剩饭菜极易繁殖细菌，吃后易出现恶心、呕吐、腹泻等急性肠道症状。如要食用剩饭菜，首先检

查食物有无异味，同时须加热到100℃，持续15分钟以上。

❸ 不要给宝宝选用熟肉制品、腌制品。熟肉制品包括火腿肠、红肠、粉肠、肉罐头、袋装烤鸡鸭等，在制作这类食品时，加入了一定的防腐剂和色素，且细菌易繁殖，必须高度警惕。而腌制品如咸鸭蛋、咸鱼等，经长期腌制，内部积累了大量硝酸盐，长期大量食入会因毒素积累而中毒。

❹ 一般生硬、粗糙、过于油腻及带刺激性的食物宝宝都不宜食用。有的食物需要加工后才能给宝宝食用。

❺ 罐头食品、凉拌菜等，宝宝最好少吃或不吃。

哪些食物有损宝宝大脑发育

❶ 腌渍食物：咸菜、榨菜、咸肉、咸鱼、豆瓣酱以及各种腌制蜜饯类的食物，由于含有过高盐分，食用不当不但会在将来引发高血压、动脉硬化等疾病，而且会损伤脑部动脉血管，造成脑细胞的缺血缺氧，严重的可导致宝宝记忆力下降，智力迟钝。

❷ 过鲜食物：含有味精的食物将导致周岁以内的宝宝严重缺锌，而锌是大脑发育最关键的微量元素之一，因此即便宝宝稍大些，也应该少给他吃加有大量味精的过鲜食物，如各种膨化食品、鱼干、泡面等。

❸ 煎炸、烟熏食物：鱼、肉中的脂肪在经过200℃以上的热油煎炸或长时间暴晒后，很容易转化为过氧化脂质，而这种物质会导致大脑早衰，直接损害大脑发育。

❹ 含铅食物：过量的铅进入血液后很难排除，会直接损伤大脑。爆米花、松花蛋、啤酒中含铅较多，传统的铁罐头及玻璃瓶罐头的密封盖中，也含有一定数量的铅，因此这些罐装食品妈妈也要让宝宝少吃。

❺ 含铝食物：油条、油饼在制作时要加入明矾作为涨发剂，而明矾含铝量高，常吃会造成记忆力下降，反应迟钝，因此妈妈应该让宝宝戒掉以油条、油饼做早餐的习惯。

吃鱼能让宝宝更聪明

宝宝满1岁后，体重已经达到出生时的3倍，身高达到出生时的1.5倍，这期间宝宝大脑的早期发育也最快，应该多给宝宝添加富含优质蛋白质、油酸及亚油酸等不饱和脂肪酸及DHA的婴幼儿辅食，让宝宝更加健康和聪明。

优质蛋白质主要存在于猪肉、牛肉、鸡肉、鱼肉等动物肉中，其中以三文鱼、金枪鱼等鱼类含量最高。优质蛋白质会让宝宝更强壮。不饱和脂肪酸主要存在于动物骨髓、松仁、核桃仁、虾等食品中，它是宝宝中枢神经系统发育所必需的脂肪酸，有益于宝宝健康成长；而DHA（俗称"脑黄金"）、EPA等 $\omega-3$ 不饱和脂肪酸

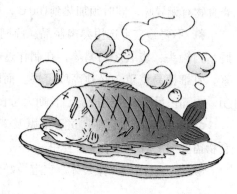

则主要存在于鱼脑中，是宝宝神经和脑发育不可缺少的营养素，摄入足够量的 $\omega-3$ 不饱和脂肪酸可提高脑神经细胞的活力，促进宝宝智力的发育。因此，妈妈应当在婴幼儿的生长过程中及时添加这些营养成分。

为了解决喂食鱼肉时鱼刺的困扰，可以选择工业化生产的不添加人工色素、香精、防腐剂的纯天然辅食（如深海金枪鱼泥和各种宜儿鱼宝），这些产品鱼肉纤维细而短、结构松软、肉质细嫩，适合宝宝吸收，配方科学、合理，比家庭制作更大限度地保存了深海水域鱼类的优质营养成分。

专家叮咛

很多妈妈只给宝宝喝鱼汤不吃肉。其实鱼肉中的营养很丰富，正确的吃法是既吃肉又喝汤。

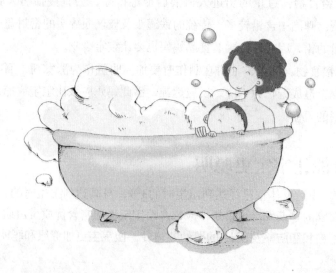

宝宝的早教

🌰 让宝宝早识字好吗

　　如果宝宝能在父母的正确引导下，对识字有极大的兴趣，而且是在轻松愉快和各种各样的游戏活动中学习的，那么，让他在学龄前学会识字、阅读就并非是一件坏事。中国的汉字实质上是一个个图形，如果宝宝已经能辨认生

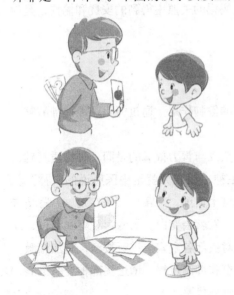

熟人的面孔——最复杂的几何图形，并有一定的专注力，就说明宝宝已经具备识字的基本条件了。这时的"识字"，只是一个视觉刺激信号而已，和认一幅图并没有什么两样。而结合宝宝爱吃的食物、爱玩的玩具、认得的亲人以及日常家具、物品等进行无意识的学习，对宝宝来说并非就是一件困难的事。目前在我国，早期学会识字、阅读，已不是什么特别新鲜的事了。

　　所以对宝宝能否早识字，应根据具体情况具体分析。

🌰 让宝宝拥有轻松愉快的情绪

　　尽管宝宝已经掌握了几个常用的词汇，但是语言能力的发展还处在萌芽阶段，很多重要的日常话语还不会说，口齿也不清晰，因而还不能流畅地表达很多内心的需求和愿望，有时就只能用哭闹、发脾气、乱抓乱打来表达内心的需求与不满。面对宝宝的不安，做父母的一定要冷静。妈妈可以发挥自己的智慧和想象力来猜测，宝宝到底想要些什么。

妈妈可以尝试用不同的活动来满足宝宝。这时期的宝宝注意力比较容易转移，只要给他一些新鲜有趣的东西，他就会高兴地玩起来，也会忘掉自己原先想要的东西。妈妈也可以改变一下周围的环境，将宝宝带到另一间屋子，或将他举高，或将他抱起来一起"跳舞"，他会忘掉刚刚经历的挫折，变得轻松起来。

让宝宝有轻松愉快的情绪，对宝宝和大人都很重要。处于发怒和不安之中的宝宝，就会中断探索、学习和交流的乐趣，大人也会为对付宝宝而心神不宁，从而影响教育宝宝的情绪和耐心，也影响整个家庭气氛。

为了让宝宝处于安宁愉快的状态，妈妈应该对宝宝不舒适的表示及时做出反应，让宝宝感到随时处于妈妈的关照之中，这样宝宝才会产生对环境的安全感和对他人的信任感。

妈妈要常和宝宝面对面地"交谈"、嬉戏，进行细致周到的健康护理，不要担心这样会把宝宝"宠坏"，宝宝从妈妈的关照中得到的安抚和愉快，是他探索和学习的基础。

◍ 常梳头能健脑

研究发现，给宝宝多梳头，有良好的健脑作用。通过梳头，能提神醒脑，消除疲劳，提高思维能力和学习效率。

头发与智力的关系异常密切，因为头发与智力依靠的是同一种物质基础，即"肾精"。中医认为，肾藏精，精主神，而智力就是中医所说的"神"，我们平时常将"精神"两字连用，就是这个道理。"肾，其华在发"，肾精有余，则供养头发，人老了，肾精不足，头发就会变白。经专家观察和测试，发现有意识、有规律地梳头，实际上是在对头部各个穴位进行按摩，施加刺激。通过这种刺激，可以调节大脑皮层的兴奋和抑制过程，增进头部神经的机能，促进血液循环和皮下腺体的分泌，改进营养代谢。

梳头健脑的操作方法：用梳子梳头，方向为：首先，前发际—头顶—后脑—颈部，左中右三行；其次，以头顶中央作为起点，呈放射状分别梳向头角，包括太阳穴、耳上发际、耳后发际等，左右相同，每天3~5次，每次至少5分钟。梳头既可以用梳子，又可用指叩，双手弯曲，除拇指外，其余四指垂直叩击头皮，方向与要求同梳子梳法。

🌰 让宝宝多玩多体验

1～2岁的宝宝除了吃饭睡觉就是玩耍。宝宝和成人不同，玩就是学习，也可以说是他们的"事业"。宝宝通过玩耍，可使身体的各种机能发达起来，学到许多知识，增加社会意识，丰富思想感情。

在成人看来，玩泥巴、玩水是幼稚行为，但对于宝宝来说，这样的体验是非常重要的。所以，要让宝宝在外面尽情地玩耍。当然，1岁多的宝宝出去玩耍时，应该给宝宝一些像积木、小铲、小桶、玩具车、小风车、布娃娃等宝宝喜欢的小玩具。父母应该一直跟在宝宝身边，以防意外发生。

◇◇◇◇ 贴心提示 ◇◇◇◇

父母要用严肃、认真的语调不断向宝宝强调玩电源插座的危险性。家里有许多不能让宝宝触摸的东西，妈妈都要反复告诉宝宝："摸了这个会很疼，很疼。""这个会烫坏小手的呀。"妈妈认真的语调和表情，会使宝宝相信这个东西真的不能碰。

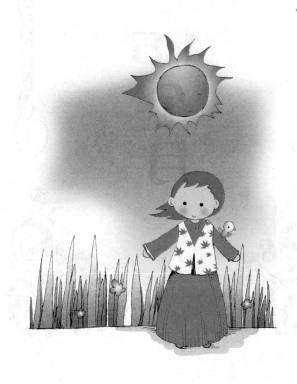

Part 14

14
～
16
个
月

宝宝的身体和感觉发育

🌱 宝宝的身体发育

体重

15个月女孩的平均体重约为10.43千克，男孩的平均体重约为11.04千克。

身高

15个月女孩的平均身高约为80.2厘米，男孩的平均身高约为81.4厘米；女孩的平均坐高约为49.4厘米，男孩的平均坐高约为50.2厘米。

头围

15个月女孩的平均头围约为46.2厘米，男孩的平均头围约为47.3厘米。

胸围

15个月女孩的平均胸围约为46.61厘米，男孩的平均胸围约为47.54厘米。

其他生理特征

宝宝的囟门在1～1.5岁闭合。

🌱 宝宝的感觉发育

14～16个月的宝宝喜欢观察周围的新鲜事物，特别喜欢观察几何图形的物品。此时宝宝对颜色的辨认能力也增强了，他能够辨认出几种不同的颜色。宝宝开始积极有意识地注意事物，其有效注意力可集中1～2分钟。

运动发育

宝宝的双臂可以模仿大人做4个方向的动作，也会用小手指抓起积木进行堆积，一般的宝宝可堆起4块积木。宝宝还会弯腰用手脱袜子，虽然动作有些笨拙。宝宝还会很高兴地拖着物品行走。

语言发育

宝宝喜欢模仿成人说话，可以用简单的句子来表示自己的意思，在他认为说不清楚的时候，还会辅以手势。此时期的宝宝对父母说的话已能听懂更多，这表明其语言理解能力有了进一步提高。

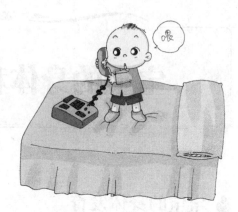

🖤 宝宝的心理发育

活动范围扩大了的宝宝喜欢在家里和父母追逐打闹，喜欢拖着玩具小鸭子到处走，也喜欢到室外和父母、其他小朋友一起玩耍。这一时期的宝宝对父母的动作和语言有更进一步了解的心理，想模仿父母。

宝宝开始注意到物品位置的改变，对藏起来的物品可以探索找到，会指出身体的多个部位；可以随着父母进行简单的哼唱，还能用竖起的一个指头表示"我已经1岁了"；当别人说和他握握手时，知道伸出手并握住。

14～16月龄的宝宝还非常愿意把所有的玩具排成一个长串，像个小火车。宝宝开始在意自己的成果，如果妈妈把宝宝搭建的东西搞乱，或把宝宝搭的火车破坏掉，宝宝会哭，或者会把积木摔了，以示反抗。这时候妈妈要尊重宝宝的劳动成果，宝宝才能学会尊重爸爸妈妈的劳动成果，学会尊重他人。

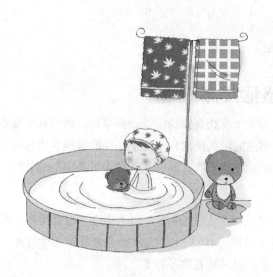

宝宝的保健和护理

适当给宝宝进行冷水浴

1～3岁的宝宝，除了进行户外活动、做操、进行空气浴和日光浴以外，在专业人士的指导下，适当进行冷水浴，也可以增强体质，防病抗病。

让宝宝用冷水洗手洗脸，能有效地增强宝宝的耐寒能力，使宝宝少得感冒。冷水的水温以20～30℃为宜。但晚上盥洗时仍要用32～40℃的温水，避免刺激宝宝神经兴奋，影响睡眠。

如何让宝宝的牙齿清洁健康

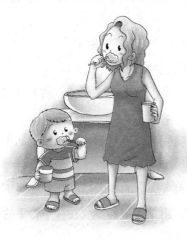

在宝宝刚刚出生时乳牙虽然没有长出，但所有乳牙的齿冠（露出牙龈的部分）在胎儿时期就在牙床内形成了。如果想让宝宝拥有健康的牙齿，就应做好牙齿保健。妈妈在妊娠时期应注意营养物质的摄取，以保证宝宝牙齿的生长发育及强健洁白。经研究证明，具有强健牙齿作用的营养物质主要有钙、磷、维生素D、维生素C等。因此孕妇要多吃一些富含钙、磷的食品（如绿色蔬菜和豆制品），要多晒太阳，或补充一些鱼肝油。

四环素类药物能引起宝宝牙齿变色，并且常常导致牙釉质发育不良，以致容易发生龋齿。孕妇使用四环素类药物，可能通过胎盘屏障进入胎儿体内，宝宝出生后长出的牙齿同样会发生变色。因此，宝宝及怀孕期间的妇女，应避免使用四环素类药物。

幼儿的乳牙应当受到精心的保护，宝宝从1岁开始就应接受早晚漱口的训练，并逐渐养成这个良好的习惯。

需要注意的是，幼儿漱口要用温开水（夏天可用凉白开水）。这是因为宝宝在开始学习时不可能马上学会漱口动作，漱不好就可能把水吞咽下去，所以刚开始的一段时间最好用温开水。训练时先为宝宝准备好杯子，父母在前几次可为宝宝做示范动作，把一口水含在嘴里做漱口动作，而后吐出，反复几次，宝宝很快就学会了。

> **专家叮咛**
>
> 在训练过程中，父母注意不要让宝宝仰着头漱口，这样很容易呛着宝宝的气管，甚至发生意外。另外，父母要不断地督促宝宝，每日早晚坚持不断，这样日子一长就能养成好习惯。

怎么教宝宝戴帽脱帽、穿脱鞋袜

◆ 让宝宝照镜子，看看自己怎样戴帽脱帽，父母在一旁协助宝宝，教宝宝反复练习，一边练习一边教他唱儿歌："小棉帽，头上戴，像朵花儿惹人爱。小小蜜蜂看见了，嗡嗡嗡嗡把蜜采。"

◆ 给宝宝一顶帽子，让他戴在爸爸的头上，然后脱下帽子。

◆ 让宝宝抱布娃娃玩，并给布娃娃戴帽、脱帽。

◆ 每次外出要让宝宝自己把帽子戴上，告诉宝宝天气寒冷，戴上帽子是为了保护头。回到家，让宝宝自己脱帽。

◆ 把鞋穿在宝宝的脚上，鼓励宝宝把鞋脱掉，反复训练。待宝宝动作熟练后，再教会宝宝脱掉松开鞋带的鞋。

◆ 让宝宝看父母怎样脱袜子，然后把宝宝脚上的袜子褪至几乎要脱下的程度，鼓励他自己脱掉。这一动作熟练之后，再把宝宝的手放在袜子松下的一端，并和他一起将袜子脱掉。每天练习 1～2 次。

◆ 每天晚上睡觉前，让宝宝坐在床边的小凳子上，鼓励他自己脱鞋、脱袜。

怎样教宝宝洗手

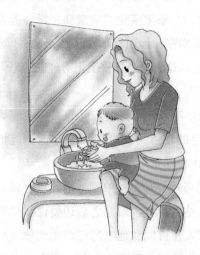

手接触外界环境的机会最多，也最容易沾上各种病原菌，尤其是手闲不住的宝宝，哪儿都想摸一摸。如果再用这双小脏手抓食物、揉眼睛、摸鼻子，病菌就会趁机进入宝宝体内，从而引起各种疾病。

病菌无处不在，对付病菌最简单的一招就是勤洗手！

❶ 用温水彻底打湿双手。

❷ 在手掌上涂上肥皂或倒入一定量的洗手液。

❸ 两手掌相对搓揉数秒钟，产生丰富的泡沫，然后彻底搓洗双手至少10～15秒钟；特别注意手背、手指间、指甲缝等部位，也别忘了手腕部。

❹ 在流动的水下冲洗双手，直到把所有的肥皂或洗手液残留物都彻底冲洗干净。

❺ 用纸巾或毛巾擦干双手，或者用热风机吹干双手，这一步是必需的。

专家叮咛

很多时候，人们洗手只是蜻蜓点水，沾点水，涂上肥皂，马上就冲掉，整个过程3～5秒钟就完事，甚至用手在水里蘸一下就算洗过了，这样洗手很不到位。每次洗手需要双手涂满肥皂反复搓揉10秒钟以上，然后再用流动的水冲洗干净。

宝宝不爱理发怎么办

很多宝宝都不爱理发，要哭闹。这个年龄的宝宝不爱理发是很正常的现象。造成宝宝不愿意理发的原因有很多，如：最开始被理发师弄疼了，洗头时水弄进眼睛、鼻子或耳朵里了，头发渣掉在身上，扎皮肤，等等。这些在大人看来无所谓的小细节，却成为宝宝记忆中不太愉快的经历，让宝宝对理发望而生畏。那么，有什么好的方法可以让宝宝乖乖理发吗？

❶ 理发时，除了尽量避免以上情况出现外，还是要消除宝宝的恐惧心理。可以带宝宝和其他小朋友一起去理发，并跟宝宝说"宝宝和哥哥一起剪头发，看谁更乖一些"。也可以妈妈和宝宝坐在一起理发，告诉宝宝理发不可怕。看到宝宝不愿意理发时，千万不要强迫，这样更会加重宝宝对理发的恐惧心理，也不利于心理健康。

❷ 妈妈可以自己买一套理发工具，让宝宝最喜欢最亲近的人——妈妈给他理发，奶奶在旁边拿着玩具吸引宝宝的注意力，一般很顺利地就能把头发理好。关键是妈妈之前要学会比较好的理发手法，以免弄疼宝宝。

❸ 经常带宝宝去一家固定的理发店，与理发师熟悉熟悉，消除陌生感。去理发之前要告诉宝宝理完发之后他会变得更神气，理完之后还要说些"真帅""真好看"之类赞美的话。妈妈和家人还可以和他一起理，比比理完后谁更漂亮一些。宝宝渐渐就会把理发和愉快的感觉联系在一起，再也不会哭闹反抗了。

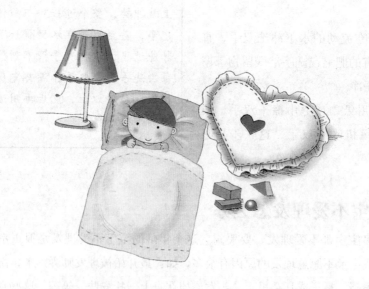

宝宝的饮食和营养

❂ 给宝宝一个良好的就餐环境

为了增进宝宝的食欲，促进消化吸收，保证身体健康，应该为宝宝提供一个良好的就餐环境和就餐气氛。

首先，不要在宝宝吃饭的时候批评他，影响他的就餐情绪。在宝宝情绪不好时，大脑皮层对外界环境反应的兴奋性降低，使胃肠分泌的消化液减少，胃肠蠕动减弱，从而降低对食物的消化吸收功能，这样就使食物在胃中停留的时间延长，使人没有饥饿感，吃不下饭，即使勉强吃下去，也常感到肚子不舒服。

其次，不要过分要求宝宝的吃饭速度，提倡细嚼慢咽。由于宝宝的胃肠道发育还不完善，胃肠蠕动能力较差，胃腺的数量较少，分泌胃液的质和量均不如成人。如果在进食时充分咀嚼，在口腔中就能将食物充分地研磨和初步消化，就可以减轻下一步胃肠道消化食物的负担，提高宝宝对食物的消化吸收能力，保护胃肠道，促进营养素的充分吸收和利用。

另外，也不要让宝宝边听故事边吃饭、边看电视边吃饭。这样做分散了宝宝的注意力，宝宝吃饭心不在焉，会减少胃肠道的血液供给及消化系统消化液的分泌，进而影响宝宝对食物中营养的消化吸收，造成宝宝食欲不好、消化不良等。

❂ 给宝宝适当吃些硬食

不少父母总喜欢让自己的宝宝常吃些细软的食物，这样有利于消化和吸收，但宝宝若长期吃细软食物，则会影响牙齿及上下颌骨的发育。因为宝宝咀嚼细软食物时费力小，咀嚼时间也短，可引起咀嚼肌的发育不良，结果上下颌骨都不能得到充分的发育，而此时牙齿仍然在生长，会出现牙齿拥挤、排列不齐及其他类型的牙颌畸形。

若常吃些粗糙耐嚼的食物，可提高宝宝的咀嚼功能，乳牙的咀嚼是一种功能性刺激，有利于颌骨的发育和恒牙的萌出，对于保证乳牙排列的形态完整和功能完整很重要。宝宝平时宜吃的一些粗糙耐嚼的食物有红薯干、肉干、生黄瓜、水果、萝卜等。

宝宝饮食要注意微量元素的补充

随着饮食模式的改变，家庭经济状况的好转，幼儿膳食中补充了足够的蛋白质、脂肪、维生素等，一些营养不良性贫血患儿正逐年减少，随之出现的营养方面的缺陷是膳食当中微量元素的不足。可是大多数父母只注意蛋白质、维生素等，对一些微量元素的不足却不以为然。因此近几年来，出现了一些由于膳食当中微量元素的不足而造成的疾病。

膳食中微量元素的不足，主要表现在锌含量不足。目前，由于动物食品摄入较多，故宝宝一般不太会缺乏铁。在近几年的一次调查中发现部分地区宝宝严重缺锌的在17%左右，轻度缺锌的在50%左右。中国营养学会要求在宝宝每日膳食当中，锌要达到10毫克，可是不论膳食怎样安排，锌却只能达到4～6毫克，远远不能满足宝宝的需求，而锌与宝宝的生长发育有很大的关系，如免疫功能、细胞分裂等。

长期饮食中的锌不足，可引起宝宝食欲不振、味觉异常、生长缓慢、身材矮小、口腔溃疡，容易感染疾病。钙摄入不足可造成宝宝毛发稀少发黄，烦躁好动，多汗，骨骼改变呈X形腿、O形腿等。

宝宝爱喝饮料怎么办

宝宝喝太多饮料对宝宝的身体发育特别不利，尤其是碳酸饮料，如可乐、雪碧等。如果宝宝就是爱喝饮料，妈妈应该怎么办呢？

❶ 爸爸妈妈一定要统一战线，千万不要发生跟妈妈要不到，跟爸爸要就有的现象。而且，妈妈一定要耐得住宝宝哭闹、撒娇。宝宝的"拗"都是一时的，但养成好习惯却可以受用一辈子。

❷ 爸爸妈妈要做表率，自己喝着可乐却要宝宝多喝水，最没有说服力。宝宝喜欢向妈妈学习，如果看到爸爸妈妈口渴了就倒杯水喝，自然就学着喝水。

育儿妙招

妈妈可以自己用榨汁机榨新鲜的果蔬汁给宝宝喝，当然喝果汁也要定时定量。

③ 妈妈最好不要买，也不要在家里储存饮料，让宝宝渴了就只能喝开水。

④ 由于宝宝对甜味饮料的亲和力特别强，妈妈可以在果汁里兑点水，降低饮料的甜度，这样可以防止宝宝对饮料上瘾。

🌱 不要给宝宝喝碳酸饮料

碳酸饮料中的成分不利于宝宝健康，在日常生活中，妈妈应该尽量做到不要让宝宝喝碳酸饮料。

① 二氧化碳过多影响消化。碳酸饮料口味多样，里面都含有二氧化碳，所以宝宝喝起来才会觉得很爽、很刺激。但饮用碳酸饮料后，释放出的二氧化碳很容易引起腹胀，影响食欲，甚至造成肠胃功能紊乱。

② 大量糖分有损牙齿健康。除了含有让人清爽、刺激的二氧化碳以外，碳酸饮料的甜味也是吸引宝宝饮用的重要原因，这种浓浓的甜味儿来自饮料中的糖类。饮料中过多的糖分被人体吸收，就会产生大量的热量，长期饮用非常容易引起肥胖。碳酸饮料里的糖分对宝宝的牙齿发育很不利，容易腐蚀牙齿。有的家长会因此而选择无糖型的碳酸饮料，尽管喝无糖型的碳酸饮料减少了糖分的摄入，但这些饮料的酸性仍然很强，同样可能导致齿质腐蚀。

③ 磷酸影响钙吸收。如果仔细注意一下碳酸饮料的成分，尤其是可乐，不难发现，大部分都含有磷酸。通常人们都不会在意，但如果宝宝常喝碳酸饮料就会对骨骼发育产生不良影响。人体对各种元素都是有要求的，所以，大量磷酸的摄入就会影响钙的吸收，引起钙、磷比例失调。一旦钙缺失，对于处在生长过程中的宝宝身体发育损害非常大。缺钙无疑意味着骨骼发育缓慢。

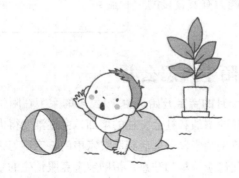

宝宝的早教

❧ 让宝宝满心欢喜地涂鸦

宝宝的视觉因素与语言表达有密切关系。画画的活动足以刺激宝宝的语言表达，特别是对那些说话能力差或语言发展较缓慢的宝宝更是如此。

语言文字是用来表达人的思想的一种形式，而图画则是另一种更为直截了当的形式。人们常常用符号来表示国际性的图表，如航线、山川、道路等，不同语言的人都能一目了然。宝宝们的涂鸦也是这个道理，当他们兴致勃勃地涂着画着时，小小的脑瓜儿中一定有些只有他们自己才知道的幼稚、离奇的想法。如果他边画边讲边叫，一定是思维极为兴奋，在积极活动着，要表达出来，他发出的各种声音就是他表达的语言形式，只是大人们尚不了解或不完全了解。这种活动及表达方式，能促进宝宝左右脑的发育。

在宝宝涂鸦期，父母要为宝宝准备些书及涂写的工具。在宝宝高兴时，让他随心所欲地涂涂画画，并且父母也应参与到这种有趣的活动中来，要用语言鼓励他，不懂他画什么时，也要假装十分理解，高高兴兴地同他讲话，帮助他养成画好一张图就仔细看看、讲讲的好习惯，这对培养宝宝的口语表达能力和今后的阅读能力有着直接的好处。

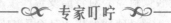

专家叮咛

宝宝涂鸦的时候，妈妈最好不要干预宝宝，让宝宝随心所欲地画。

❧ 宝宝不愿见陌生人怎么办

一般来说，8~9个月的宝宝开始认生，1岁多的宝宝在陌生人面前有点拘谨是正常的，随着年龄的增加和社会交往的增加，会逐渐变得大方起来。但如果宝宝见到陌生人就特别紧张，一提起到朋友家串门，宝宝怎么也不肯去，这就算是一种缺点了。父母应该早加注意，帮助宝宝克服怕生的缺点，帮助他形成热情爽朗的性格，提高交际能力，以便能适应未来的社会。

当宝宝在1～2岁时，父母就应有意识地抱宝宝出去走走，让邻里朋友抱抱、逗逗，使宝宝习惯于见到陌生人的脸孔。到了适合送幼儿园的年龄和条件时，应该将宝宝送到幼儿园，去过集体生活，这对宝宝是大有好处的。在家里也可经常鼓励宝宝和邻居、亲友的宝宝一起玩，经常带宝宝到朋友家串串门，或者到公园等处玩玩，以便增加见识，开阔宝宝视野。

如果发现宝宝已经存在怕生这一缺点，不要用强迫或训斥等方法来改正，应该逐步地为宝宝创造条件，帮助他克服。如果采取强制的手段逼着宝宝去见陌生人，则只能增加宝宝的恐惧，对其身心健康是有害无益的。

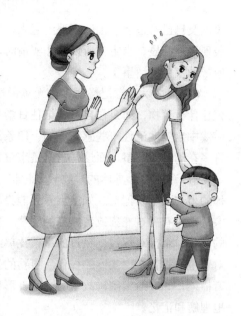

贴心提示

妈妈最好让宝宝至少每星期有2～3次机会与其他年龄相仿的小朋友在一起玩。

宝宝的记忆有什么特点

记忆是人脑对过去经验的反映，它包括识记、保持、再认或再现（回忆）三个基本环节。随年龄的增长，宝宝逐渐能够有意识地去记住一些事，如父母告诉宝宝去外面玩之前要换衣服、带玩具，五六岁的宝宝一般会做好准备，记住外出前自己带上玩具，这时也可以帮助父母做一些家务，而不需经常提醒。请求宝宝帮助做事，实际就是要他们有意地去记住一件事。对待两三岁的宝宝，需要有耐心，要经常提醒宝宝记住什么。有时父母会责怪宝宝常常忘记答应的事，认为宝宝不听话，而事实上是宝宝的能力所限。四五岁的宝宝记忆的有意性增强，但并不是完全能记住成人交给的任务，还需经常提醒。这一时期宝宝的记忆有以下特点：

❶ 记忆不够精确。宝宝的记忆往往不够精确，如宝宝复述一件事时，常常会遗漏和忘记某些情节。由于分辨不清，宝宝会不自觉地把两件事混淆在一起，或者用想象的情节来代替，容易把自己想象出来的事情同很久以前发生的

事以及自己希望会发生的事混淆起来，这在宝宝讲故事或回忆他们的经历时，表现得很明显。当宝宝所说并非实情时，不要简单地认为宝宝说谎而斥责他，应帮助宝宝澄清事实。

❷ 记忆以无意记忆居多。无意记忆指事先没有明确的目的或不去刻意地记住什么事物，而是很自然地记住日常生活中的某些事物。宝宝往往在生活和游戏中自然地记住一些感兴趣的、印象深刻的事物，如从幼儿园回来后，会讲许多在幼儿园的事，而这些常常是宝宝感兴趣或印象深刻的事情。

❸ 对形象、具体的事物较易记忆。与抽象的材料相比，宝宝对形象、具体的事物更容易记忆。如宝宝看到熊猫后，较容易记住熊猫的外形，而如果宝宝从来没有见过熊猫或者熊猫的图片，只是讲给宝宝听，宝宝便很难记住熊猫的形状。宝宝对玩过、见过的事情比单纯地听过的事情更容易记忆。因此，在对宝宝的教育中，实际的操作、事物的呈现和直接的感知效果要优于单纯的语言描述，如在给宝宝讲故事时，拿着形象生动的图画书边看边讲，宝宝能更好地理解和记忆。

❀ 不要总用叠词跟宝宝说话

1岁多的宝宝，语言正处于单词句阶段，经常会发出一些重叠的音，如"抱抱""饭饭""果果""拿拿"，再结合身体动作和表情来表达他的愿望。比如，他说"抱抱"时，就张开双臂伸向妈妈，表示要妈妈抱。

当宝宝能如此地跟妈妈交流时，妈妈心里会特别高兴，因此，也会喜欢说"宝宝抱抱""宝宝吃饭饭"等，以为宝宝只能听懂这些"宝宝语"，或是觉得只要宝宝愿意说，喜欢说就很好，还能跟宝宝很亲近。但是，总是跟宝宝这样说话很可能延长了宝宝学习语言的过渡期，迟迟不能发展到说完整话的阶段。

和宝宝说话时，一定要面对面，尽可能地靠近他，让宝宝看清妈妈的表情和口型。妈妈要注意自己的表情，夸张一点，丰富一点，有明显的声音起伏，声调比较高，语速放慢一些。这些因素都会增加语言对宝宝的吸引力。

另外，最好不要打断宝宝，纠正他的发音。虽然一再地强调不要用"宝宝语"跟宝宝说话，但并不意味着就不让宝宝用此语言和妈妈说话，这是他的世界里的语言，妈妈没有必要马上去严格纠正。对宝宝清晰和正确地说话，是妈妈提供给宝宝最好的帮助。听多了，宝宝自然会改正。宝宝学说话是用来享受生活乐趣的，而不是一项乏味的工作。

🌸 从小培养宝宝的爱心

❶ 爱心培养要从小开始。婴幼儿期是人各种心理品质形成的关键时期，爱心的形成也是在婴幼儿时期。因此培养宝宝的爱心，要从宝宝很小的时候抓起。在婴儿时期，妈妈要经常爱抚宝宝，对宝宝微笑，让宝宝感受到妈妈对他的爱，这是宝宝萌生爱心的起点。随着宝宝一天天长大，妈妈要把自己看作宝宝的伙伴，陪宝宝游戏、聊天、学习，让宝宝感受到家庭的温暖，感受到被爱的幸福，为宝宝奉献爱心打下基础。

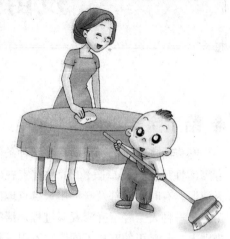

❷ 爸爸妈妈要富有爱心。宝宝时时刻刻把爸爸妈妈作为自己的榜样，爸爸妈妈的一言一行都在潜移默化地影响着宝宝，身教重于言教就是这个道理。因此，爸爸妈妈平时就要注意自己的言行举止，做到孝敬老人、关心宝宝、关爱他人、乐于助人等，让宝宝觉着爸爸妈妈是富有爱心的人，自己也要做一个富有爱心的人。

❸ 教宝宝学会移情能力。所谓移情能力是指能设身处地地为他人着想、感受他人情感的能力。比如当看到别人生病疼痛时，要让宝宝结合自己的疼痛经验而能感受到并体谅他人的痛苦，从而为他人提供力所能及的物质或精神上的帮助。

❹ 为宝宝提供奉献爱心的机会。许多妈妈只知道一味地疼爱宝宝，却忽略了给宝宝提供奉献爱心的机会。其实施爱与接受爱是相互的，如果让宝宝只是接受爱，渐渐地，他们就丧失了施爱的能力，只知道索取，不知道给予，并且觉得妈妈关心他是理所当然的。有的妈妈以为给宝宝多点关心和疼爱，等他长大了，他就会孝敬妈妈、疼爱妈妈。其实这是一种误解，妈妈没有给宝宝学习关爱的机会，他们怎么会关爱妈妈呢？

❀ 专家叮咛 ❀

有时候爸爸妈妈由于工作忙或其他原因，对宝宝表现出来的爱心视而不见，或训斥一番，把宝宝的爱心扼杀在萌芽之中。比如长大的宝宝为刚下班的妈妈拿拖鞋，妈妈却着急地说："去去去，一边待着去，别添乱了。"宝宝的爱心就这样被妈妈剥夺了。事实上，在很多情况下，爸爸妈妈并不知道自己的行为会在不经意间伤害或剥夺宝宝的爱心。

疫苗接种

给宝宝接种麻疹疫苗

麻疹活疫苗是把麻疹病毒在某种条件下培养后削弱了毒性的制剂。注射了麻疹活性疫苗（不口服），少数宝宝在6～10天内出现38～39℃的高热，1～2天消退。有时在面部及身上星星点点地出一些小红疹子，这是因为接种麻疹疫苗也是一种人工轻度麻疹发病过程。活疫苗毒性小，因此这种人工的麻疹不传染别人，与真正的麻疹不同，它不引发脑炎。

接种活疫苗可在宝宝15个月后。以前，给1岁的宝宝注射麻疹活疫苗，但经过一段时间观察，发现免疫中途消失了。这是因为1岁的宝宝从妈妈那里获得的免疫还没有完全消失，它妨碍了活疫苗制造免疫功能的能力。在15个月以后注射麻疹活疫苗的宝宝，会获得永久性免疫。所以，虽然法律上规定是出生后12个月就接种，但实际接种时延后几个月更好。以前发生过热性抽搐的宝宝，最好也要接种该疫苗。因为注射后6～10天要发热，所以事前要准备好抗抽搐的肛门用药，一旦发热能立即用上。夏季炎热天就不要接种了，因为宝宝会耐不住暑热而发热的。因为其他原因，宝宝在未满1岁时就接种了麻疹活疫苗的，要在满15个月时再接种一次。

对鸡蛋过敏的宝宝（食用鸡蛋后出现皮疹、呕吐、腹泻、腹痛等症状），注射麻疹疫苗时要小心，医生会建议推迟注射。

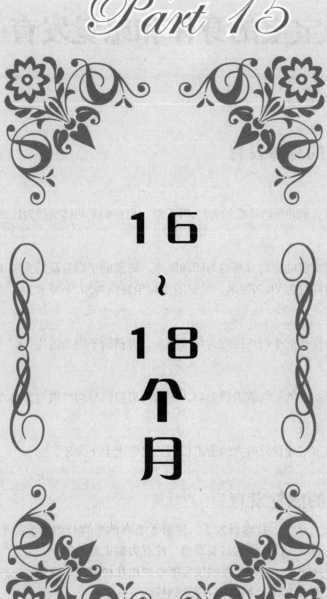

Part 15

16~18个月

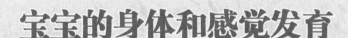

宝宝的身体和感觉发育

宝宝的身体发育

体重

18个月女孩的平均体重约为11.01千克，男孩的平均体重约为11.65千克。

身高

18个月女孩的平均身高约为82.9厘米，男孩的平均身高约为84.0厘米；女孩的平均坐高约为50.79厘米，男孩的平均坐高约为50.96厘米。

头围

18个月女孩的平均头围约为46.7厘米，男孩的平均头围约为47.8厘米。

胸围

18个月女孩的平均胸围约为47.0厘米，男孩的平均胸围约为48.1厘米。

其他生理特征

18个月宝宝牙齿此时大约萌出12颗，已萌出上下尖牙。

宝宝的感觉发育

宝宝一个月一个月地长大了，他对于新奇的事物开始给予越来越多的关注，对客体的永久性认识也日益成熟，注意力也更容易集中。宝宝的有效注意力可达2～5分钟，16～18个月的宝宝能够说出几种颜色，可认出图片中的四五种物品，认识三角形，会模仿着用笔画线。

运动发育

宝宝的手指精细动作越来越灵活，他会用小勺吃饭，会自己端着杯子喝水，还会自己脱鞋子、帽子，还能一个台阶两步地上楼梯。

语言发育

16~18个月的宝宝能够说出自己的小名，也会使用一些简单的句子和父母进行交流。当然，他已能理解更多的词语含义，父母发现此时的宝宝差不多已是一个可以平等对话的小人儿了。高兴的时候，宝宝还会哼唱一些简单的歌曲。

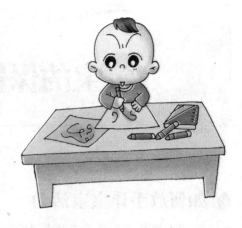

❤ 宝宝的心理发育

宝宝在16~18这段月龄特别喜欢和人玩耍，愿意替父母拿这拿那，喜欢和父母玩追逐打闹的游戏，喜欢父母和他玩搭积木的游戏，已会背诵儿歌、诗词，会很卖力地在人前人后背诵。这个月龄的宝宝差不多都特别喜欢玩水。

宝宝的记忆能力有了很大的提高，他能够记住父母给他讲的故事的大概情节，也爱听父母讲故事并能够听懂，他会依照指令将物品归类，将积木堆积起来。在音乐理解方面，他会随着音乐节奏扭动身体，并能够记住常听的音乐。这个时期的宝宝会区别多少，可以用手指表示数字。此外，宝宝已能主动运用表情表达自己的喜、怒、哀、乐等。

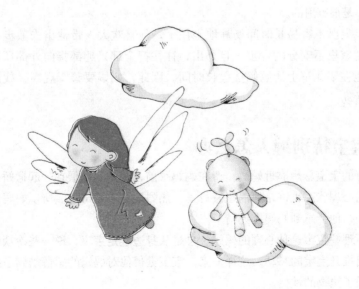

宝宝的保健和护理

🌰 如何放手让宝宝活动

宝宝走得稳了，活动范围扩大了，随之而来的是开始有了独立性的萌芽。妈妈也会明显地感到，能自由活动的宝宝更接近于一个完整意义上的人了。

对待初步独立的宝宝，妈妈的态度开始发生改变，宝宝不再完全地依赖妈妈了。所以，这时妈妈要弄清楚宝宝能做些什么，不能做什么，要让宝宝有适当的独立活动的机会和自由。

妈妈要布置一个能满足宝宝需求的活动环境。这时的宝宝对一切都充满好奇心，有一种喜欢活动、喜欢探索的冲动。有时妈妈的关照有时可能变成了一种限制，宝宝甚至不愿接受。所以，妈妈不妨适当地放开手，布置一个适合宝宝运动需求的环境，如一块安全的空地、秋千、木马等，对喜爱摇晃、跳跃的宝宝，是很有用的。

宝宝已不容易长时间安静地坐住了，他喜欢大人带他出去散步、兜风。一个在家里不安分的宝宝一旦外出，往往把全部兴趣都指向外部环境，能够安静地在婴儿车上让妈妈推很长时间。因此，妈妈要善于观察，找出宝宝喜好的活动。

🌰 宝宝特别缠人怎么办

有的宝宝总想靠近妈妈，待在妈妈跟前，跟妈妈依偎在一起撒娇。这一类宝宝的心理状态也许是他渴望着母爱，热烈地寻求着母爱。所以妈妈让他到旁边玩去，他会感到妈妈太无情了。

不理解宝宝这种心理的妈妈，总是从身边赶走宝宝，说一些冷淡疏远的话或做出推开宝宝的举动。这样一来，宝宝觉得他对妈妈的感情遭到了拒绝，越发增强了执拗的性格。

妈妈越想推开宝宝，宝宝就越想接近妈妈，恰好产生了相反的效果。这时候，妈妈就应该想一想："宝宝真可怜，我上班没有很多时间照顾他，所以应该加倍地爱抚他，让他感受到妈妈对他的爱。"

当宝宝陷入这种状态的时候，妈妈的温情就显得特别重要，爱抚是必要的。对于形影不离、紧紧缠着妈妈不放的宝宝，除了给他极大的满足之外，别无他法。

"那样娇生惯养好吗？"这种担心是不必要的。面对宝宝丰富的情感需求，妈妈应尽量给予满足，不必有什么顾虑。

🌢 1岁半的宝宝还不会走路怎么办

1岁半的宝宝还不会走路，属于发育落后了。一般弱智儿在大运动方面也都表现出发育落后，如走得晚。宝宝不会走路的原因很多，首先应考虑宝宝大脑的发育有没有问题，腿的关节、肌肉有没有病，再有，父母有没有训练过宝宝走路，宝宝是否爬过，站得好不好，曾否用屁股坐在地上蹭行过，是否过早地用了"学步车"，这些因素都会影响宝宝学会走路的时间。

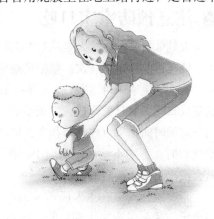

宝宝一般在1岁左右就会走了，如果到了1岁还不能站稳，可以看看他的足弓是不是扁平足。扁平足是足部骨骼未形成弓形，足弓处的肌肉下垂所致，父母可以帮宝宝按摩按摩，并帮他站站跳跳。有的宝宝是脚部肌肉无力，无法支撑全身重量，大人要帮他增加肌肉力量。如果到了1岁半还不会走路，最好请医生检查一下，对症治疗。

🌢 应该让宝宝自己选择穿什么衣服吗

宝宝每天穿什么衣服通常由爸爸妈妈决定，很少有妈妈征求宝宝的意见。其实，宝宝对衣服颜色的选择逐渐有了自己的看法，大一点的宝宝已有了一定的审美眼光，有一种从众、趋同心理，往往与妈妈的眼光不同。所以，在为宝宝选择服装时，要征求宝宝的意见，注意培养他们的个性。

在给宝宝穿衣服时，妈妈可以和宝宝讨论衣服的颜色，告诉宝宝你将选红色的裤子来配他红色的衬衫，并说蓝色毛衣和白色裤子搭配会显得很好看等。

如果他不同意，非要穿他自己想要穿的衣服，妈妈不必制止，多夸夸宝宝选的衣服真好看。

妈妈给宝宝买衣服须注意以下几点：

❶ 便于穿脱。1岁多的宝宝可以逐渐培养其自己穿、脱衣服，宝宝的衣服不要有许多带子、扣子，内衣可为圆领衫，外衣钉2~3个大按扣即可，这样宝宝容易穿脱。

❷ 不影响活动。

❸ 上衣要稍长，以免宝宝活动时露出肚子着凉。

❹ 不宜过于肥大或过长，使宝宝活动不便；也不宜太瘦小，影响动作伸展。

❺ 衣领不宜太高太紧，以免影响宝宝呼吸，限制头部活动。

❻ 女孩不宜穿长连衣裙，最好穿短裙加打底裤，以免宝宝活动时摔跤引起伤害。

❤ 注意预防宝宝口吃

大约90%患口吃的人是从1岁多开始的。这时宝宝急于讲话，一时张口结舌，使要讲的话重复几次。如果情绪紧张，这种情况不断重演，就容易形成口吃。有些宝宝本来讲话很好，但看到口吃便模仿，由于模仿重复发音，因此也会变成口吃。父母发现这种情况不必过于着急，暂时不让宝宝学说话，用几天到一周的时间把重点放在搭积木、拼图、串珠等动手操作的项目上。宝宝在心平气和时，不知不觉地一面动手一面就会说出正常、顺利的句子来。

不要勉强宝宝在生人面前说话，因为宝宝紧张时容易出现口吃，以后说话就会讲得不顺利。父母有急事让宝宝帮忙时，也切忌讲话太快太突然，要平心静气地慢慢讲，不让宝宝心情紧张，以免再度引起口吃。

> **贴心提示**
>
> 宝宝过了两岁，说话顺利之后就不容易发生口吃。但是如果在两岁之内不能矫正，就会成为习惯，这时就要找专业医生帮忙矫正了。

宝宝的饮食和营养

宝宝生病怎样调整饮食

宝宝一旦生病，消化功能难免会受到影响，引起食欲减退。作为父母千万不可操之过急，而应合理调整宝宝饮食，例如：

❶ 对于持续高热、胃肠功能紊乱的患儿，考虑给其喂食流质食物，如米汤、牛奶、藕粉等。

❷ 一旦病情好转则应由流质食物改为半流质食物，除煮烂的面条、蒸蛋外，还可酌情增加少量饼干或面包。

❸ 倘若患儿疾病已经康复，但消化能力还未恢复，表现为食欲欠佳或咀嚼能力较弱时，则可提供易消化而富于营养的软饭、菜肴。

❹ 一旦宝宝恢复如初，饮食上就不必加以限制。这时应注意营养的补充，包括各类维生素的供给，并应尽量避免给宝宝吃油腻和刺激性食物。

如何防止宝宝过量进食

人们总以为吃得多，身体才会健壮。实际上进食过量对宝宝是不利的，主要有以下几个方面的害处：

❶ 增加胃肠道负担。过量进食后，胃肠道要分泌更多的消化液和增加蠕动，如果超过宝宝的消化能力，就会引起功能紊乱，发生呕吐、腹胀腹泻。

❷ 造成肥胖症。长期过量进食，可造成宝宝营养过剩，体内脂肪堆积，成为肥胖症。

❸ 影响脑部发育。过食可引起脑血流量减少，因为饱餐后，血液相对地

集中于消化器官的时间较长，使脑部血流量减少的时间也延长。经常过食，使脑经常处于相对缺血状态，势必影响宝宝的脑发育。过食还可使宝宝大脑的语言、记忆、思维能力下降。由于过食后，使大脑负责消化吸收的中枢高度兴奋，而抑制了其他中枢，故会影响智能的发育。总之，宝宝进食不是多多益善，而是必须养成适量进食的习惯。

> **专家叮咛**
>
> 宝宝睡前不可吃得过饱。其害处有：晚餐进食太多，睡觉易做噩梦，影响消化吸收，本来睡眠状态下胃肠道消化功能应减少，因过食就会增加胃肠道负担，易导致消化紊乱性疾病，造成夜间磨牙，发生遗尿，造成宝宝睡眠惊醒、烦躁不安。

❀ 怎样选择适合宝宝的水果

给宝宝选用水果时，要注意与宝宝的体质、身体状况相宜。舌苔厚、便秘、体质偏热的宝宝，可以多吃寒凉性水果，如梨、西瓜、香蕉、猕猴桃等，这类水果有助于败火。

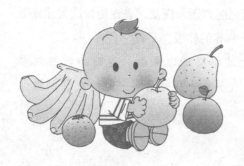

秋冬季节宝宝患急慢性气管炎时，吃柑橘可疏通经络、消除痰积，因此有助于治疗。但柑橘不能过多食用，如果吃多了，会引起宝宝上火。

当宝宝缺乏维生素A、维生素C时，多吃含胡萝卜素的杏、甜瓜及葡萄柚，能给身体补充大量的维生素A和维生素C。在秋季气候干燥时，宝宝易患感冒咳嗽，可以给宝宝经常熬些梨粥喝，或是用梨加冰糖炖水喝。因为梨性寒，可润肺生津、清肺热，从而止咳祛痰，但宝宝腹泻时不宜吃梨。

另外，宝宝皮肤生疮时不宜吃桃，以防加重宝宝的病情。

❀ 预防宝宝缺乏矿物质要多吃哪些食物

人体内的矿物质分为常量元素和微量元素两种。常量元素有钙、磷、钠、钾，微量元素有铁、锌、铜、碘等，每种元素在调节生理机能方面都有着极其重要的作用，当某种元素缺乏或者摄入过多时，都会造成人体功能失调，甚至影响身体健康。

如果宝宝缺乏某种矿物质，需要多吃相应的食物进行补充：

缺钙：多吃花生、菠菜、大豆、鱼、海带、虾皮、骨头汤、核桃等。

缺铜：多吃糙米、芝麻、柿子、动物肝脏、猪肉、蛤蜊、菠菜、大豆等。

缺碘：多吃海带、紫菜、海鱼、海虾等。

缺磷：多吃蛋黄、南瓜子、葡萄、谷类、花生、虾、栗子等。

缺锰：多食粗面粉、豆腐、大豆等。

缺锌：多食粗面粉、大豆制品、牛肉、鱼、瘦肉、花生、芝麻、奶制品、可可等。

缺铁：多吃芝麻、黑木耳、黄花菜、动物肝脏、油菜、蘑菇、酵母等。

缺镁：多食紫菜、香蕉、小麦、菠萝等。

❤ 宝宝应该怎样吃鸡蛋

鸡蛋是老少皆宜的营养佳品，也是婴幼儿生长发育所必需的辅助食物。因为鸡蛋除含优质蛋白质、脂肪类外，还含有多量维生素A、胡萝卜素、卵磷脂及矿物质等，营养价值很高。不过，宝宝吃鸡蛋要注意以下几点：

❶ 绝对不能喂生鸡蛋，因为生鸡蛋结构紧密，还含有抗消化道蛋白酸的物质，使蛋白质难以消化吸收。蛋类只有煮熟后，蛋白质结构才变得松散，所含抗消化道蛋白酶才能被破坏，使蛋白质易被人体消化吸收。

❷ 给宝宝吃全蛋时，要细心观察宝宝无过敏现象后才可继续喂食。

❸ 鸡蛋不是吃越多越好。有许多妈妈怕宝宝缺乏营养，给宝宝一天吃许多鸡蛋，甚至在宝宝6个月时就一天给两个鸡蛋吃。其实，吃蛋过多，会给宝宝带来不良的后果。6个月以内的宝宝每天吃半个蛋黄即可，6个月之后可每天吃一个蛋黄，到宝宝能吃全蛋时，可每天吃一个鸡蛋。

❹ 如果宝宝的粪便中发现有形状如蛋白的物质，这表明宝宝未消化吸收蛋白质，这时要把蛋黄拌煮到其他食物（如健儿粉、糕干粉、米粉）中一起喂食。

❺ 正在出疹的宝宝切记不要吃蛋，因为鸡蛋会加重宝宝的过敏反应。

> **专家叮咛**
>
> 鸡蛋吃法多种多样，就营养的吸收和消化率来讲，煮蛋为最高，开水、牛奶冲蛋稍低，煮鸡蛋是最佳的吃法，但要注意细嚼慢咽，否则也会影响吸收和消化。不过，对宝宝来说，还是蒸蛋羹、蛋花汤最适合，因为这两种做法能使蛋白质松解，容易让宝宝消化吸收。

宝宝的早教

宝宝的有意注意和无意注意

宝宝的注意方式主要分为无意注意和有意注意两种。无意注意指没有预定的目的，没有经过克制，而是受到刺激物的吸引所引起的注意，如突然有人从身边跑过或有大的声响时，会不由自主地回头看。这一阶段宝宝已有了无意注意，如发出声响的、鲜艳的、活动的东西都会引起宝宝的注意。幼儿期的宝宝仍有明显的无意注意，宝宝感兴趣的、鲜明、活动或变化明显的事物都会引起宝宝的无意注意，如电视中的广告等。随年龄的增长，宝宝的有意注意开始出现并发展。有意注意是指有目的、主动地使注意力集中在某件事情上，如专心听父母、老师讲故事而不东张西望，或克服干扰坚持画完一幅画，而不是画了一半又去玩玩具。

有意注意、无意注意都很重要。无意注意对宝宝的活动固然有影响，但有意注意对宝宝能不能完成游戏和学习起着十分重要的作用。如果宝宝能集中注意力，便能顺利完成任务，可为宝宝带来成就感。相反，如果宝宝的有意注意较差，不能专心听别人说话、观察、思考或做完一件事，那么，学习的能力和效果会受到影响。

如何培养宝宝的有意注意能力

注意力是伴随着宝宝的心理认识过程出现的，不论是感觉、知觉还是记忆、思考，都必须经过注意的选择和集中，认识活动才能正常进行。注意力也有监控作用，它使宝宝离开那些无关刺激，去关注需要他们注意的事件。

我们的教育过程也是培养宝宝注意力的过程，尤其是教育宝宝的早期，注意力集中的习惯容易被养成，注意力不集中也易在这一时期形成。宝宝学习的环境中要减少无关刺激对宝宝的影响，比如：把玩具拿开；不要让宝宝边看电视边学习；宝宝学习时，父母不要打扰他，不要询问是否要吃点心和水果。许多妈妈出于对宝宝的过分关心，在宝宝学习时经常会无意地打扰宝宝："你在看什么呀？"这些话分散了宝宝的注意力，使宝宝不得不分散精力去应付妈妈，久而久之就会形成注意力不集中的坏习惯。因此，在宝宝看书或学习的中途，尽量不要打扰，妈妈的要求可以放在宝宝休息时告诉他。

注意力在活动中表现，也可以在活动中训练，宝宝的注意力在成长的过程中会不断提高。但宝宝的注意时间不能连续超过30分钟左右，所以指望一个宝宝长时间把注意力集中在同一件事情上是不切实际的。

🖤 如何让宝宝树立时间概念

宝宝16个月以后，父母应该逐步给宝宝树立时间概念了。这时候的宝宝的时间概念总是借助于生活中具体事情或周围的现象作为指标的，比如早晨就是起床时间，晚上就是上床睡觉时间。待宝宝长到5岁左右，才能根据天气变化理解时间。

从小就应该给宝宝养成规律的生活习惯。让宝宝知道早上要穿好衣服出门，晚上等爸爸或妈妈回来再吃晚饭，虽不必让宝宝知道确切时间，但可经常使用"吃完午饭后""等爸爸回来后""睡醒觉后"等话作为时间的概念传达给宝宝，而且要让宝宝等到应诺的时间。

充分利用钟表。宝宝虽然认识钟表所代表的含义，但还得要宝宝明白表走到几点就可以干哪些事情了。比如用形象化的语言告诉宝宝："看，那是表，那两个长棍棍合在一起，我们就吃午饭了，12点了……"给宝宝在手上画个手表，"宝宝几点了？我们该干什么了？"不断地这样问宝宝，让宝宝有看表的意识。

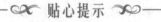

贴心提示

父母要以身作则，答应宝宝的事一定要在说好的时间内做到，这样才能在宝宝心目中树立守时的观念。还要培养宝宝节省时间的习惯，父母自己要树立榜样，不拖拉。常常在讲故事、做游戏等时间里告诉宝宝要抓紧时间，不能浪费时间。

宝宝语言发育迟缓的原因

宝宝到了18个月仍不会说话，或者在3岁半时仍说不出整句句子，一般属于语言发育迟缓。那么，是哪些因素造成幼儿语言发育迟缓呢？

第一类原因是听觉。听觉的问题大致有三种：失聪、环境太宁静及环境太嘈杂。失聪的宝宝可能完全听不到声音，或者听不到某些音频的声音，这样或多或少影响了宝宝接收外界声音的能力，也妨碍了发展语言的能力。环境太宁静会减慢宝宝的语言能力发展，而且是十分常见的原因。父母往往忙于工作，抽不出时间跟宝宝沟通，宝宝身处这样的环境下，缺乏外来的启发，要学会说话自然较慢。环境太嘈杂对宝宝的语言能力发展同样没有好处。例如家里的电视机声音十分大，宝宝根本听不清楚外界的声音，更谈不上可以吸收外界的说话信息。

第二类原因是脑部问题。如果宝宝的智力发展迟缓，说话能力通常会受影响。

第三类原因则是来自发声器官。例如宝宝出生时已经有舌头或咽喉肌肉动作不协调，这些缺陷可以令宝宝较难发展语言能力。

第四类原因来自遗传方面。假如父母幼年时都较迟才会说话，他们的子女亦有较大机会晚说话。

> **专家叮咛**
>
> 让宝宝尽早学会说话，最重要的还是让宝宝接受适量的外界刺激，要让宝宝多听大人说话及外界的声音，才可以刺激他们的语言能力发展。父母要与宝宝多说话、多沟通。例如，给宝宝洗澡时，父母可以说"现在给你洗澡了""给你抹身，别乱动"。让宝宝跟同龄的小朋友玩耍亦可以让他在同辈中学到说话的技巧。教宝宝唱歌也是一个不错的办法，同时更可以增进亲子关系。

别让小失误影响宝宝智力发育

妈妈有时候也会因为常识欠缺或工作忙碌而忽视宝宝的一些特别行为及生活中的一些细节。殊不知，小小的疏忽也常常会给宝宝的智力造成严重的不良后果。

❶ 不要带宝宝到未装修完的住宅。很快就要搬新家了，当然令人兴奋。但如果妈妈经常带宝宝光顾自己尚未完工的新屋的话，很容易引发宝宝汞中毒，因为油漆中含有大量的汞。尤其不能让宝宝用小手去接触油漆未干的墙壁或墙纸，以免他们习惯性地把满是油漆的手放入嘴中。汞中毒会导致人不同程

度的瘫痪和智力障碍。

❷ 不要让宝宝尽情享受甜食。宝宝缺乏自控能力，面对自己喜欢的糖果、甜食，他会情不自禁地大吃特吃，妈妈注意不在放任宝宝过多吃甜食。

❸ 要注意常说梦话的宝宝。宝宝常常说梦话是情绪不稳定的表现，妈妈可别以为只要安慰几句就万事大吉了，平时注意多安抚宝宝。

🌢 重视宝宝感知能力的发展

对宝宝来说，智力启蒙就是要重视感知能力的培养和发展。

❶ 要让宝宝多听、多看、多动手，以发展视觉、听觉、触觉，同时使这些功能协调。智力开发总是离不开知识的掌握，而要获得知识，必须通过看、听、摸等感知活动。应让宝宝多接触自然和社会环境，多动手以亲身感知事物，促进智力发育。

❷ 要结合日常生活和一些简单的游戏培养宝宝的思维、想象、实践、创造等能力。启发宝宝多提问题、多思考，好奇多问是宝宝的天性。有些宝宝喜欢提问，这是思维活跃的表现，父母要耐心地用通俗易懂的语言回答，而不能敷衍了事；有些宝宝提不出什么问题，父母应设法启发他们，让他们自己提问，并站在宝宝的角度，多提一些问题让宝宝思考回答。如问知了如何鸣叫、风沙从哪里来等，以启发宝宝的求知欲。

❸ 要多和宝宝说话、交往。在和宝宝说话时，要逗引他积极反应，激发其交往应答能力。还可用一定时间来让宝宝听听音乐，培养宝宝的听觉和音乐感受力。在宝宝睡醒后听些欢快的乐曲，睡前听些安详的乐曲，同样乐曲在同样条件下反复听，宝宝就会逐渐熟悉，并将其视为某些活动的信号。此外，各种声响玩具也是培养宝宝听觉的重要工具。和宝宝的对话和交往既能促进听觉功能发育，又能满足宝宝对情感的需要，是智力启蒙的重要形式。

❹ 鼓励宝宝的创造精神。宝宝在做游戏、搭积木时，应鼓励宝宝的创造精神，引导宝宝不重复别人做过的东西，帮助宝宝自己想象着做，宝宝拆装玩具时，不要求全责备，在宝宝顽皮的举动中，往往可能是创造力的表现。宝宝创造的欲望仅仅开始萌芽，需要父母、教师去发现、去引导，如完全按大人要求的模式去做，则会抑制宝宝的创新精神。

🌰 培养宝宝的孝心

妈妈想要培养宝宝的孝心，一定要注意以下几点：

❶ 当着宝宝的面，不可以说任何对长辈不敬的话。

❷ 当着宝宝的面，不可以高声顶撞自己的长辈，无论出于什么原因。

❸ 宝宝表现出对长辈的孝敬，要愉快接受，并且及时加以表扬，最好逢人就夸。

❹ 批评宝宝错误行为时，不要夸张，要就事论事，不要贴标签，戴帽子，要言简意赅。不要喋喋不休地讲个没完，让宝宝厌烦。

❺ 宝宝不尊重长辈时，要及时告诉宝宝他应该怎么做。妈妈往往忽略了这点，每次责骂过宝宝后，宝宝知道自己错了，却不知道正确的该如何做。不要以为他们会反省，他们是一个需要妈妈指出正确行为的需要教导的宝宝。妈妈最好这样说：今天你做的这个事情是不好的，应该这样做。他下次就知道了。

❻ 孝心是拿来做的，不是拿来说的。爸爸妈妈一定要身体力行，宝宝才能效仿。

🌰 读书培养宝宝的语言能力

宝宝的语言能力包括表达和阅读两个方面，培养的方法尽管很多，但对于各方面能力不如成年人的宝宝来说，最重要的还是读书给宝宝听。但是，怎样给宝宝"读书"，宝宝才会"听"呢？

❶ 读书时妈妈要把宝宝拥在膝前，或靠近他坐。这样，听书不仅是兴趣的满足，又是母爱的享受，它将长久留在宝宝记忆里。

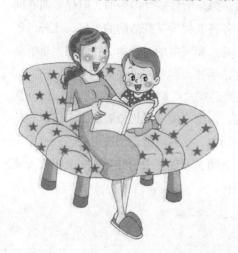

❷ 在开始读之前，要告诉宝宝书名是什么，作者是谁，哪里出版的，什么时候出版的，插图是谁画的，这会给宝宝一个重要观念——了解这些是十分重要的。

❸ 至于什么时候读书给宝宝听，读多少，都无所谓，只要宝宝愿意听，不必嫌多，更不要怕重复。

❹ 给宝宝读书时要力求语言绘声绘色，要求读出狼的凶狠、狐狸的狡猾、小公鸡的骄傲、大白兔的胆

小。对宝宝来说，情绪的感染比讲道理更为重要。如果宝宝自动地跟着妈妈念那就更好了，这是发展书面语言的良机。

❺ 在读书的过程中要让宝宝认真看插图，并不时地指着插图提出各种问题让宝宝问答，读书的同时不可忘记培养宝宝的观察力和想象力。

❻ 在读书和问答的过程中，宝宝受到启发，会向妈妈发问，向妈妈表达自己的感受，这时妈妈要耐心地听他说，详细地回答他，不要急着去读书。发问和交谈会启迪和发展宝宝的智力语言。

✿ 鼓励宝宝做家务

做家务应当是妈妈给予宝宝最好的教育之一。宝宝协助做家务，可发展身体和心理上的技能，包括可以训练他的观察力、理解力、应变能力及体能。宝宝每学会一项新的任务，他的能力和自信心便会向前迈进一步。而借由做家务，宝宝也会有参与感、成就感和荣誉感，可培养宝宝对家庭有份责任心和归属感，以及独立性和自主性。

下面有几点引导宝宝做家务的注意事项：

❶ 把握时机。宝宝都有强烈的好奇心，妈妈要把握时机训练宝宝做简单的家务，耐心地告诉他正确的方法。

❷ 视年龄交托家务。哪些家务可以交由宝宝帮忙，得视年龄而定。

❸ 陪宝宝一起做。和宝宝一起做家务，他一定会很高兴，对宝宝而言，这些都是有趣的游戏。可陪宝宝一边工作，一边聊天，以增加工作情趣。

❹ 肯定宝宝的努力。妈妈要让宝宝有参与家务的机会，并多给予鼓励、赞美，使宝宝从工作中得到成就感及自信心。

❺ 利用家务机会进行教育。宝宝站在妈妈身旁看妈妈做家务，妈妈可以问："为什么我要吃这种菜""那种菜是怎么长出来的"等，利用一起做家务的时间，与宝宝分享生活经验。

贴心提示

在教宝宝做家务时，妈妈要有耐心且不厌其烦。虽然宝宝的热心参与，可能往往是越帮越忙，如洗菜、洗水果时溅得到处都是水，妈妈要容忍这些混乱，并将每件事分解成小步骤来教宝宝。

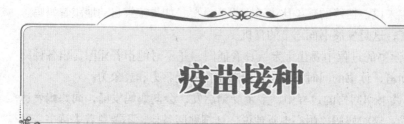

疫苗接种

宝宝疫苗接种

18个月宝宝需要第2次接种麻疹疫苗。极个别的宝宝有可能在接种疫苗后出现严重异常反应，如注射部位化脓、过敏性休克、过敏性紫癜等。这些反应是极其罕见的，一旦发生异常反应，应尽快到医院诊治，以免延误时机，加重病情。

在宝宝注射疫苗后，不要马上离开医院，而要观察30分钟左右，没有异常情况再离开。如果宝宝以前出现过不良反应，就更应如此。一旦出现意外，能够及时救治。

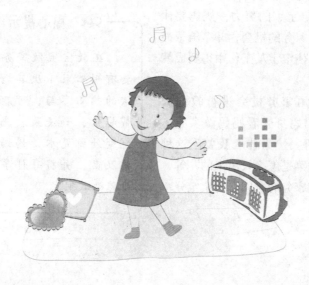

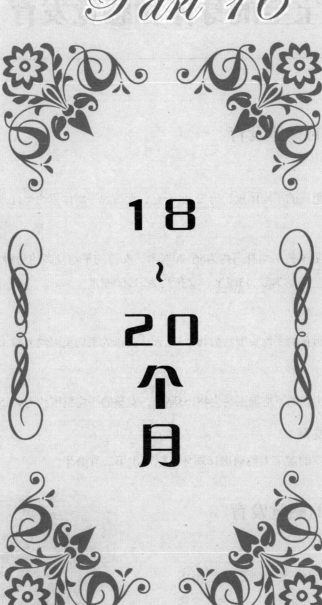

Part 16

18～20个月

宝宝的身体和感觉发育

宝宝的身体发育

体重

20个月男孩的平均体重约为12.14千克，女孩的平均体重约为11.52千克。

身高

20个月男孩的平均身高约为86.20厘米，女孩的平均身高约为84.97厘米。男孩的平均坐高约为52.43厘米，女孩约为51.60厘米。

头围

20个月男孩的平均头围约为48.13厘米，女孩的平均头围约为47.03厘米。

胸围

20个月男孩的平均胸围约为48.63厘米，女孩的平均胸围约为47.53厘米。

其他方面发育

快到两岁的宝宝大约萌出16颗牙，已萌出第二乳磨牙。

宝宝的感觉发育

动作发育

这个时期的宝宝似乎总是闲不住，他一会儿跑到这里，一会儿会爬到桌子底下、沙发背后，爱动是这个时期宝宝的最大特点。宝宝会向不同

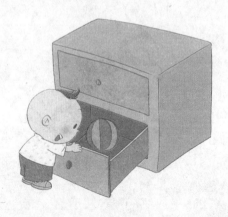

的方向抛掷皮球，还会用蜡笔在纸上画出线条等。

语言发育

这个时期的宝宝说话明显增多，大约已能说出50个以上的单词，宝宝开始进入双词句阶段，慢慢地可将两个词合在一起练习，父母要注意在这个时期加强对宝宝语言方面的训练。

宝宝的心理发育

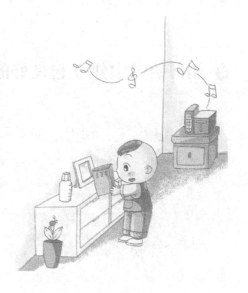

这个时期的宝宝喜欢爬上爬下，还喜欢伴随着音乐跳舞，喜欢念儿歌、听父母讲童话故事，还喜欢数数字。

在思维方面，宝宝会对新事物有很强的好奇心，喜欢观察新鲜的物体，在音乐理解力方面，宝宝开始唱较长的但旋律简单的歌曲，还会随着音乐做模仿动作等。

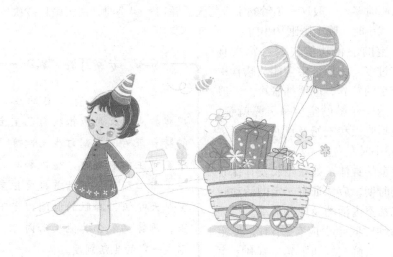

宝宝的保健和护理

💧 如何给宝宝建立起良好的生活制度

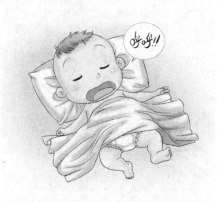

如何从小为宝宝建立合理的生活制度，使宝宝的生活有规律，神经系统、消化系统能协调工作，对宝宝的心理发展具有重要的意义。

睡眠对宝宝很重要，因为宝宝的神经系统还没有发育成熟，大脑皮层的特点是既容易兴奋，又容易疲劳，如果得不到及时的休息，就会精神不振，食欲不好，以致容易生病。如果睡眠充足，可以使脑细胞恢复工作能力。宝宝睡眠充足，醒来后情绪就好，并且睡得好、长得高。科学家曾测定，宝宝在熟睡时的生长速度是清醒时生长速度的3倍。宝宝在睡眠时分泌生长激素较清醒时多。一般这个年龄的宝宝每天需睡13～14小时，白天睡1～2次，每次1.5～2小时，晚上睡眠10小时。

宝宝的消化功能较弱，每次食量不宜过多。为保证宝宝能从膳食中得到充足的营养，应增加餐次。一般来说，这个年龄的宝宝每天需就餐5次，包括吃饭和吃奶及点心，两餐之间间隔3小时左右。

宝宝的身体正处在生长发育比较迅速的时期，应保证有一定的活动时间，包括室内活动及户外活动。每天户外活动时间至少应有2小时，使宝宝能接触新鲜空气和阳光，有利于宝宝的身心发育。

❀ 专家叮咛 ❀

每个宝宝都有各自的生活规律特点，父母应根据自己宝宝的特点来为宝宝制订生活制度。在制订生活制度时，吃饭和睡觉应是中心环节，父母首先要把宝宝每天吃饭、睡眠的时间固定下来，再穿插配合其他生活内容，形成一定的生活制度。

怎样让宝宝安全舒适地过夏天

夏天，由于宝宝（特别是2岁以前的婴幼儿）调节体温的中枢神经系统还没有发育完善，对外界的高温不能适应，加上炎热天气的影响，使胃肠道分泌液减少，容易造成消化功能下降，宝宝容易生病。所以妈妈要注意夏天的保健工作，让宝宝健康地过好夏天。

❶ 衣着要柔软、轻薄、透气性强。宝宝衣服的样式要简单，像小背心、小短裤、小短裙等，既能吸汗又穿脱方便，容易洗涤。衣服不要用化纤的料子，最好用布、纱、丝绸等吸水性强、透气性好的布料，宝宝不容易得皮炎或生痱子。

❷ 食物应既富有营养又讲究卫生。夏天，宝宝宜食用清淡而富有营养的食物，少吃油炸、煎烹等油腻食物。夏天给宝宝喂牛奶的饮具要消毒。鲜牛奶要随购随饮，其他饮料也一样，放置不要超过4小时，如超过4小时，应煮沸再喝，察觉到变质，千万不要让宝宝食用，以免引起消化道疾病。另外，生吃瓜果要洗净、消毒，水果必须洗净后再削皮食用。夏季，细菌繁殖传播很快，宝宝抵抗力差，很容易引起腹泻。所以，冷饮之类的食物不要给宝宝多吃。

❸ 勤洗澡。每天可洗1～2次，为防止宝宝生痱子，妈妈可用马齿苋（一种药用植物）煮水给宝宝洗澡，防痱子效果不错。

❹ 保证宝宝足够的睡眠。无论如何，也要保证宝宝足够的睡眠时间。夏天宝宝睡着后，往往身上会出现许多汗水，此时切不可开电风扇，以免宝宝着凉。既要避免宝宝睡时穿得太多，也不可让宝宝赤身裸体地睡觉。睡觉时应该在宝宝肚子上盖一条薄的小毛巾被。

❺ 补充水分。夏天出汗多，妈妈要给宝宝补充水分。否则，会使宝宝因体内水分减少而发生口渴、尿少。西瓜汁不但能消暑解渴，还能补充糖类与维生素等营养物质，应给宝宝适当饮用一些，但不可喂得太多以免伤脾胃。

夏季要做好宝宝的降温防暑工作

在夏季，父母要注意做好宝宝的降温防暑工作，这是因为在33℃及以上高温中，人体的负担会加重。

◆ 在33℃的气温中待2～3小时，人体的汗腺便开始运作。

◆ 气温在35℃时，人体的散热机制进入防暑状态，这时，人的心跳加快，血液循环加速，浅静脉扩张，皮肤渗汗，应该进行局部降温。注意房间阴凉通风。

◆ 气温在36℃时，人体处于"一级防暑"状态。这时，人体通过蒸发大量的汗液散发热量，进行"自我冷却"。所以，此时应注意喝适量的糖、盐开水或西瓜汁防暑。

◆ 气温在38℃时，人体处于"二级防暑"状态。这时，人体的多脏器协同降温，除汗腺分泌汗液外，肺急促喘气，呼出热量，心脏比平时多输出60%的血液到体表散热，这种状况无疑加大了心脏的负担。

◆ 气温在39℃时，人体处于"三级防暑"状态。这时，汗腺已趋于衰竭，人体反而无汗，可温水浸浴防暑。

◆ 气温在40℃时，人体处于"四级防暑"状态。这时，人被热得头昏脑涨，随时有中暑的可能。

✿ 不可忽视生活中的小事情

日常生活中有一些小事，往往容易被父母忽视，但如果父母忽视了它们，就有可能影响到宝宝的健康。

◆ 有些父母买回水果用水冲洗后，还习惯用布擦一下才给宝宝吃，殊不知抹布很容易沾染致病微生物。

◆ 宝宝皮肤瘙痒时，父母少不了帮助搔抓止痒，但父母手指甲缝的细菌很容易在搔抓时通过宝宝破损的皮肤，而引起皮肤感染。

◆ 有的父母为宝宝脱衣服方便，喜欢给宝宝穿腰间勒松紧带的衣服。松紧带勒得太紧，会影响宝宝胃肠蠕动和血液循环，甚至影响胸部的正常发育。

◆ 大多数父母因爱宝宝而喜欢搂着宝宝睡觉，但这种做法却是不卫生的。因为父母呼出的二氧化碳会被宝宝再吸进去，从而会影响宝宝的健康，造成宝宝缺氧，呼吸困难。

◆ "是药三分毒"，不管是什么药，都要谨慎，别轻易给宝宝服用。

✿ 如何教宝宝正确地擤鼻涕

感冒是宝宝最常见的疾病之一。宝宝受凉后容易感冒，感冒时鼻黏膜水肿，鼻涕增多，并含有大量病菌，造成鼻子堵塞，呼吸不畅。这个年龄的宝宝生活自理能力还很差，对流出的鼻涕不知如何处理，有的宝宝就用衣服袖子一抹，弄得到处都是，有的宝宝鼻涕多了不擤，而是使劲一吸，咽到肚子里，这是很不卫生的，会影响身体健康，同时也会将病菌通过污染的空气、玩具传染给别人。因此教会宝宝正确的擤鼻涕方法是很有必要的。

在日常生活中，最常见的一种错误擤鼻涕方法就是捏住两个鼻孔用力擤，因为感冒容易鼻塞，宝宝希望通过擤鼻涕让鼻子通气。这样做不卫生，容易把带有细菌的鼻涕通过咽鼓管（鼻耳之间的通道）弄到中耳腔内，可引起中耳炎，使宝宝听力减退，严重时可由中耳炎引起脑脓肿而危及生命。因此父母一定要纠正宝宝这种不正确的擤鼻涕方法。

正确的擤鼻涕方法是要教宝宝用手绢或卫生纸盖住鼻孔，两个鼻孔分别轻轻地擤，即先按住一侧鼻翼，擤另一侧鼻腔里的鼻涕，然后再用同样的方法擤另一侧鼻孔。

用卫生纸擤鼻涕时，要多用几层纸，以免宝宝没经验，把纸弄破，搞得满手都是鼻涕，再在身上乱擦，极不卫生。

❧ 宝宝穿多少衣服合适

婴幼儿不能表达身体的感受。父母应该根据天气情况给宝宝增减衣服。怎样判断应该多加衣服或减少衣服呢？天气转凉时，多加又不是，减少更不是，多怕热着宝宝，少呢，又怕冻着宝宝，着实令父母很头痛，费心机。

一般情况下，家长都会为宝宝穿上比较多的衣服。宝宝活泼好动，容易出汗。结果，湿了的皮肤和衣服被凉风一吹，便易着凉，这才是"内热"的真正原因。宝宝一般不怕冻着，最常见和最易发生的反而是热着。有经验的老人也常说，宝宝冻着的病一服药就能治好，宝宝热着的病十服药才能治好。

最简单的做法是父母穿多少，宝宝穿多少，同时要保持宝宝皮肤和衣服的干爽，如此宝宝既不会受到热着

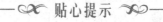

> **贴心提示**
>
> 幼儿有午睡的习惯。午睡时也应让宝宝换上睡衣或脱掉外衣等，否则起床后容易着凉。

的威胁，又不会受到冻着的威胁，父母也就可以放心地照料宝宝了。

❧ 宝宝恋物怎么办

宝宝有从不离手的心爱玩具吗？当妈妈把宝宝的玩具抢走，他会大哭大闹甚至不吃不喝吗？更有甚者，宝宝除了心爱玩具，对任何其他的人和事都不会表现得如此依恋。同时，他好像很难适应新的环境，闷闷不乐，少言寡语。面对这样的宝宝，父母就要当心，他可能恋物成瘾了。

在婴幼儿时期，宝宝会对妈妈形成一种依恋，例如他会喜欢偎依在妈妈的怀抱里，这是一种积极的、充满情感的依恋。一般来说，宝宝从6个月起，就出现了依恋。2～3岁是建立宝宝与父母之间依恋感的关键时期，在这个时期，

父母需要多花一些时间来与宝宝相处，建立良好的亲子互动。

如果宝宝经常与父母分离，或是因为疾病、恐惧，没有游戏、玩具及正常的人际交往等，便不能形成良好的依恋关系。于是，宝宝在情感发展过程中往往会出于情感需要而与某些物品建立起一种亲密的联系，将依恋转移到物品上。当感觉孤独、焦虑和恐惧时，他会紧紧地抱住物品，试图产生一种安全感——这就是宝宝恋物的原因。

> **贴心提示**
>
> 以前这样的症状在我国并没有引起父母们的重视，近年来，随着生活节奏的变快，竞争压力的增加，父母更强调对宝宝的教育，而忽略了亲情的互动，导致有恋物瘾的宝宝越来越多。恋物瘾其实是一种轻微的孤独症。

🔸 宝宝可以吹空调吗

过去，很多医生并不主张夏天给宝宝吹空调，主要是因为一些妈妈过分依赖空调的制冷功能。如果使用空调不当，宝宝受冷空气侵袭，容易引起感冒、发热、咳嗽等病症，俗称空调病。其实，如果在使用空调时能遵守一定的原则，空调病还是完全能够避免的。

❶ 空调的温度不要调得太低，以室温26℃为宜；室内外温差不宜过大，比室外低3~5℃为佳。另外，夜间气温低，应及时调整空调温度。

❷ 空调的冷气出口不要对着宝宝直吹。

❸ 由于空调房间内的空气较干燥，应及时给宝宝补充水分，并加强对干燥皮肤的护理。

❹ 每天至少为宝宝测量一次体温。

❺ 定时给房间通风，至少早晚各一次，每次10~20分钟。大人应避免在室内吸烟。如宝宝是过敏体质或呼吸系统有问题，可在室内装空气净化机，以改善空气质量。

❻ 空调的除湿功能要充分利用，它不会使室温降得过低，又可使人感到很舒适。

❼ 出入空调房，要随时给宝宝增减衣服。

❽ 不要让宝宝整天都待在空调房间里，每天清晨和黄昏室外气温较低时，最好带宝宝到户外活动，可让宝宝呼吸新鲜空气，进行日光浴，加强身体的适应能力。

❾ 晚上睡觉时，给宝宝盖上薄被或毛巾被，特别要盖严小肚子。

宝宝的饮食和营养

❀ 宝宝饮用酸奶要注意什么

　　酸奶含有多种营养成分，可以给宝宝适量饮用。在给宝宝饮用酸奶时，妈妈需要注意以下几点：

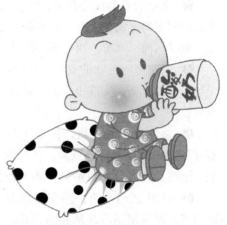

　　❶ 饮酸奶要在饭后2小时左右。空腹饮用酸奶的时候，乳酸菌容易被杀死，酸奶的保健作用减弱，饭后立即饮用会使胃液被稀释，所以饭后2小时左右饮用酸奶为佳。

　　❷ 饮用后要及时漱口。随着乳酸饮料的发展，儿童龋齿率也在增加，这是乳酸菌中的某些细菌导致的，所以喝完酸牛奶要马上漱口。

　　❸ 饮用时不要加热。酸牛奶一般只能冷饮，酸奶中的活性乳酸菌经过加热或者开水稀释后，便会大量死亡，不仅特有的风味消失，营养价值也大量损失。

　　❹ 不宜与某些药物同时服用。氯霉素、红霉素等抗生素，磺胺类药物和治疗腹泻的药物，可以杀死或者破坏酸奶中的乳酸菌，所以酸奶和药物不宜同时服用。

　　❺ 不宜给宝宝饮用过多。正常健康的宝宝每次饮用酸牛奶不宜过多，以150～200毫升为佳。

❧ 贴心提示 ❧

　　市场上有很多由牛奶、奶粉、糖、乳酸、柠檬酸、苹果酸、香料和防腐剂加工配置而成的乳酸饮料，这类饮料不具备酸奶的保健作用，购买时要仔细识别。

🌢 夏日如何让宝宝吃得好

炎炎夏日，宝宝的胃口会受到影响，怎样让宝宝吃得好呢?

❶ 少食多餐。夏天一般来说白天长夜里短，宝宝活动水平又比较高，消耗也是比较大的。所以宝宝除了正餐要吃好外，妈妈还可在两餐之间适当给宝宝加一些点心。

❷ 保证优质蛋白质的充足供应。优质蛋白质一类是鱼、肉、蛋、禽，一类是豆腐等各种豆类植物性蛋白质。到了夏天既要保证充足的蛋白质，又要注意清补，不能太油腻。妈妈应该选择脂肪含量少一点的，蛋白含量高一些的肉制品，比如鸡肉、鸭肉、猪肉、鸽子肉等。

❸ 多吃清热利湿的食物。中医认为"长夏多湿"，清热的食物在盛夏时吃，而利湿的食物整个夏天都要吃。这类食物大多为夏熟的果菜，如西瓜、苦瓜、桃、乌梅、草莓、西红柿、绿豆、黄瓜等。

❹ 适量多吃苦味的食物。适当吃一些苦味的食物，如苦瓜等。夏季酷暑炎热，高温湿重，吃苦味食物，能清泻暑热，以燥其湿，如此便可以健脾而增进食欲。

❺ 多吃点温热食物。夏季饮食一般以温为宜，在早、晚餐时喝点粥大有好处，如绿豆粥、赤豆粥、荷叶粥、莲子粥、百合粥、银耳粥和冬瓜粥等都，能生津止渴、清凉解暑，还能补养身体。

❻ 注意烹调方法。给宝宝做饭的时候，尽量用清蒸、清煮的方式，避免油炸煎炒。

❼ 水要喝够，少量多次喝。夏天身体失水比较多，要及时补充水分满足宝宝身体代谢的需要。很多妈妈带宝宝玩的时候会带一个水壶，时不时给宝宝喝两口水，这是很好的办法。

> **❀ 贴心提示 ❀**
>
> 宝宝在夏天爱吃生冷瓜果，但若不注意卫生，就会"病从口入"了。因此，在生吃瓜果时，要进行清洗消毒。更要注意熟食的新鲜，不能吃霉变的食物，以防止病原微生物乘虚而入。

🌢 几种不好的吃蔬菜方式

❶ 经常在餐前吃西红柿。西红柿应该在餐后吃。餐前吃西红柿可使胃酸和食物混合大大降低酸度，避免胃内压力升高引起胃扩张，产生腹痛、胃部不适等症状。

❷ 胡萝卜与白萝卜混合做成泥酱。不要把胡萝卜与白萝卜一起磨成泥

酱。因为，胡萝卜中含有能够破坏维生素C的酶，会破坏白萝卜中的维生素C。

❸ 过量摄入胡萝卜素。虽然胡萝卜素很有营养，但也要注意适量摄入。宝宝过多饮用以胡萝卜做成的蔬菜果汁，都有可能引起胡萝卜素血症，使面部和手部皮肤变成橙黄色，出现食欲不振、精神状态不稳定、烦躁不安，甚至睡眠不踏实，还可伴有夜惊、啼哭、说梦话等表现。

❹ 香菇洗得太干净。香菇中含有麦角甾醇，在接受阳光照射后会转变为维生素D。但如果在吃前过度清洗或用水浸泡，就会损失很多营养成分。

❺ 吃未炒熟的豆芽菜。豆芽质嫩鲜美，营养丰富，但吃时一定要炒熟，不然，食用后会出现恶心、呕吐、腹泻、头晕等不适反应。

❻ 给宝宝吃太多菠菜。菠菜中含有大量草酸，不宜给宝宝吃太多。草酸在人体内会与钙和锌结合生成不易溶解的草酸钙和草酸锌，影响钙和锌在肠道的吸收，容易引起宝宝缺钙、缺锌，导致骨骼、牙齿发育不良，还会影响智力发育。

❼ 吃没用沸水焯过的苦瓜。苦瓜中的草酸会妨碍食物中的钙吸收。因此，在吃之前应先把苦瓜放在沸水中焯一下，去除草酸。需要补充大量钙的宝宝不能吃太多的苦瓜。

❽ 把绿叶蔬菜长时间地焖煮着吃。绿叶蔬菜在烹调时不宜长时间地焖煮，长时间焖煮会使，绿叶蔬菜中的营养素过分流失。

❾ 速冻蔬菜煮得时间过长。速冻蔬菜类大多已经经过淘洗，不必煮得时间过长，不然就会烂掉，丧失很多营养。

🔖 给宝宝零食的原则

零食是宝宝的最爱，但是妈妈要是给的方式不当，不但对宝宝的身体健康不利，还会养成宝宝一闹就要拿零食来哄的坏习惯。在此，要把握几个给宝宝零食的原则：

❶ 时间要到位。如果在快要开饭的时候让宝宝吃零食，肯定会影响宝宝正餐的进食量。因此，零食最好安排在两餐之间，如上午10点左右或下午3点半左右。如果从吃晚饭到上床睡觉之间的时间相隔太长，这中间也可以再给一次。这样做既不会影响宝宝正餐的食欲，又避免了宝宝忽饱忽饿。

❷ 不可让宝宝不断地吃零食。这个坏习惯不但可以导致宝宝肥胖症，而且如果嘴里总是塞满食物，食物中的糖分会影响宝宝的牙齿健康，造成蛀牙。

❸ 不可无缘无故地给宝宝零食。有的家长在宝宝闹时就拿零食哄他，也爱拿零食逗宝宝开心或安慰受了委屈的宝宝。与其这样培养宝宝依赖零食的习惯，不如在宝宝不开心时抱抱宝宝他、摸摸他的头，在他感到烦闷时拿个玩具给他解解闷。

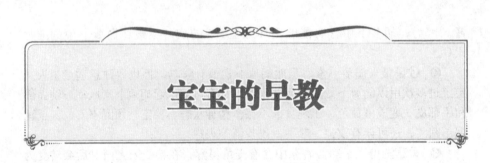

宝宝的早教

🌑 如何提高宝宝的潜能

潜能是一个人在某一方面高于别人的智力或能力。每个宝宝都有潜藏的能力，充分发挥出宝宝的潜能，并着力培养和提高宝宝的潜能，是宝宝未来成功的有力保证。那么，怎样发现宝宝的潜能呢？父母应做到以下几点：

❶ 留心观察，寻找潜能。有很多宝宝的潜能一生也没发挥出来，并不是宝宝没有某一方面的潜能，而是父母没注意观察和发现。父母可观察宝宝的行为举止和喜怒哀乐，比如，他虽不爱弹琴却喜欢绘画，虽没有耐性却有创意，虽不善言辞却很热心。父母若把这些细节记录下来，认真分析就能归纳出宝宝的性格趋向或者擅长的一面，从而诱导和激发他的潜能。

❷ 制造机会，发掘潜能。宝宝的潜能有时如同石油埋藏在沙漠之下一样，不努力开挖就很难终见于世。父母应在了解宝宝的性格趋向与喜好之后，尽可能给他机会多加练习。父母随时找机会让宝宝帮妈妈的忙，只要是他力所能及的，如洗碗、拖地、晾衣服等，宝宝越做越熟练，对自己也会越来越有信心。在宝宝遇事不会退缩不会自卑自闭的时候，父母要不断地让宝宝充分表现，以发挥其潜能，比如：家人过生日时，鼓励每个人表演一个节目；每周用一个餐后时间轮流朗读短文，并发表心得，让宝宝把当天经历的有趣的事叙述一遍或记录下来等。

❸ 耐心等待，捕捉潜能。宝宝的潜能表现得有早有晚，这就要求家长要有耐心，随时捕捉宝宝在某一方面具有潜能的信号。最不可取的是，有些父母一时指挥不动宝宝做家务事，就干脆自己做；嫌宝宝不会买东西，索性就自己出门……久而久之，宝宝生出惰性，心想反正父母一定会伸手援助，便乐得坐享其成，自己的天资慢慢地在懒惰中被消耗和埋没。

🌑 手指运动有利于宝宝健脑

人的大脑中与手指相连的神经所占的面积比较大，平时经常刺激这部分神经细胞，大脑就会日益发达，达到心灵手巧。

一位对手脑关系做过多年研究的国外学者认为，如果想培养出智力发达、头脑聪明的宝宝，那就必须让他锻炼手指的活动能力，手指的活动能刺激脑髓的手指运动中枢，就能使智力提高。有的学者为了发展幼儿的大脑而提倡翻花、叠纸等复杂的手指游戏，宝宝们为了准确无误地完成游戏，对每一个动作都不轻易放过，思想也高度集中，这种复杂的手指训练还培养了宝宝的集中力和耐心。

凡是能使手指得到活动的运动项目，如健身球、排球、篮球都有助于发展智力。所以，父母在开发宝宝智力的时候，应该重视宝宝的手指运动，以此促进宝宝健脑。

♥ 父母要如何对待宝宝的提问

这一时期的宝宝已对周围的事物、事件极为敏感了，对周围感兴趣的东西总想问个"水落石出"，表现出强烈的求知欲。宝宝特别爱问："这是什么？"父母刚回答一遍，一会儿宝宝又问："这是什么？"反复多次，令不少父母既头痛又厌烦。许多时候，父母会嫌烦而搪塞几句，或用斥责的语言对待宝宝，特别是爸爸，可能会以沉默来回答。这样会打击宝宝的求知欲，扼杀宝宝的聪明智慧，挫伤宝宝的提问积极性。

其实，这是宝宝学习物体名称、认识事物的一种方式，父母一定要耐心回答，不要因为厌烦而挫伤宝宝的学习积极性。如果宝宝已经问了很多遍，也告诉他好几次答案了，宝宝再问："这是什么？"父母不妨问宝宝："你说说看，这是什么呀？"让宝宝回答。如果宝宝答对了，要表扬他；如果不会或回答不对，也不要训斥宝宝，而是再耐心地告诉他一次。只有这样，宝宝才能学到更多的东西。

父母也可以同样用别的事物来问宝宝："这是什么？"然后耐心地等待宝宝回答，不要怕宝宝说话慢，给他时间想，如果宝宝反问："这是什么呀？"这时父母应再说一遍："是呀，这是什么？"宝宝的回答如果发音不准或不对，父母应用正确的发音肯定地告诉他。

> **贴心提示**
>
> 正确地对待宝宝"这是什么"的提问不仅能和宝宝建立起亲切的情感，还有助于建立父母在宝宝心目中的威信。此时也正是扩大宝宝知识面、丰富宝宝心灵的好机会，父母应做到有问必答。

♥ 让宝宝正确表达复杂的情感

以前，宝宝只是通过哭闹来表达自己的感情，现在宝宝已经能够用各种各样的表情、动作来表现喜怒哀乐了。

在不认识的人面前，宝宝会害羞，还会嫉妒，表现出从未有过的复杂感。在这一时期的宝宝，一方面什么都想自己去做；另一方面又总想依赖大人（特别是妈妈）。因而，这一时期，父母要注意引导宝宝的情绪。比如，当宝宝发现别的小朋友在玩一种游戏或一种玩具，而自己却不能参与或拥有时，他会表现出一种极强的破坏欲，他会把别人搭的积木弄翻，会把别人的拼图打乱。当宝宝有这样的情绪表现时，父母应首先让宝宝意识到他所造成的糟糕局面，如造成别的宝宝哭或游戏不能进行等，然后再帮助他们重新开始，并安慰宝宝别着急，可以先看小朋友怎么玩。在帮助宝宝与其他小朋友的沟通中，让宝宝自然地加入其中，使宝宝的情绪得以转换。

❤ 妈妈如何夸奖宝宝

经常听见家长对宝宝说："真棒！"有时候是夸奖，有时候则纯属说说而已。因为除了家长对宝宝的喜爱以外，旁人找不出第二个理由。大多数家长之所以经常夸奖宝宝，只是因为听说夸奖可以建立宝宝的自信，于是就经常夸奖，一天能听见有的父母说上几十遍"真棒"。这真的能取得激励宝宝的作用吗？实际上，很多夸奖只是家长对自己宝宝的赞美，是一种情不自禁、一种自我陶醉。因为宝宝往往不知道家长在夸奖他什么。有的父母经常说就在刚刚夸了宝宝乖之后，他们就开始变野了，好像就是为了反对赞扬似的。如果宝宝被称赞聪明，那么他很可能不大愿意接受富有挑战性的学习任务，这种情况并不反常，因为他们不想冒险而失去高分而被认为不聪明。相反，如果对宝宝付出的努力进行夸奖，那么他们可能对于艰难的任务会更加坚持不懈，因为他们不想放弃而变得不够努力。

自己的宝宝都是怎么看怎么美，但是夸奖太多绝对不是一件好事。简单地说，这是对宝宝的一种娇纵、一种精神上的麻醉。家长们要记得最重要的一条规则就是：只能夸奖宝宝的努力和成就，不要夸奖他们的品性和人格。

努力和成就是看得见的，品性和人格却是可以隐瞒的。赞美的话语应该让宝宝看到宝宝的成绩的真实情况，而不是宝宝品格的扭曲变形。夸奖过了头，往往对宝宝是一剂毒药。

有些家长常常夸奖自己的宝宝出色、像天使一样可爱、慷慨大方、谦恭有礼，这里建议家长采用更好的夸奖方法：表达中要充满欣喜和赞赏，言辞中要传达对宝宝的努力的承认、尊重和理解。也就是说，夸奖宝宝，要真有其事。

Part 17

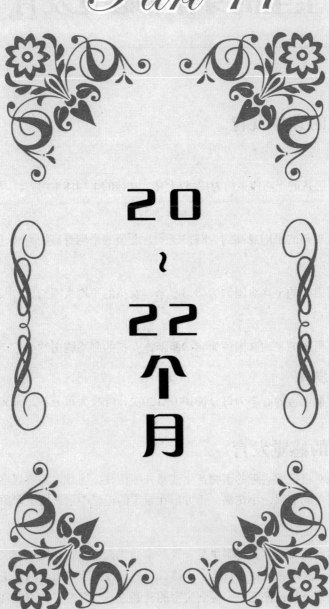

20～22个月

宝宝的身体和感觉发育

🌢 宝宝的身体发育

体重

21个月男孩的平均体重约为12.39千克，女孩的平均体重约为11.77千克。

身高

21个月男孩的平均身高约为87.3厘米，女孩的平均身高约为86.0厘米。

头围

21个月男孩的平均头围约为48.3厘米，女孩的平均头围约为47.2厘米。

胸围

21个月男孩的平均胸围约为48.9厘米，女孩的平均胸围约为47.8厘米。

其他方面发育

这个时期宝宝的心率为每分钟100~120次，呼吸为每分钟25~30次。

🌢 宝宝的感觉发育

宝宝能对自己感兴趣的事物产生注意并能记住，而且，宝宝观察图片的能力也有了很大的加强，小花猫、正方形在宝宝的记忆中已能留下印象。

动作发育

宝宝的动作发育在父母眼里是一天一个变化，宝宝现在能扶着墙上3~5级楼梯，也会拖着小鸭子快步行走。当然，一些调皮的宝宝也会倒着走。宝宝会跑了，但还不会自己停下来。等到宝宝的神经进一步发育了，宝宝就会自己停下来了。宝宝手的动作有了很大的发育，其精细动作发育很快，会用手捏小豆豆，也会翻书。

语言发育

宝宝的词汇量逐渐增多，已能说出100个左右的单字或词，宝宝还会将双词或单词简单地组合在一起表达出自己的意思，如"宝宝睡觉""宝宝出去"等。随着宝宝语言理解力和表达能力的提高，宝宝越来越喜欢和别人进行语言交流。

❀ 宝宝的心理发育

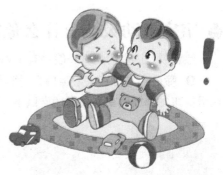

宝宝喜欢模仿成人做事，喜欢自己奔跑、上下楼梯，也喜欢拼搭玩具、玩橡皮泥，喜欢回答父母提出的一些简单问题，喜欢哼唱儿歌，也喜欢在纸上信手涂鸦。

宝宝能认出几个月前见过的亲人，当然，一些日常用品的名称宝宝也能记住。宝宝的思维处于直觉行动的初级阶段，想象力处于初步的萌芽阶段。在数学能力方面，宝宝已能分辨出大的、小的、圆的与方的物体，能理解全部和部分的概念。

有的宝宝还表现出逞强好斗的个性，会发生打人、推人、咬人等各种不良行为，以男孩的表现更为常见。

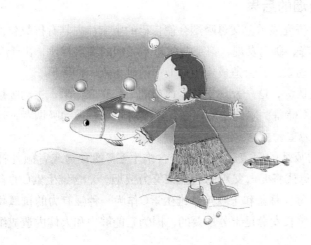

宝宝的保健和护理

🔸 宝宝被动吸烟有什么危害

宝宝吸入过多的烟雾一般会有下列表现：

❶ 啼哭。父母在宝宝房内大量吸烟，会显著增加宝宝啼哭的次数。调查显示：如父母每天在家吸烟10支以下，宝宝夜啼占45%；若吸烟12支以上，则夜啼占90%。

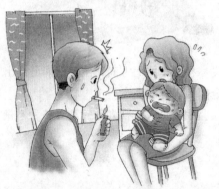

❷ 腹痛。生活在吸烟家庭的宝宝，发生腹痛的概率比不吸烟的家庭的宝宝高3倍。因为宝宝吸入过多的烟雾，会刺激神经引起兴奋，会导致胃肠痉挛收缩而腹痛。

❸ 厌食。如果大人在宝宝进餐时吸烟，会引起宝宝食欲下降，甚至会拒绝吃某些食物。

宝宝被动吸烟的后果

一项新的研究显示，父母吸烟会使自己的宝宝体内具有抗氧化作用的维生素C的水平下降。研究发现，与那些父母不吸烟的宝宝相比，由于父母在家吸烟而使宝宝被动吸烟，会造成宝宝血液内的维生素C浓度下降。

研究人员认为，这一发现支持了此前的一些研究结果，主动吸烟会损害人体内的维生素C储备。除此之外，它还证实对于那些被动吸烟者，通过饮食补充维生素C尤为重要。

建议被动吸烟的宝宝应该多吃富含维生素C的食物或者额外补充维生素C。当然，父母或将要做父母的人应该努力戒烟。富含维生素C的食物包括柑橘类水果、草莓、甘蓝和土豆等。维生素C作为一种强有力的抗氧化物质，对于人体的正常生长发育是十分重要的，因为它能够中和人体内造成细胞损伤的氧自由基。相反，吸烟则会加重自由基对人体的损伤，从而导致肌体老化及诱发慢性疾病。

❀ 夜间如何哄宝宝睡觉

如果认为宝宝到了快两岁的时候，晚上的入睡也相对容易了，那可就错了。这个时期的宝宝越发喜欢对妈妈撒娇，可以说几乎没有宝宝在妈妈给他换上睡衣、盖上被子后就能静静地躺下入睡的。宝宝困起来，就恢复了原始状态，白天已不再跟妈妈撒娇的宝宝，到了晚上也会缠着妈妈。从钻入被子到入睡的10~15分钟这段时间里，希望妈妈能在身边的宝宝占绝大多数。通过各种调查的结果来看，各个家庭里最多的就是这种让宝宝依偎妈妈自然入睡的方法。

宝宝能自己说要小便，能自己拿勺子吃饭，可以说能"自立行动"了，但是，在宝宝的内心深处，仍然有一种对妈妈割舍不断的依恋。这种依恋常表现为把妈妈拉到自己的身边。作为妈妈，如果拒绝宝宝的这种依恋，训斥宝宝让他自己去睡，这样做能促进宝宝的"自立"吗？如果让宝宝的心里怀着对妈妈拒绝自己的怨恨，会比宝宝自己不能自立更留有后患。宝宝心底对妈妈的仇恨，会恶化他同妈妈的关系，从而妨碍宝宝与妈妈合作，推迟白天的"自立行动"。因此，入睡前，宝宝想让妈妈在身边的话，妈妈就应该高兴地满足宝宝，让宝宝安心、快速地进入梦乡。在母子同睡一室的情况下，这样才是自然的。

如果洗澡能使宝宝快点入睡的话，就给宝宝洗澡再让他睡。入睡前爱吮吸手指的宝宝较多。这多半是由于强迫宝宝自己睡觉而养成的毛病。但是，如果一开始陪着宝宝睡的妈妈就握着宝宝的手的话是可以预防的。而一旦宝宝吮吸手指成癖，妈妈也不必紧张，只要躺在宝宝身边陪着宝宝，宝宝就能很快入睡，因而吮吸手指的时间也就变短了。

> **❧❧ 贴心提示 ❧❧**
>
> 宝宝如果睡午觉，晚上入睡的时间就会相应地推迟。睡了午觉的当天晚上，最好不要让宝宝睡得太早。在被子里躺着不能入睡，时间一长，宝宝就会或是吮指，或是嚼被角儿。最好是在宝宝到了特别困的时候才让他上床睡觉。

❀ 让宝宝不尿床有什么好办法

宝宝经常夜间尿床是一件让父母感到非常头疼的事，但这并非不可避免。

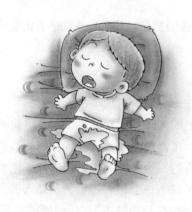

宝宝夜间尿床是因为这个年龄的宝宝在熟睡时不能察觉到体内发生的信号。父母要尽量避免能够导致宝宝夜间尿床的因素，如晚餐不能太稀，少喝汤水，入睡前一小时不要让宝宝喝水，上床前要让宝宝排尽大小便，入睡后父母要定时叫醒宝宝排尿。一般宝宝隔3小时左右需排一次尿，也有些宝宝晚上可以不排尿，父母要掌握好宝宝排尿的规律。夜间排尿时，一定等宝宝清醒后让其坐盆排尿，很多5～6岁甚至更大些的宝宝尿床，都是由于幼儿时夜间经常在蒙眬状态下排尿而形成的习惯。一般宝宝通过以上办法都可以成功地避免尿床。也有些宝宝刚开始可能不配合，一叫醒他就哭闹，不肯排尿。这时父母一定要有耐心，注意观察宝宝排尿时间、规律，在宝宝排尿之前叫醒他排尿，时间长了，形成习惯，就不会尿床了。即使偶尔宝宝的被褥尿湿了，父母也不要责备宝宝，以免伤害宝宝的自尊心，造成宝宝心理紧张，使得症状加重。

🌢 宝宝喜欢憋尿怎么办

不少宝宝有过憋尿的经历，有的是迫不得已，有的则是形成了习惯。殊不知，这种坏习惯一旦养成，久而久之，就会对宝宝的身体健康甚至大脑功能造成负面影响。

妈妈对于宝宝的憋尿不仅要引起重视，更要采取有效的措施。一般来说，应从以下几个方面着手。

❶ 在日常生活中，妈妈就要让宝宝养成及时排尿的好习惯。在宝宝还没有入幼儿园之前，妈妈要有意提醒宝宝及时排尿。如在宝宝看电视和玩游戏前，让宝宝先去厕所，以免玩到入迷忘了排尿。这样长时间地做下去，宝宝便会习惯成自然。

❷ 妈妈带宝宝逛街的时候，要特别留意厕所的方位。如果宝宝一旦需要排尿，就可以带他找到地方，这样既不致造成憋尿的不良后果，又不会影响环境卫生。

❸ 及时发现宝宝憋尿的"先兆"。比如当宝宝精神紧张、坐立不安、夹紧或抖动双腿时，就要赶快问问宝宝是不是想排尿，如果确是憋尿，要立即带他去厕所。

❹ 如果发现宝宝经常憋尿，妈妈就要带宝宝去医院检查，看看宝宝的生殖系统是否发生了畸形，因为有些宝宝憋尿的原因跟生殖机能发生畸形有关。如果不是这种疾病，妈妈则应到心理咨询中心为宝宝寻求心理治疗。

宝宝的饮食和营养

🌰 宝宝宜进食适宜的脂肪食品

脂肪是产热量最高的营养物质，1克脂肪可以产生37.8千焦的能量，它是蛋白质或糖类氧化时所产生的能量的2.25倍。当人体从食物中摄入能量过多时，可以在体内转化为脂肪，并且以脂肪组织的形式储存起来，成为体脂。可以这样说，脂肪组织是储存能量的燃料，在人体营养物质供应不足或需要突然增加时，就可以随时动用它，以保证对肌体能量的供给。脂肪组织还有保暖作用，皮下脂肪层可以防止体温的散失，维持人体的正常体温。脂肪组织还具有保护组织和器官的功能，例如心脏的周围、肾脏的周围、肠管之间都有较多脂肪组织，它可以防止这些器官受到外界的震动和损害。脂肪还是一种良好的溶剂，促使人体吸收脂溶性维生素，如维生素A、维生素D、维生素E等。

一些类脂质，如磷脂和胆固醇是形成人体细胞的重要物质，尤其在脑和神经组织中最多，是维持脑和神经系统功能不可缺少的物质；胆固醇又是胆汁的主要成分，缺乏时会影响对脂肪的消化。

脂肪能够使人食欲增加，如果膳食中缺乏脂肪，宝宝容易食欲不振，体重增长减慢或不增长，皮肤干燥、脱屑，易患感染性疾病，甚至发生脂溶性维生素缺乏症；脂肪摄入过多，宝宝易发生肥胖症。因此，宝宝膳食中脂肪摄入要适量。

🌰 要给宝宝补充适量的糖类

糖类也称为碳水化合物。食物中的糖类大多是淀粉，食用后在体内分解成葡萄糖后，才能迅速被氧化，进而供给机体能量。每克葡萄糖在体内经氧化成水和二氧化碳后可释放16.7千焦（4千卡）的热量。糖类除了供给热能之外，还是人体内一些重要物质的组成成分，并参与机体的许多生理活动。它与脂类形成糖脂，构成细胞膜和神经组织的结构成分。五碳糖又参与人类遗传物质的生成等。

总之，糖类能促进宝宝的生长发育，如果供应不足会出现低血糖，容易发生昏迷、休克，严重者甚至会危及生命。但是饮食中糖类的摄取量过量又会影响蛋白质的摄取，而使宝宝的体重猛增，肌肉松弛无力，常表现为虚胖无力，抵抗力下降，从而易患各类疾病。

糖类含量丰富的食品有很多，包括米类、面粉类、红糖、白糖、粉条、土豆、红薯等。要保证宝宝充分摄入碳水化合物，而且应该与脂类、蛋白质及其他食品搭配食用，做到营养均衡。

❀ 宝宝挑食、偏食怎么办

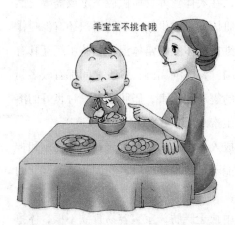

乖宝宝不挑食哦

宝宝1岁左右已会挑选他自己喜欢吃的食物了，如果处理不好，很容易造成宝宝挑食、偏食的习惯。如偏爱甜食；偏爱吃肉、鱼，不吃蔬菜；偏爱咸辣等。长期挑食偏食，很易造成营养失调，影响宝宝正常生长发育和身体健康。怎样使宝宝不挑食、偏食呢？

❶ 引起兴趣。宝宝一般喜欢吃熟悉的食物，因此宝宝开始出现偏食现象时不必急躁、紧张和责骂。应采用多种方法引起宝宝对各种食物的兴趣，如对偏爱吃肉不吃蔬菜的宝宝，可告诉他"小白兔最爱吃蔬菜"，以引起宝宝的兴趣。

❷ 以身作则。宝宝的饮食习惯受父母的影响非常大，所以父母要为宝宝做出榜样，不要在宝宝面前议论哪种菜好吃，哪种菜不好吃；不要说自己爱吃什么，不爱吃什么；更不能因自己不喜欢吃某种食物，就不让宝宝吃，或不买、少买。为了宝宝的健康，父母应改变和调整自己的饮食习惯，努力让宝宝吃到各种各样的食品，以保证宝宝生长发育所需的营养素。

❸ 力求食物品种、烹调方法多样化。每餐菜种类不一定多，2~3种即

可，但要尽量使宝宝吃到各种各样的食物。对宝宝不喜欢的食物，可在烹调上下功夫，如宝宝不爱吃胡萝卜，可把胡萝卜掺在肉馅，做成丸子或做成饺子馅，逐渐让宝宝适应。

❹ 不要轻易放弃。切不可发现宝宝不吃某种食物，以后就不再做，一定要想适当办法逐渐予以纠正。除上述方法外，还可以在宝宝饥饿时增加少量新食物，以后逐渐增多，使宝宝慢慢适应。

❦ 专家叮咛 ❦

如果想尽办法，宝宝仍不愿吃某种食物，也不必着急，可用与这种食物营养成分相似的食品代替，或过一段时间再让他吃。切记不能强迫宝宝进食，或者大声责骂他，这样一旦形成了条件反射，吃饭便成了一种"苦差事"，反而欲速则不达。

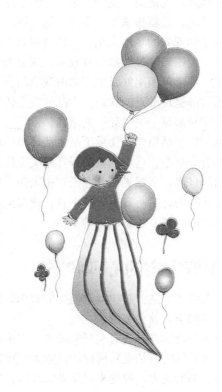

宝宝的早教

环境对宝宝的头脑有什么影响

幼儿阶段宝宝所处的生活空间是十分有限的，大多数家庭的宝宝的大部分时间是在家中度过的。尤其都市的迅速发展，使得室外可活动的空间越来越狭窄，无形中逼宝宝们进入一个窄小的空间，限制了宝宝与社会自然接触的机会。宝宝整天只玩一些玩具，无论是从视野、亲身体验，还是从思维空间的广度和深度方面讲都十分缺乏，这就抹杀了宝宝许多的天赋。

曾有一对父母带宝宝到郊外的草地上玩，一段时间后，他们发现宝宝没有离开自己身旁2～3米远，无论怎样鼓励都没有效果。这是为什么？他们思索很长时间之后才蓦然发现，那个范围刚好是宝宝的游戏空间。千篇一律的生活环境，使宝宝的绘画、语言都呈现贫乏的状态。大部分宝宝认识动物、外面的世界都依靠一些图片，而图片都是一些"死"的东西。

父母要经常改变宝宝的生活空间，让宝宝从生活环境中获得信息，增长智慧。能否让宝宝时时都有好奇心，这对头脑的好坏起决定作用。父母要创造条件让宝宝直接接触外面的世界，亲眼见鸟儿在天空中飞翔，鱼儿在水中游，大树、小草、虫子都是什么样的，听听自然界的声音，使宝宝对外界的事物有主体的认识，让他通过自己的观察去了解周围的事物。

父母要注意了解宝宝的心理状态

近两岁的宝宝，一般由于表达、解决问题能力的缺乏，忍受挫折的能力还很低。宝宝遇到不合心意的事，就会哭闹。

通常跟这个年龄的宝宝讲道理是没有实际效果的，宝宝对父母的安抚往往置之不理。对付宝宝哭闹最好的方法是转移他的注意力，可以给他喜欢的或新奇的玩具，或带他到一个别的地方，改变当时所处的环境，吸引他把注意力转移过来，哭闹就会自然停止，父母可以事后再去安慰他。

有了充分准备的预防措施，就可将宝宝可能闹脾气的情况尽量减少。前提是父母对宝宝有限的能力和特点要做到胸中有数。了解了宝宝的心理状态就不会对宝宝产生不必要的失望，也可以避免宝宝经常性的情绪波动。注意宝宝平时在什么样的情况下会难受，日后一旦遇到类似的事情，父母就可以伸出手帮助宝宝，将事情控制在萌芽状态。

身体疲惫经常是宝宝哭闹原因之一，一旦保持充足的休息，宝宝的精神马上会好起来。所以对宝宝情绪和生理状态的熟悉和了解，有助于解决护理过程中的一些麻烦，使父母做到事半功倍。

❧ 让宝宝学会分享

妈妈要让宝宝明白，"分享"是一种不求代价的给予，信赖、感受、游戏都可以和他人分享。

和宝宝嬉戏的时候，贴近他身边坐，让宝宝把玩具汽车停在妈妈的腿上，或是把玩具藏在妈妈的口袋里，让他知道妈妈在分享他游戏的乐趣。对宝宝的玩具要表示兴趣，妈妈可以先要求看一看，然后摸一摸。如果宝宝愿意把玩具交给妈妈，甚至"送"给妈妈，就高高兴兴地收下来，但是要尽快还给他，他将明白"分享"有时只是"暂时地"放弃某个东西而已。

妈妈可以特意安排一个让宝宝拿东西与人分享的情境。妈妈可以交给宝宝两个苹果，说："这个是你的，这个是小英的。"叫他把小英的苹果交给小英。宝宝照做之后，好好搂搂他，亲亲他，让他在很愉快的情况下，练习不吝惜地付出。

❧ 轻松读故事，自然谈论死亡

很多妈妈都不知道如何跟宝宝谈论起死亡这个话题。当宝宝要面对亲人或者宠物的离去时，妈妈应该如何跟宝宝谈起死亡这个残酷的现实呢？其实，翻开图画书，读一个关于死亡的故事，就是一个和宝宝谈论死亡的最自然方式之一。

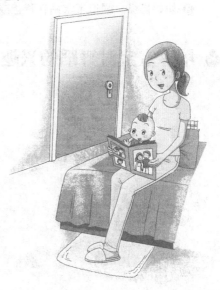

比如，玛格丽特·威尔德文、罗恩·布鲁克斯图的《猪外婆》，用一种模仿画家德加的甜蜜水彩色调，为我们讲述了一个关于死亡的悲伤却温暖的故事。

一天，猪外婆突然卧床不起了。

她知道自己快要离开这个世界了，于是她又爬起来和心爱的孙女一起看橘子、看树、看天上的云、看亭子在水里的美丽倒影。晚上，猪外婆又像过去那样紧紧拥抱孙女入睡，一直到早上，她再也没有醒来。

这样的描述法让人觉得，除了死亡之外，还有对猪外婆的美好回忆和悠悠的思念。

妈妈的态度对宝宝的心理发育很关键

以下八种教养态度均会对宝宝的心理健康产生不良影响：

❶ 缺乏抚爱。妈妈工作太忙，宝宝得不到关心与照顾。

❷ 态度不一。爸爸妈妈双方对待宝宝的态度不一致，或前后态度不一致，忽冷忽热。

❸ 儿权至上。宝宝被妈妈视为"小皇帝"，有求必应。

❹ 经常惩罚。为一点小事就对宝宝施以身体或心理上的惩罚。

❺ 不良诱惑。有意无意地用不良行为或感情诱惑宝宝，造成不良行为习惯或心理。

❻ 过分苛求。让宝宝学这学那，提出不现实的过高要求。

❼ 弄虚作假。经常对宝宝说假话，不守诺言。

❽ 妈妈操纵。强迫宝宝站在爸爸或妈妈一边，或控制宝宝的情感和喜爱。

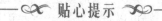

> **贴心提示**
>
> 如果妈妈存在其中的一点或几点，那么，为了宝宝的心理健康，一定要改。

培养宝宝对舞蹈的兴趣

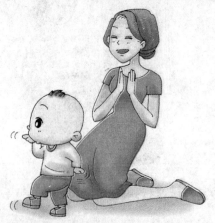

舞蹈是美的化身，是用形体表现的艺术造型。妈妈们都希望自己的宝宝能歌善舞，但仍有一些宝宝对舞蹈不感兴趣。怎样才能培养宝宝对舞蹈的兴趣呢？

❶ 妈妈最好自己也对舞蹈感兴趣。因为成人的举止、言谈、爱好会对宝宝起到潜移默化的感染作用。

❷ 可以利用电视、电影等传播媒

介。有意识地带领宝宝观看舞蹈表演，让宝宝从中感受舞蹈的优美，激发宝宝对舞蹈的兴趣。

❸ 为宝宝创造一个美的环境。如窗户上可剪贴一些舞蹈造型的窗花，墙壁上可以剪贴一些舞蹈形体图，书橱里为宝宝添置一些舞蹈画册等。让宝宝观察、模仿、阅读，使宝宝的生活空间充满舞蹈的情趣，由此对舞蹈产生兴趣。

❹ 可经常播放一些优美、抒情、活泼的乐曲及宝宝喜爱的乐曲，让宝宝听一听，跳一跳。也可以采用一些有关小动物的乐曲，让宝宝伴随乐曲蹦蹦跳跳，感受一下情趣。因为小动物形象生动，对宝宝有吸引力，让宝宝在音乐声中模仿小动物的动作，在观察中加以美化和创造。

❺ 召开家庭音乐会。和宝宝一起表演节目，一方面可以提高宝宝对舞蹈的兴趣，另一方面大人可以与宝宝进行沟通。

❻ 根据宝宝的爱好，制作一些动物头饰、服装、道具等，使宝宝在愉快、欢乐、轻松的情景中，感受舞蹈的高雅情趣。

> **❈ 专家叮咛 ❈**
>
> 妈妈可以经常带宝宝参加一些集体活动，让宝宝感知艺术美，让优美的舞姿吸引宝宝。妈妈可以给宝宝讲一些关于艺术节方面的知识，尤其在舞蹈动作上加以儿童化、趣味化，以艺术化的语言来激发宝宝对舞蹈的兴趣。久而久之，宝宝一定会对舞蹈产生浓厚的兴趣。

🌰 针对宝宝的性格选择玩具

有的宝宝过分顽皮好动，整天手脚不停，妈妈可以选择积木、插板、拼搭模型等静态性的玩具给宝宝玩，把其注意力引导到手、脑上，久而久之就能克服宝宝坐不住、静不下来的不良习性，有益宝宝身体和智力的健康发展。

有的宝宝生性沉默寡言，不好动、不合群，妈妈可以选择声、光、色俱全的发条车、惯性电动车等动态性玩具给宝宝玩，让宝宝追着汽车、飞机玩具跑，跟着枪、炮玩具声叫，同小伙伴一起玩集体项目玩具，有意识地引导宝宝加强语言活动和相互交流能力，能逐渐改变其孤僻的性格，使宝宝天真活泼起来。

有的宝宝性情暴躁，做事毛手毛脚，"破坏性"很强，妈妈可以选择自制的纸、木、布玩具，让宝宝自己动手制作各种各样的玩具，慢慢培养他耐心、细致、不急不躁的良好性格。

🌑 正确引导宝宝看动画片

动画片对宝宝心理生理的影响有好有坏，但只要妈妈正确地引导，适当让宝宝看动画片是有好处的。

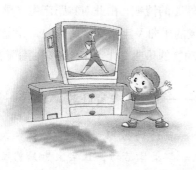

❶ 无论什么动画片，宝宝看的时间都不宜过长。

❷ 要选择好的动画片。好的动画片应该具有启迪智慧、陶冶情操的作用，适合该年龄段宝宝的心理发展水平。

❸ 要学会引导宝宝正确看动画片，学习里面有正面意义的内容，使宝宝开阔眼界，增长见识，并促进感知能力的发展。

❹ 1～2岁期间，可以适当地看些主题单一、情节简单的动画片，画面色彩要比较鲜艳，配乐要优美、要短小，还可以让宝宝看一些有助于语言开发的动画片。

❺ 尽量让宝宝看经典动画片，如《黑猫警长》《西游记卡通版》《葫芦兄弟》《宝莲灯》《阿凡提的故事》《哪吒闹海》《狮子王》《机器猫》《聪明的一休》《蓝猫淘气3000问》等。

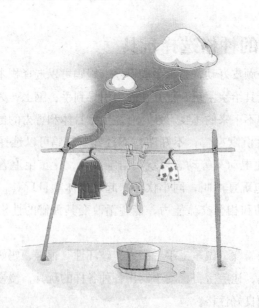

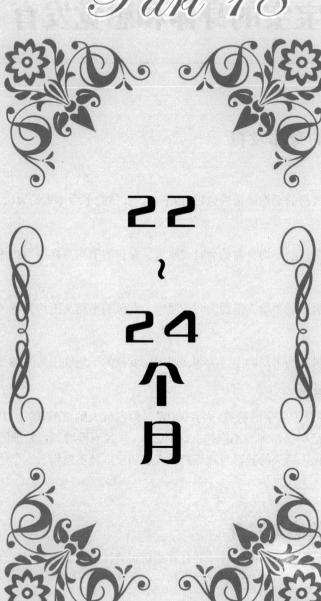

Part 18

22～24个月

宝宝的身体和感觉发育

❖ 宝宝的身体发育

体重

24个月男孩的平均体重约为13.19千克，女孩的平均体重约为12.6千克。

身高

24个月男孩的平均身高约为91.2厘米，女孩的平均身高约为89.9厘米。

头围

24个月男孩的平均头围约为48.7厘米，女孩的平均头围约为47.6厘米。

胸围

24个月男孩的平均胸围约为49.6厘米，女孩的平均胸围约为48.5厘米。

其他方面发育

到了2岁时，宝宝的脑重约为1000克，约占成人脑重的70%。大脑的绝大部分沟回均已明显，神经细胞约有140亿个，并且不再增加；脑细胞之间的联系日益复杂化，后天的教育与训练刺激大脑相应区域不断增长，个体差异开始表现出来。

❖ 宝宝的感觉发育

宝宝开始观察物体的形状，并且开始认识物体的性质。他对各种各样的声音反应越来越敏感，而且能复述或模仿一些声音。

动作发育

宝宝在走路的方面进步较大，他已能从平稳走逐渐过渡到能倒着玩、踢球走或跨障碍行走。在手的动作方面，宝宝手的肌肉动作方面有了较大的发展，他能投掷物品，而且身体转动的角度也在提高，精细动作也越来越灵敏。

语言发育

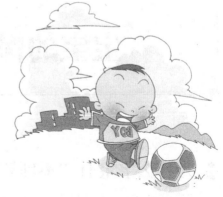

在语言方面，宝宝的自我意识开始加强，日常话语中"我要××"的句式多了起来，也开始使用自己的名字，如"××要抱"。这个时期的宝宝也能说出常见物的用途，如桌子的用途、碗的用途等。

🌱 宝宝的心理发育

宝宝仍然喜欢模仿成人的各种行为，他们会手忙脚乱地"扫地""收拾桌子"。宝宝还喜欢玩气球，喜欢带着物品上床玩，他们也喜欢将熟悉的物品根据其形状进行匹配。一些简单的宝宝乐器，如小鼓、小电子琴等都是他们喜欢玩的玩具。

宝宝的独立性发展表现突出，常喜欢"自己来"，尽管他常常干不好，但在父母帮助或"干涉"他时，会闹脾气。当宝宝高兴时，他会积极主动地与父母"沟通""交流"感情。宝宝独立意识的增强还表现在他会将玩具的玩法改变，如他可能会将汽车移到水中让它游泳，这既是宝宝独立性增强的表现，又是宝宝思维和创造力提高的表现。

在音乐理解力方面，宝宝的发音控制能力增强，其身体对音乐的刺激反应也增强。宝宝不仅在音乐方面有了较大的提高，在数学方面，宝宝的进步也是很大的。他已会进行同类比较，如他能指出一张照片与另一张照片的区别，还能指认出1～3个的东西。

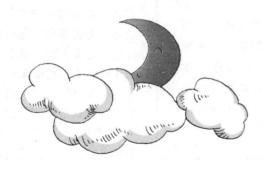

宝宝的保健和护理

● 为什么宝宝有"不理智"的行为

2岁前的宝宝，其认知发展阶段处于感知运动时期。宝宝的语言能力刚刚萌芽，正在牙牙学语，掌握的那几个有限的词汇不足以帮助他们很好地表达自己的感受和要求。宝宝与外界交流主要是通过宝宝的感觉和动作方式，表达自己的喜怒哀乐和要求也是通过动作，不像成年人或大一些的宝宝可以通过语言表达。如宝宝生气时打自己的头、用头撞墙撞门、揪妈妈的衣服或打别人等，都是在用动作来表达自己的愤怒，这正是这个年龄阶段宝宝的特点。

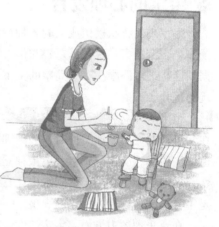

若宝宝个性很强，表现得就更加充分一些。只是这些动作不太恰当，不是伤害自己，就是伤害别人，任其发展下去，会给宝宝的身体造成危害，也会影响宝宝和别人的交往。

选择这些动作作为表达愤怒的方式并不是宝宝的过错，1岁多的宝宝没有能力去鉴别哪些动作是有害的，哪些又是无害的，更不会知道这样的动作可能给自己带来什么样的危险。这些是非对错的判别需要成年人去教给宝宝，只是教的方式要符合宝宝的年龄特点，也就是说，要是宝宝有能力接受的。宝宝也是人，也有喜怒哀

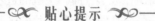

贴心提示

在教育宝宝的过程中，成年人往往忽略了一点，就是在不许宝宝这样或那样时，不告诉宝宝可以怎样，弄得宝宝很是茫然，以后什么也不敢做了，缩手缩脚的，唯恐又招致大人的一顿责骂。宝宝探索世界的愿望和精神就这样被扼杀了，这会对宝宝的个性发展造成不利的影响。

乐，生气时也要有发泄的渠道和方式。既然不允许宝宝打自己，又不能打别人，那我们就应该教给宝宝合适的方式。

❀ 为宝宝选择好牙膏、牙刷

从口腔卫生保健的角度来讲，父母应为宝宝选择宝宝保健牙刷和宝宝专用的牙膏。

在购买牙刷时妈妈应大致挑选一下，先看牙刷头，其大小要适中，能在宝宝口腔中灵活转动；刷头有2～3排毛束，每排由4～6束组成，毛束之间有一定距离，易于清洗和通风；毛质要柔软，每根刷毛尖部应经过磨圆处理而呈圆钝形，未经磨圆的刷毛对牙齿和牙龈不利。另外还要注意定期更换牙刷，一般以3个月为宜。

牙膏是刷牙的辅助用品，目前市面上有不少专为儿童设计的儿童牙膏，既能清洁又能防蛀，不含氟或仅含少量的氟，有的甚至可以"食用"，父母可以为宝宝选择一款合适的儿童牙膏。

❀ 如何教宝宝学刷牙

每个父母都希望自己的宝宝拥有健康的牙齿。但在现实生活中，一些宝宝对刷牙没有正确的认识，没有养成良好的刷牙习惯，很多父母也没有很好的方法，甚至自己对刷牙的认识也存在误区。要想让宝宝拥有健康的牙齿，父母要学会科学地帮宝宝选择牙刷牙膏，还要教宝宝正确的刷牙方法。

科学刷牙的最佳次数和时间要遵循"三、三、三"原则，也就是每天刷牙3次，每次都在饭后3分钟后刷牙，同时每次刷牙2～3分钟。刷牙时间过长或力度过大反而会增加损害牙齿上保护膜的可能性。因此建议，刷牙的时间不要超过3分钟。

此外，科学的、符合口腔卫生保健要求的刷牙方法是竖刷法，即顺牙缝方向刷。先刷牙齿的表面，将牙刷刷毛与牙齿表面成45度角斜放并轻压在牙齿和牙龈的交界处，轻轻地做小圆弧的旋转，上排的牙齿从牙龈处往下刷，下排的牙齿从牙龈处往上刷。其次刷牙齿的内外侧，用正确的刷牙角度和动作清洁上下颌牙齿的内侧和外侧。刷前牙内侧时，要把牙刷竖起来清洁牙齿。最后刷咬合面，将牙刷头部毛尖放在咬食物的牙面上旋转移动。用这种方法刷牙的好处是基本上可以把牙缝内咬合面上、牙齿的里外及面上滞留的食物残渣刷洗干净。

快满两岁时，父母刷牙时让宝宝看看，宝宝就会模仿大人而开始用牙刷刷牙。虽然开始还只能算是一种好玩的举动，但很快宝宝就能学会刷牙了。

🌑 宝宝喜欢要别人的东西怎么办

宝宝常常要别人的东西，尤其是吃的东西，弄得妈妈很难堪。其实，宝宝要别人的东西是一种很普遍的现象，同样的东西也总是觉得别人的好。这主要是宝宝缺乏知识经验而好奇心又特别强所致，随着宝宝年龄的增长和知识范围的扩大，这种现象就消失了。

但是，妈妈决不能因此而放任自流，等待宝宝的自然过渡和消失，而是要采取正确的态度和处理办法。放任自流和管得过严都会使宝宝形成对别人所有物的占有欲，看见别人有什么东西都想据为己有，那是一种危险的人格特征。要克服宝宝的这种现象，关键在于正确引导。

如果宝宝想要别人的饼干，明明家里有，可他偏要别人的，这时，妈妈不要太强硬，而是在接受了别人的东西后和自己家里的作对比，让宝宝亲口尝，亲身体会到味道是一样的，以后他就不再要了。

有时宝宝要别人的东西，这种东西自己家确实没有，如果经济条件允许，就答应（并做到）给他买一个。如果条件不允许，应尽可能把宝宝的注意力引向别处。

另外，交换玩具或食物可以满足宝宝的好奇心，还可以防止宝宝独霸和占有欲的产生。如宝宝要别人的玩具，就让宝宝拿着自己的玩具用商量的口吻、友好的态度和小朋友交换着玩，使双方都受益。

🌑 注意防止宠物伤害宝宝

如果所有的动物与宝宝能和平相处，那一定很美妙，但是有些时候却事与愿违，不要设想家里的猫狗会立刻爱上这个新来的家庭成员。有些家庭宠物能大方地接纳宝宝这个新朋友，但有些却非得争风吃醋一番不可。为了安全起见，不可留下宝宝与宠物单独在一起。当宝宝渐渐长大时，妈妈可以教导他温和地对待宠物，如此可以逐步地培养彼此间的信任，现将宝宝与宠物相处的一般注意事项列举如下：

❶ 禁止宠物与宝宝一起睡觉。

❷ 动物食用的碗盘应该保持十分干净，并防止宝宝用手摸触。

❸ 将猫咪的"秽物箱"放在宝宝接触范围之外。

❹ 预防宠物身上长跳蚤，跳蚤对宝宝健康有伤害。

❺ 绝对不可以拿宝宝来逗着宠物玩。

❻ 将鱼缸、鸟笼、松鼠笼等物品放置于宝宝自己触摸不到的地方。

宝宝的饮食和营养

哪些食物对宝宝长高有益

宝宝长高是很多家长的心愿，那么，哪些食品能帮助宝宝增高呢？

❶ 奶：被称为"全能食品"，对骨骼生长极为重要。

❷ 沙丁鱼：是蛋白质的宝库，如条件所限，可以吃鲫鱼或鱼松。

❸ 菠菜：是"维生素的宝库"。

❹ 胡萝卜：宝宝每天吃点胡萝卜对身体发育很有益处。

❺ 柑橘：维生素A、B族维生素、维生素C和钙的含量比苹果中的含量还要多。

此外，有益宝宝长高的食物还有小米、荞麦、鹌鹑蛋、毛豆、扁豆、蚕豆、南瓜子、核桃、芝麻、花生米、油菜、青椒、韭菜、芹菜、番茄、草莓、柿子、葡萄、淡红小虾、鳝鱼、动物肝脏、鸡肉、羊肉、海带、紫菜、蜂蜜等。

> **专家叮咛**
>
> 目前，国家卫生部还没有批准过任何一种增高保健品的生产。因此，提醒广大消费者，不要被广告误导，谨慎购买市场上所售的增高保健品。

宝宝为什么会厌食

宝宝正常的食欲很难用进食量的多少来衡量。如果宝宝进食后基本饱足，能保证宝宝正常的生长发育和体力活动，就意味着食欲正常。食量大小的个体差异很大，所以不能强求同龄宝宝要有相同的进食量。如果宝宝连续几天进食量明显地较平日减少，就说明出现食欲不振，时间一长就容易导致厌食。

导致厌食的原因很多，几乎所有的疾病都可能引起不同程度的厌食。所以宝宝如果厌食，首先要仔细观察有无患病的表现。另外，喂养护理不当及不良的精神、心理因素也是重要的原因。如过多地吃甜食、油腻食物及单调食物，或在宝宝进食时，采用引逗、哄骗甚至威吓打骂等不正确的手段，都将影响宝宝进食的情绪，会形成条件反射性厌食。

如果是由疾病因素引起的厌食，必须先治疗疾病。另外，要从小培养宝宝良好的饮食习惯，婴儿期要按时添加辅食，做到食物多样化，选择适宜于婴幼儿的食品，保持宝宝进食时有愉快的情绪。如果父母厌食，自己要先纠正。

贴心提示

一般到了2岁的宝宝都能自己进食，尽管会把饭菜撒落在桌上。有的宝宝进餐动作较缓慢，不协调，妈妈可以轻轻地扶一下，即使饭粒漏在桌子上也要冷静、耐心对待，不可责怪宝宝。妈妈不能急躁，慢慢地宝宝就能学会自己进食了。

❤ 容易缺锌的宝宝

锌是体内数十种酶的主要成分，锌还与大脑发育和智力有关。锌还有促进淋巴细胞增殖的作用，对维持上皮和黏膜组织正常、防御细菌或病毒侵入、促进伤口愈合、减少痤疮等皮肤病变及校正味觉失灵等均有妙用。有几类宝宝属于容易缺锌的高危人群，应列为补锌的重点对象。

❶ 妈妈在怀孕期间锌摄入不足的宝宝：如果孕妇的一日三餐中缺乏含锌的食品，势必会影响胎儿对锌的利用，使体内储备的锌过早被应用，这样的宝宝出生后就容易出现缺锌症状。

❷ 早产儿：如果宝宝不能在母体内孕育足够的时间而提前出生，就容易失去在母体内储备锌元素的黄金时间（一般是在孕后期的最后一个月），造成先天不足。

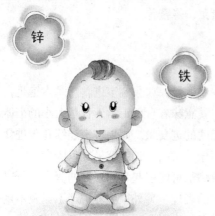

❸ 非母乳喂养的宝宝：母乳中含锌量大大超过普通牛奶，更重要的是其吸收率高达65%，这是任何非母乳食品都不能比的。

❹ 过分偏食的宝宝：有些"素食者"，从小拒绝吃任何肉类、蛋类、奶类及其制品，这样非常容易缺锌，因此，应从小就培养宝宝良好的饮食习惯，不偏食，不挑食。

❺ 过分好动的宝宝：不少宝宝尤其是男宝宝，过分好动，经常出汗甚至大汗淋漓，而汗水也是人体排锌

的渠道之一。

❻ 罹患佝偻病的宝宝：这些宝宝因治疗疾病需要而服用钙制剂，而体内钙水平升高后就会抑制肠道对锌的吸收。同时，因为这样的患儿食欲也相对较差，食物中的锌摄入减少，很容易发生缺锌。

❼ 一些特殊情况下的宝宝：土壤含锌过低，使当地农产品缺锌；宝宝的消化吸收功能不良，一些疾病、药物如四环素等与锌结成难溶的复合物妨碍吸收。

💧 如何给宝宝补锌

妈妈首先要改善宝宝的饮食习惯，设法帮助宝宝克服挑食、偏食的毛病。在宝宝饮食中添加富含锌的天然食物，如海产品（海鱼、牡蛎、贝类等）、动物肝脏、花生、豆制品、坚果（杏仁、核桃、榛子等）、麦芽、麦麸、蛋黄、奶制品等。一般禽肉类，特别是红肉类动物性食物含锌多，且吸收率也高于植物性食品；粗粉（全麦类）含锌多于精粉；发酵食品的锌吸收率高，应酌情多给宝宝选择。

如何正确选择补锌产品

❶ 认准品质。首选有机锌（乳酸锌、葡萄糖酸锌、醋酸锌等）。与无机锌（硫酸锌、氯化锌等）相比较，有机锌对胃口刺激较小，吸收率高。目前有些经生物技术转化的生物锌制剂把锌与蛋白有机结合起来，锌吸收率更高，副作用更少，如能买到，可优先选择。

❷ 避开钙、铁、锌同补的产品。过多的钙与铁在体内吸收过程中将与锌"竞争"载体蛋白，干扰锌的吸收，需要补钙、补铁的患儿要将补钙、补铁产品与补锌产品分开服用，间隔长一些为好。

❸ 计算好用量。补锌不是越多越好，补锌剂量以年龄和缺锌程度而定，不可过量。买补锌产品时要看产品说明书上标定的元素锌的含量，这是计算宝宝服锌量的标准，而不是看它一片（袋）总重量是多少。

在计算补锌计量时不要超过国家推荐的锌摄入标准，如：6个月以内的宝宝每天应该摄入3毫克锌；6~12个月的宝宝每天应该摄入锌5毫克左右，1~3岁宝宝每天应该摄入10毫克锌。一旦宝宝食欲改善后可添加富锌食物，减少补锌产品用量。

❹ 适合宝宝口感。在保障质量的前提下，产品口感好宝宝就乐意接受。

> **🎀 育儿妙招 🎀**
>
> 菠菜等含植物草酸多的蔬菜应先在水中焯一下，再加工后进食，以防草酸干扰锌的吸收。

宝宝的早教

❀ 让玩具成为开发宝宝智力的武器

接近两岁的宝宝，对玩具的兴趣更浓，玩的方式也在变化，他已经开始能够玩比较复杂的玩具，对玩具和游戏也开始运用自己的分辨能力，并加进了自己想象的成分。

宝宝的手腕和手指技能有了一定的发展，使他能够较好地运用手眼协调能力，因而乐于摆弄一些复杂的玩具，如需要用腕力才能转动的齿轮玩具、需要准确性和力量的锤床等。对不同的形状，宝宝能加以分辨。例如，稍加练习，宝宝就可以顺利地把三角形、长方形、圆形等几何形板放进嵌板中适当的位置。需要分辨大小的套杯之类的套叠玩具也能带给宝宝极大的乐趣，而一些能发挥宝宝想象力的玩具则更受欢迎了。如果妈妈给宝宝一个玩具电话，宝宝不再像刚满1岁时那样往地上扔了，他会对着话筒叽叽咕咕地"通话"，女宝宝还会帮小布娃娃脱衣、穿衣、洗脸、洗澡，忙得不亦乐乎。这种最初的角色扮演游戏表明宝宝已展开了想象的翅膀。

这一时期是充分利用玩具教育宝宝的大好时机。妈妈应该放手让宝宝充分享受玩具和活动的乐趣，让宝宝在毫无压力的玩耍中获得情绪上的满足，让宝宝自然而然地获得感官刺激，促进技能发展。妈妈不必随时随地教宝宝学知识，比如宝宝拿起圆形玩具，妈妈就要求他记住"圆形"，这样刻意追求用玩具做教具，会使玩具失去原有的意义，减少了玩的乐趣。

专家叮咛

有了新的玩具时，妈妈要用简单的语言向宝宝说明玩法。宝宝常常会发明一些新的玩法，妈妈也要给予鼓励。另外，要让宝宝有足够的玩具和空间，为宝宝创造一个宁静的环境，让宝宝能自由自在、集中注意地玩，以培养他的专注力。

🌰 开发宝宝左脑的途径与方式

大家知道，大脑左右半球的结构和功能是相互影响的，结构决定功能，功能影响结构。

锻炼宝宝的语言能力

锻炼宝宝语言能力的主要方法是多听、多说、多读，可以多给宝宝讲一些神话故事、寓言、诗词、童话故事等。

多听可以积累词汇，领会语义，熟悉语境。父母也可以经常给宝宝讲故事，让宝宝编故事、续故事、复述故事。编、续和复述故事除了锻炼语言能力外，还锻炼宝宝的逻辑能力和想象能力。因为故事的先后展开，都有内在的逻辑。适度地让宝宝早一点认识汉字，及时地为宝宝打开获取知识的大门，让宝宝提早阅读，这对锻炼语言能力、广泛接受知识很有好处。总之，要给宝宝丰富的语言环境，让他多接收口头的、书面的语言，多进行语言的交流和训练，这对开发左脑是很有好处的。

进行数学、逻辑的训练

父母对宝宝进行数学、逻辑的训练，可以提高宝宝的抽象思维能力，达到开发左脑的目的。

不过，数学是比较抽象的。宝宝的形象思维能力发展较早，抽象思维能力发展相对较迟，因此，抽象思维的训练要采用形象、具体的教育方法。比如说，不要一开始就给宝宝数一、二、三、四，而是让宝宝数苹果、数鞋子等；学会了数数，再学加法和减法等运算。学习运算也要与具体的事物结合起来。

等到宝宝掌握了一定的数学知识后，父母就可以着手训练宝宝的推理能力。在宝宝学会了相等的推理后，可以训练不等式的推理。比如让宝宝思考，爸爸的年龄比妈妈大，妈妈的年龄比姑姑大，爸爸与姑姑谁的年龄大。

生活中经常会遇到各种各样的问题，需要推理，需要判断。要鼓励宝宝经常思考，激发宝宝的兴趣，培养他们的推理能力，这对开发左脑半球的功能是很有好处的。

🌰 经常惩罚不利于宝宝性格发展

爸爸在教育宝宝的过程中，一般都缺乏耐心，一旦宝宝哭闹不止，爸爸就会发脾气，不假思索地训斥或打宝宝。有位教育专家讲过："惩罚是一种不无危险的教育手段。"

心理学家认为，对宝宝的惩罚在短期内有一定的效应，但却没有长期效果，惩罚会形成宝宝对立、愤怒、非顺从的性格，而这些强加给宝宝的东西，对于宝宝来讲，是很有震撼力和影响力的。因为宝宝有自尊心，有是否公平的敏锐感受。一个不公平的惩罚会让宝宝感到万分委屈，进而改变对外界的一些看法，最终将改变他对自身的评价。

有时宝宝不是故意不听话，他的哭闹肯定事出有因，所以父母要仔细观察和体会宝宝的感受，有针对性地进行疏导，应该认真地考虑一下，是什么原因促使宝宝干这样、那样的事，要把自己放在宝宝的位置上考虑问题。

❤ 父母怎样处罚宝宝合适

心理学家认为，宝宝3岁前处于感觉运动期，即此时宝宝的思维是凭借感觉来接受的。宝宝对事物的理解都是经由感觉产生的，说教在这个时期并不能被接受。

如果宝宝打了小朋友，父母要让宝宝记住打人是错误的，因为打别人，别人会感到痛，最有效的方法就是让他体验到痛的感觉。又如，妈妈跟他说辣椒很辣，他是不能理解的，妈妈可以让他尝一下，亲身体验之后他才会接受妈妈所说的。

但有些时候让宝宝去亲身体验也是不可行的。比如，宝宝学会走路了，看到新东西就想摸一摸，看见家里的电器插座，他也好奇地要摸一摸。对小宝宝的这种危险行为，妈妈给他讲道理，说"一摸这个东西就死了"。什么叫"死"？他根本不可能懂。

如果不管他，让他体验一下"自然后果"的惩罚，那行吗？唯一有效的办法，就是在他要伸手摸电器插座的时候，狠狠地打他的手，甚至要把他打哭了，重重地打他。这样，就会在宝宝的头脑中形成"摸那东西——手疼痛"的条件反射，以后他再也不会伸手去摸"那东西"了。像这种"狠狠地打"，不能说是"体罚"，而是一种教育。

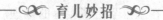

育儿妙招

对于3岁前的宝宝，父母用体验性的处罚后，也可以附带地讲些道理，因为此时宝宝的语言系统已慢慢开始建立，他已能够初步理解语言所表达的意义。

❤ 给宝宝探索环境的机会

心理专家认为，宝宝获得关于事物本质和规律的认识有两种途径：一是通过语言传递，由成人教给知识，继承前人已经获得的认识；二是依靠亲身实践，在成人指导下实际地摆弄、操作物体，以获得直接经验。2岁以前，宝宝主要是靠感知活动，操作实际物体来认识世界的。

许多家庭为了让房间保持清洁或防止宝宝发生意外，妈妈可能会把家里零散的东西收拾起来，这样反而对宝宝的成长不利，因为这会使他失去许多操作、学习的机会。父母应有意识地给宝宝一些粗细、软硬、轻重不同的物品让宝宝体验。但也不是说玩具和物品越多越好。物品太多太杂，显得"刺激过剩"反倒使宝宝无所适从。父母应为宝宝设计适度刺激的环境，给宝宝适度的玩具与物品，启发宝宝多想一些玩法，激发宝宝的动手能力。

宝宝摆弄物品时，难免把东西打翻、弄破。这时，父母千万不要轻易地火冒三丈，大声斥责，这样会使宝宝幼小的自尊心受到伤害，也会限制宝宝的创造性，使他变得缩手缩脚，而且还会抑制宝宝学习的动机。

与其大声斥责或阻止宝宝的"探索"，不如和宝宝一起去摆弄。哪怕是一根铁丝、一个纸筒，父母也要进行一番设计，和宝宝玩出乐趣。宝宝的创造力，许多时候就是在和父母一起欢乐地玩游戏时，一点点地发展的。因此，父母不要因为他没有按大人的要求玩，弄坏了玩具，就制止他、训斥他。

父母不要把"不行"和"别动"当成口头禅，处处限制宝宝的活动，打击他的好奇心，压制他的探索精神。父母应为自己的宝宝喜欢探索而高兴，鼓励他的探索行为，发展他的好奇心和探索精神。相反，如果发现此时的宝宝对周围环境没有探索的兴趣，则应引起注意，及时检查一下他究竟在哪方面出了问题。

❧ 如何培养宝宝的情商

情商包括内省情商和人际情商。内省情商是一种对自我内在情感的理解能力，情绪体验是内省情商的关键，包括乐于助人、同情心、保护弱小者等人类共有的高级情绪体验。高情商的人很容易进入自己的内心世界了解自己的感觉，并能有效地运用这种认知能力指导自己的行为。人际情商则是转向外部和其他个体，发现辨别与其他个体的差异。这种情商可以使幼儿具有区分周围的人并控制自己情绪的能力。高情商的人在与人相处中能够从别人的语言、手势、体态等分辨出他人的感受和情绪，并能调节自己的感受和行为来很好地适应对方。这种人善解人意，能与人融洽相处，能够从别人的角度思考和理解问题。情商高的宝宝能够友好地与人相处，在自己情绪烦乱的时候能较好地安慰自己，更好地面对各种困难，在情感上帮助其他处于困境的小伙伴。这些宝宝与父母和老师容易交流并能互相理解，将会更加健康快乐地成长。

情商培养主要包括以下几个方面：训练宝宝觉察与认知自己情绪的能力；提高对困难的忍受力，并能想办法消除挫折引起的焦虑、抑郁等不良情绪；富有同情心，乐于倾听别人的诉说，从别人的角度看问题，经常为他人着想；懂得与他人分享，相互合作、彼此帮助。

❀ 父亲在教育宝宝中的作用

父亲的逻辑思维和创造力、想象力一般都优于妈妈。在与宝宝游戏时，父亲更善于变换花样，更能满足宝宝的爱好、情趣和好奇心。

一些运动量较大的活动，如游泳、玩球等，有父亲陪伴和指导，宝宝就能玩得更积极、更科学、更安全。与父亲游戏，更能开发智力、锻炼身体、磨炼意志。

父亲与宝宝的密切关系，还会影响宝宝将来的事业。在父亲的影响下，宝宝一般都有较强的上进心和工作能力。如果父母一起关心宝宝的成长，会使宝宝在语言、理解各种概念和数学计算等方面获得全面发展。

> **专家叮咛**
>
> 有的父亲有许多不良嗜好，致使宝宝"近墨者黑"。父亲应该积极改变自己的言行，提高自己的素质，同时应教育宝宝懂得人与人之间如何尊重，决不能谩骂和羞辱、伤害他人。树立一个良好的父亲形象，应从宝宝小的时候就开始。

❀ 培养一个善良的宝宝

如果宝宝被电视节目感动得哗哗流泪了，妈妈千万不要笑话他软弱，在困难和挫折面前流泪才是软弱，理解和同情别人的痛苦，那叫善良。古语说："人之初，性本善。性相近，习相远。"宝宝天性是善良的，后天的教育也非常重要。家长要关注生活的点滴培养出一个善良宝宝。

❶ 子女之爱：要想让宝宝爱别人，家长首先得正确地爱着宝宝。

❷ 同伴之爱：看到妈妈及其他长辈爱他们的同伴，宝宝也会学着爱自己的朋友。

❸ 夫妻之爱：夫妻关系的和谐美满，对宝宝也是一种教育，宝宝可以从夫妻的相互关心和爱护中学会理解、接纳、欣赏、真诚和肯定等美好的品质。

❹ 长辈之爱：看到爸爸妈妈对他的爷爷奶奶爱护有加，宝宝也会在潜意识中觉得他以后也应该如此爱护爸爸妈妈。

❺ 社会之爱：妈妈要经常鼓励宝宝关心弱者，关心社会上需要帮助的人，让宝宝明白助人为乐的道理。

Part 19

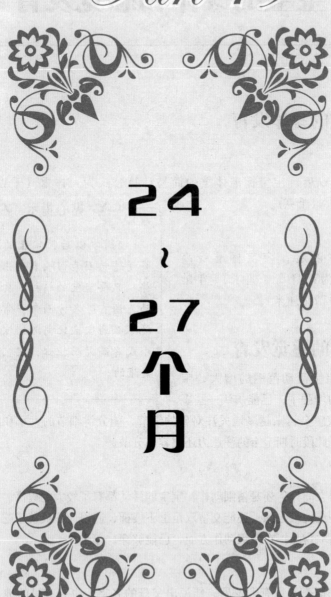

24～27个月

宝宝的身体和感觉发育

🌱 宝宝的身体发育

体重

满2岁以后，宝宝标准体重的简易计算公式为：体重（千克）＝年龄（岁）×2+8（千克）。

身高

满2岁以后，宝宝标准身高计算公式为：身高（厘米）＝年龄（岁）×6+77（厘米）。

🌱 宝宝的感觉发育

随着宝宝活动范围的增大，宝宝的观察力增强了，已能辨认一些事物，而且宝宝会越来越多地关注对象的细节，能分辨细节的大小和颜色的差别。不过，此段时期宝宝的注意力还很容易分散。

> **贴心提示**
>
> 2周岁以后，宝宝的身体发育受遗传因素影响表现出较大差异。只要宝宝的精神、食欲、运动、语言等各方面都正常，妈妈就不必为宝宝比同龄宝宝稍微矮小或者高大而担心，宝宝肯定是健康的。

动作发育

不论是大动作，还是精细动作，宝宝的活动都有了较大的提高。他特别爱动，常常是连跑带走的，还能交替双足上下楼梯，能用勺子或筷子吃饭，也能爬上楼梯探取物品。在精细动作方面，已能够穿1~3个珠子。

语言发育

宝宝的语言能力有大发展，能说出父母的名字，也会有目的地说出"谢谢""再见"等词语；会说一些简短的句子，如"这是我的""我做的"等，会使用人称代词"我""你""自己"，不过经常会出错。

这个时期的宝宝会哼唱有字歌或宝宝自己编的无字歌，还喜欢背诵儿歌和诗词等。

宝宝的心理发育

宝宝的独立意识越来越强，对周围的事物也给予越来越多的关注，常常告诉别人自己的名字、年龄等。宝宝喜欢涂鸦的心理仍然存在，比较喜欢画圆圈。

在记忆思维和创造力方面，宝宝的瞬间记忆力开始增强，也会开始思考问题，但个人色彩较浓，独创性较强，同时随意性较大，思维方式简单，方向性不强。此时的宝宝还知道晚上睡觉，天亮了起床。在数学能力方面，能根据一定的规则对物体进行分类，对物体的数量多少也有基本概念。在音乐理解方面，对不同的音乐旋律会有不同的反应，音乐节奏快时表现为兴奋，节奏舒缓时则表现比较放松。

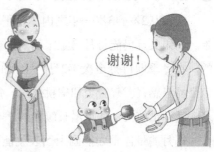

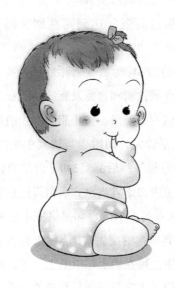

宝宝的保健和护理

🥄 按时间测量宝宝的身高与体重

宝宝从2岁到3岁一年之内体重平均增长约2千克，身长全年增长5～7.5厘米。如果父母仍能每月给宝宝测量体重，对于调整饮食和生活习惯是十分有利的。在冬季即11月至次年2月，宝宝的体重基本上能稳步上升。春、秋两季宝宝最易患感冒、气管炎和扁桃体炎，每次患病之后体重会减轻。夏季由于出汗多，活动量较大，体重增长缓慢。

每月测量体重如能画上图表就能更快发现问题。如果连续3个月体重不增加，首先，应检查是否患病或转换环境（如入托幼儿园或寄托家庭等）；其次，应检查食谱中主食的摄入量和油料（脂肪）摄入量是否不足，或者是否有挑食、厌食等习惯问题，应及时向医生咨询。

有些宝宝体重持续超过高限，达到同性别、同身高参照人群均值的10%～29%为超重，达到20%～29%为轻度肥胖，达到平均体重的30%～49%为中度肥胖，超过平均体重的50%称为重度肥胖。肥胖宝宝应减少主食、糖和脂肪的摄入量，特别应少食含糖饮料和含糖及脂肪高的糕点。此外，这些宝宝应当增加户外运动，以消耗过剩的能量，防止脂肪堆积而成肥胖儿。

宝宝的身高与遗传关系较大，同时也与饮食中蛋白质和钙的供应有关。2～3岁的宝宝最好每天早晨和午睡后都喝200毫升牛奶，每天保证这些奶量可以使身高维持正常增长。宝宝由于乳齿出齐后恒齿还在发育，骨骼还在增长，所以膳食中要有每天600毫克钙的供应，如果供应不足可适当补充钙剂。冬季日晒不足，可服鱼肝油，其所含的维生素D能促进钙的吸收和利用；夏天户外活动多，日晒充足时可停用。可在墙上贴纸画上尺子，将宝宝的身高和测量日期都填写上。每年5、6月份是宝宝身高增长最快的月份，宝宝的身高几乎能在这两个月内增长3～4厘米，达全年增长的一半。

🍂 如何保护宝宝的肾脏

肾脏具有排泄废物、调节机体水电体质和酸碱平衡及分泌某些激素的作用。泌尿专家认为，保护肾脏要从宝宝做起，因为幼儿期是肾脏疾病的多发期。尽管目前已普遍推行计划免疫，幼儿的各种传染病大幅度下降，但幼儿的肾脏疾病仍有增无减，因此，应大力加强预防措施。

冬末春初气候多变，需要重视防治上呼吸道感染及急性咽炎、急性扁桃体炎。这些疾病可因链球菌感染引起肾炎。

另外，各种药物大部分也从肾脏排泄，药物对幼儿肾脏的损害屡见不鲜。对肾脏可能有损害的药物有各种止痛药，如非那西丁、扑热息痛、阿司匹林等。某些抗菌素如先锋霉素、庆大霉素及链霉素等，可能损害肾小管，可引起蛋白尿、管型尿。另外，各种可吸收的磺胺药，对肾脏也有损害。因此，幼儿应慎用对肾脏有毒性作用的药物。

🍂 宝宝的清洁用品和卫生角的打扫

宝宝的盥洗用具主要有盆，如洗脸盆、洗澡盆、洗脚盆、洗屁股盆；毛巾，如洗脸毛巾、擦手毛巾、浴巾、擦脚巾；其他用具，如漱口杯、牙刷、梳子等。父母可以把上述各种用具放在卫生间固定的取放方便的区域，将这个区域作为宝宝的专用卫生角。宝宝此时还不完全会使用盥洗用具，为宝宝做这些准备的目的是：

❶ 使宝宝从小明白，一切盥洗用具和一些贴身衣裤均不能与别人共用，以形成良好的卫生习惯，防止传染疾病。

❷ 建立一个适合宝宝年龄特点的专用卫生角，方便安全，便于宝宝学习和掌握自我服务的本领。

❸ 便于清洗、消毒、保持卫生。

注意事项：

❶ 选择大小形状和花色不同的各种盆和毛巾，以便宝宝辨认。在给

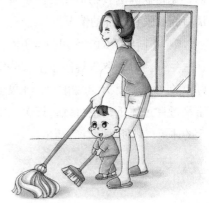

宝宝盥洗时要提醒宝宝识别和使用自己的用具。

❷ 各种盆、毛巾不宜混淆、替代，也不宜堆在一起，应分开放置。

❸ 定时清洗消毒。各种毛巾每天用肥皂分别搓洗一次，每周分别蒸或煮沸5～10分钟后晒干。宝宝专用卫生角要经常打扫。

🌢 带宝宝去看病有什么学问

宝宝的抵抗力较成人弱，日常护理中稍有不注意，便容易患病，而儿科门诊的最大特点就是宝宝自己不会叙述病情，或是没有能力向医生讲清楚自己的病情。因此，这就要求家长简明扼要地讲清宝宝的症状和感受。

❶ 在带宝宝看病前，应该先给宝宝做好思想工作，要让宝宝对"去医院见医生"有一定心理准备，并应努力争取宝宝最大程度的合作。如医生戴上了听诊器为宝宝做检查时，就不要再说话，保持安静等，这样有利于医生听诊。

❷ 在向医生叙述病情时，不要把宝宝抱在怀里，而应让宝宝面向医生，同时给宝宝解开衣服，这样可以节省时间。医生在听家长讲病情的同时，就可以观察到宝宝的表情、面色、精神状态、营养情况，这些对于医生诊断病情都有帮助。还应主动告诉医生宝宝过去的患病情况，如肝肾疾病、血液病等，以便医生在开药时尽量避免使用对这些疾病有影响的药物。对于宝宝及其他家庭成员曾经有过对某种药物过敏的历史，更要主动对医生说清楚，以免对宝宝身体造成不良影响。

❸ 就诊时，最好也不要吃东西，免得满嘴的食物渣，使医生看不清口腔黏膜和咽部的情况。

❹ 不同年龄的宝宝用药量不同。在医生开药时，要告诉医生宝宝的实际年龄（周岁），不要说虚岁，如果宝宝最近称过体重，也可以告诉医生宝宝的体重，以便医生计算药量。

❧ 育儿妙招 ❧

如果宝宝腹泻，可以找个小药瓶或装中药丸的小盒子，留取一点大便标本，带到医院。否则化验时还得等宝宝大便留标本，耽误时间。

宝宝的饮食和营养

🌰 如何多方面为宝宝选择食物

因为宝宝要维持健康，每天需要吃进各种营养素，包括维生素和无机盐，还有蛋白质中的各种氨基酸、植物油和动物脂肪中的各种脂肪酸，以及产生热能的糖类等。这些营养素都存在于不同的食物中。绝大多数的食物都含有多种营养素，如牛奶中含有蛋白质、脂肪、糖类、B族维生素、维生素A、钙和磷等，但没有一种天然食物含有人体所需要的全部营养素。所以，宝宝要吃多种食物，才能满足身体的需要。宝宝吃的食物种类越多，缺乏某种营养素或摄入某种营养素过多的可能性就越小。在每类食物中也要尽可能多样化，如应有粗细粮搭配的主食、荤素搭配的副食（包括有鱼、肉、蛋、奶或豆类、绿色或黄色蔬菜等），还要有新鲜水果等。

幼儿膳食的选择应包括谷类食品、动物性食品（包括肉、禽、鱼）、奶、蛋、豆类及其制品、蔬菜水果等各种食物，以保证膳食能提供其健康和生长所需的各种营养素。

🌰 宝宝吃蔬菜的学问

在幼儿食谱中经常变换选用蔬菜，宝宝就能从不同的蔬菜中得到不同的营养素，以利于生长发育。如白萝卜的营养很丰富，除含维生素C外，还含核黄素、钙、磷、铁等，因为它不含草酸，所以萝卜里含有的钙元素的吸收率就会较高。胡萝卜所含的营养也很丰富，含有糖类、脂肪、蛋白质、钙、磷、铜、维生素D_1、胡

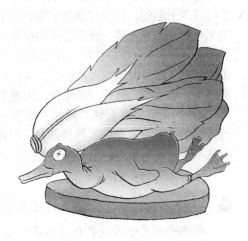

萝卜素，胡萝卜素在人体内可转化成维生素A。很多带有红颜色的蔬菜，也含有较多胡萝卜素，有助于婴幼儿的智力发育，并可增加细胞免疫功能，可以提高血红蛋白及血小板的功能，从而改变贫血和出血倾向。维生素C主要来源于白菜、油菜、菠菜、香菜、番茄等；鲜豌豆、番茄、菜花、白菜和菠菜可提供维生素K；新鲜菜叶中含有维生素P；含钾较多的菜包括番茄、茄子、菠菜、油菜、香菜、大葱、萝卜、黄瓜等；含铁较多的菜包括芹菜、香菜和菠菜等。总之，蔬菜对人体的健康发育是必不可少的。

蔬菜除了提供大量营养物质外，还含有一种有用的物质——纤维素。纤维素是不能被人体吸收的，但它在肠道中可以促进肠蠕动，有助于排出粪便。但要注意的是，2岁左右的宝宝消化能力还比较弱，过于粗大的长纤维可能会引起宝宝消化不良。因此，此时吃蔬菜还是应当切得细一些，尤其是芹菜、韭菜等含纤维素较多的蔬菜。

> **贴心提示**
>
> 蔬菜在烹调时应先洗后切，现吃现做，急火快炒，以减少维生素的损失。有些蔬菜可以洗干净了生吃，如黄瓜、番茄、生菜等。

宝宝营养缺乏有哪些表现

宝宝营养不良可引起发育不良、消瘦、肥胖、贫血、脚气病、消化道疾病等，宝宝出现上述病症时再判断宝宝营养不良是非常容易的。但此时营养不良已经对宝宝的身心健康产生了不良影响，所以应当抓住发病前的一些征兆，及早采取措施，防患未然。

❶ 如果宝宝长期情绪多变、爱激动、喜欢吵闹或性情暴躁等，则是甜食吃得过多引起的，应及时限制宝宝食物中糖分的摄入量，注意膳食平衡，否则宝宝很容易出现肥胖、近视、多动症等。

❷ 如果宝宝性格忧郁、反应迟钝、表情麻木等，应考虑其缺乏蛋白质、维生素等。需及时增加海产品、肉类、奶制品等富含蛋白质的食物，多吃蔬菜或水果，如番茄、橘子、苹果等，否则宝宝会出现贫血、免疫力下降等。

❸ 如果宝宝经常忧心忡忡、惊恐不安或健忘，应考虑缺乏B族维生素，可及时增加蛋黄、猪肝、核桃以及一些粗粮，否则长期缺乏B族维生素会引起食欲不振，影响宝宝的生长发育、脑神经的反应能力及思维能力等。

每次给宝宝吃的东西要适宜

对那些不爱吃饭或者吃饭不香的宝宝来说，每次要少给他们吃东西。如果在这类宝宝的盘子里堆的食物太多，不仅会提醒他去拒绝多吃，而且还会破坏他的食欲。如果第一次给他的量很少，就会促使他产生"这不够我吃"的想法。而这正是父母所希望的。父母要使他像渴望得到某件东西那样，渴望吃到某种食物。如果他的胃口确实很小，父母就应该让他少吃，给他一茶匙豆类食品、一茶匙蔬菜、一茶匙米饭或者一茶匙土豆就可以了。宝宝吃完以后，妈妈不要急着去问"你还想吃吗"，要让他自己主动要。

🖤 怎样把握宝宝进餐的心理特点

宝宝偏食、挑食，很多时候是因为妈妈没有把握宝宝进餐的心理特点造成的。宝宝进餐时有以下心理特点，妈妈都要了解：

❶ 模仿性强。宝宝吃饭的态度易受周围人对食物态度的影响，如：父母吃萝卜时皱眉头，幼儿则大多拒绝吃萝卜；和同伴一起吃饭时，看到同伴吃饭津津有味，宝宝也会吃得特别香。

❷ 好奇心强。宝宝喜欢吃花样多变和色彩鲜明的食物。

❸ 味觉灵敏。宝宝对食物的滋味和冷热很敏感。大人认为较热的食物，宝宝会认为是烫的，不愿尝试。

❹ 喜欢吃刀工规则的食物。宝宝对某些不常接触或形状奇特的食物如木耳、紫菜、海带等常持怀疑态度，不愿轻易尝试。

❺ 喜欢用手拿食物吃。对营养价值高但宝宝又不爱吃的食物，如猪肝等，可以让宝宝用手拿着吃。

❻ 不喜欢吃装得过满的饭。喜欢一次次自己去添饭，并自豪地说："我吃了两碗、三碗。"

家长要把握宝宝进餐的心理特点，才能做出宝宝爱吃的佳肴，促进宝宝的健康成长。

> **专家叮咛**
>
> 挑食的宝宝吃饭容易情绪紧张。宝宝的心情紧张，会使交感神经过度兴奋，从而抑制胃肠蠕动，减少消化液的分泌，产生饱胀的感觉。所以，在进餐时要给宝宝一个宽松、自然的环境。

宝宝的早教

如何让宝宝学习一些相反的概念

宝宝学习词汇时往往通过比较才了解词义。2岁之前，宝宝先学会许多事物的名称。在记忆许多不相关的事物时，常常通过比较，才便于分辨，相反的概念是在比较时出现的。所以宝宝在2岁之后，对于大小、多少、长短、高矮、快慢、里外、上下、前后、左右等相反的概念逐渐形成，而且会利用这些词汇去形容和区分不同的事物。2岁宝宝仅能理解十分具体的、能看得见的相反的概念，所以父母最好用日常用品和玩具，如大娃娃和小娃娃、长绳子和短绳子、长颈鹿高乌龟矮、汽车快自行车慢等具体例子让宝宝学会一些相反的词汇。在教宝宝比较多少时，可以用一堆瓜子和一粒瓜子来比较，如果要数数目来比较，就只能用1和2或1和3来比。如果用4和5来比较，由于此时宝宝还不会点数，就难以分辨。

父母可以用盒子和抽屉来表明里外，也可以在做操时将手放在上、下、前、后来表示位置。如果用手和足分辨左右时，父母要和宝宝在同一方向，同时伸右手或左手。不能在宝宝对面来指导，否则宝宝难以理解对面大人的右手相当于自己的左手。多数宝宝学用右手拿筷子，可以用拿筷子的手记认右侧，拿碗的手记认左侧来分辨左右。在分辨反义词时可同时学认相反的汉字。

宝宝的观察力有什么特点

观察力是形成智力的重要因素之一，它是其他几个因素健康发展的基础。简单地说，观察就是指有目的地去观看事物，可以帮助宝宝得到周围世界的有关知识和信息，是认识世界的基础。从更宽广的定义上说，观察是感知觉发展的最高形式，是在综合视觉能力、听觉能力、触觉和嗅觉能力、方位和距离知觉能力、图形辨别能力、认识时间能力等多种感知能力的基础上发展起来的，是根据一定的目的任务进行的有计划、比较持久的知觉。很多父母都有这样的体会，宝宝在看书或观察别的东西的时候，不太注意细节，也没有什么条理，观察时东一榔头、西一棒子，没有顺序，这不是宝宝故意捣乱，而是幼儿观察的特点。

幼儿观察特点

❶ 从观察持续的时间来说，幼儿观察不能持久。幼儿观察受自己的兴趣影响大，目的性差。因为宝宝本身注意力集中的时间也比较短，所以宝宝观察事物的持久性和稳定性较差。如有的宝宝看一下电视又跑去玩玩具，有的宝宝在看书时也常常是拿起一本书刚刚翻了两页又换另一本。一般来讲，年龄越小，观察的持续时间越短。

❷ 宝宝观察的随意性和兴趣性最为突出。由于婴幼儿的求知欲强，而克制能力差，因此在观察时，容易受兴趣左右，对感兴趣的东西，观察时就会全神贯注，比较仔细；对不感兴趣的东西就很难进行持续观察。

❸ 宝宝观察事物不够细致。宝宝观察的细致性和他的年龄成正比，年龄越大，观察也越仔细。宝宝的观察力急剧发展的年龄是3岁以后。

❹ 宝宝观察的目的性较差，观察容易受到干扰。幼儿在观察时，容易受到外来事物的干扰而转移注意目标，如宝宝正在看书，听到楼道或窗外有说话的声音，就会探头去看。一般来说，宝宝观察的目的性的强弱和宝宝的年龄也是成正比的，5～6岁的宝宝能排除一些干扰，按计划进行观察，但观察的持久性主要取决于对观察事物的兴趣。

🌱 如何用音乐陶冶宝宝的性情

音乐对于宝宝来说，具有其他刺激无可比拟的优越性，父母要注意在宝宝成长期间，让音乐促进宝宝的成长，陶冶宝宝的性情。

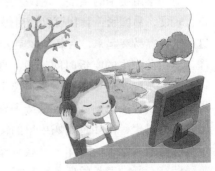

早晨，宝宝起床时，播一曲轻松愉快、节奏鲜明的音乐，可使宝宝逐渐兴奋起来，愉快地起床。

上午，选择一段时间，以20分钟为宜，为宝宝播放一些音乐故事、配乐诗朗诵、配乐童话、卡通歌曲，音量不宜过大，听音乐时，宝宝可以做些手工制作。

下午，这时宝宝容易精力不集中，比较懒散，可以给宝宝放一些活泼、富有情趣的音乐。

❧ 专家叮咛 ❧

在音乐中成长的宝宝，情感丰富而敏锐，想象力丰富并能善于思索，性格也会沉静豁达。

❀ 怎样教宝宝学会用筷子

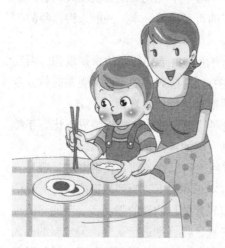

用筷子从盘中夹菜送入口中，这个简单的动作需要手指、手掌、手腕、胳膊和肩部等处30多个关节、50块肌肉参与，并且在神经系统的统一支配下协调运动。婴幼儿正处于生长发育旺盛阶段，通过早用筷子可锻炼手指活动能力，手指的活动能力又能刺激脑部手指运动中枢感应传导及调节人体各部分的机能，从而有助于其智力的发育。

一般情况下，2~4岁是学用筷子的好时机，因为这个阶段正是儿童智力发育的关键时期。妈妈可以到婴幼儿超市买一双小筷子给宝宝。刚开始的时候，教宝宝模拟夹菜的动作，接着给一些棉花、纸团之类的物品让宝宝尝试夹。

对初学用筷子的宝宝，建议选用竹筷，因为方形竹筷易夹住食物，而且无毒、轻便，易握紧；食物可以选用爆米花等，轻而且物质上有沟槽和裂缝的，这类食物容易夹起来，会刺激宝宝去练习。如宝宝一时夹不好，家长也不要责怪，对由此产生的吃饭时间延长、食物撒落等情况，应多宽容，强迫要不得。学习新技能之前，宝宝都会表现出一定的渴望，比如抢妈妈手里的筷子、盯着别人吃饭的动作、喜欢拿着筷子玩等。所以家长的任务就是抓住他的兴趣细节，而不是因为到了应该学的年龄，而强迫他去学习，这样做反而适得其反，顺其自然最好。

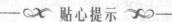

❧ 贴心提示 ❧

宝宝独立吃饭，可能很混乱，一顿饭下来，身上、桌子上、地上都是饭菜，妈妈最好给宝宝围上围兜，而不要剥夺宝宝独立吃饭的机会。

🌱 培养宝宝的个性创造力

创造力是智力活动高度整合的结果，表现为思维和行为不受固定位置、角度、习惯的束缚，善于形成新观念，产生新想法，寻求解决问题的新途径，发现事物之间的新关系、看到发展的新趋势，预见到新结果。鼓励宝宝提问，帮助宝宝在活动中学习和积累知识，是培养宝宝创造力的必要条件。

培养宝宝的创造力，就要拓宽思路，引导宝宝作发散思考。可以选定一种常见的东西，问宝宝除了基本用途之外，还有什么新用途，宝宝讲得越多越好。如喝完果汁的空瓶子还能干什么，让宝宝说出。不论宝宝说得对不对，都不必太在意，关键是以此为线索，让宝宝去思考。

在习惯性思维的影响下，父母可能会要求宝宝按规定的顺序玩积木或其他造型游戏，但也可以用现有的东西加以合并或重组，看能出现什么样的效果，这样可以养成宝宝独辟蹊径的思维方式。归纳事物的共同点，是对宝宝思维整合能力进行培养的好方法，如让宝宝归纳出小狗、小猫有什么共同特点，小麻雀、小鸽子又有什么特点等。

用一种方法解决问题不行时，要启发宝宝改变方法，从不同角度想问题，如果宝宝说错了，也不要嘲笑或批评。当某种用品不足或不适合时，要启发宝宝寻找其他的代用品。

❀ 专家叮咛 ❀

创造力训练不是一蹴而就、一通百通的，创造力是在实际活动中迸发出的智慧火花。因此，培养宝宝的创造力关键是要让宝宝参加各种各样的实践活动。此外，父母要珍惜和尊重宝宝的创造，不要随意否定他的创造活动，打击他的创造积极性。

🌱 父母要注意自己的行为

在训练和改变宝宝不好的行为过程中，父母及宝宝周围的人特别要注意自己的行为和处事小节，因为2岁的宝宝有很强的模仿能力，许多行为很可能就是从周围成人那里学来的。对宝宝从别的渠道，如电视或同伴处看到的不好的行为，要予以否定，告诉宝宝这样做是不对的，妈妈不喜欢这种行为。

让自己的宝宝快乐是天下所有妈妈的心愿，当宝宝的需求得到满足时，宝宝自然是快乐的。只是有些妈妈以为让宝宝吃好的、穿好的就可以了。吃穿只是宝宝成长和发展的基本需要，除此以外，宝宝还有许多心理发展需求。比如说1岁多的宝宝，刚刚学会走路，非常愿意展示自己的行走能力，也想寻求更广泛的活动空间，需要从妈妈那儿获得更多的安全感等。这就需要做妈妈的多学一些宝宝心理学知识，更多地了解不同年龄阶段宝宝成长过程中的心理特征和需求。

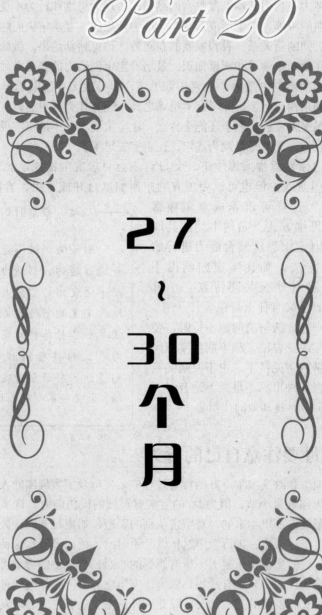

Part 20

27、30个月

宝宝的感觉和心理发育

宝宝的感觉发育

宝宝的注意力集中时间比以前更长了。如果是他感兴趣的东西，其注意力会相应延长。此时的宝宝对声音比较敏感，会根据声音的不同而猜出发声者："嘎嘎"是鸭子的声音，"叽叽"是小鸟的叫声……宝宝还会听声音猜出多种交通工具。

动作发育

宝宝已成了家庭中的一名"劳动者"，他会帮助打扫卫生，收拾桌子，还会自己刷牙、洗水果，其手指灵巧性增加、技巧性加强，会用筷子夹起小粒的食物。

语言发育

宝宝复述故事的能力加强了。在信息表达方面，四字句、五字句增多，"我要吃水果""我要出去玩"是这一时期宝宝的常用语。此时的宝宝也能按节拍，有节奏地朗诵儿歌。

宝宝的心理发育

宝宝好像有了更多的小秘密，他喜欢用小嘴对着妈妈的耳朵说话，很神秘的样子。他愿意和外界保持更多的接触。所以，只要妈妈有空闲，宝宝总想和妈妈到外面去玩。

宝宝的记忆能力增强，记忆时间延长，可以复述较久前发生的事情。宝宝的思维变得活跃，对事物的认识突破习惯性。如在玩沙土堆时，他会做出一些不同的造型。在音乐理解力方面，知道韵律和歌曲，并能重复一些简单的韵律和歌曲，特别是对动画片中的歌曲很感兴趣。在数学能力方面，可以看到实物数数，如"2个橘子""4个核桃"等。对物体的体积有初步的看法，能为玩具找到比较合适的盒子。

宝宝的保健和护理

❀ 父母要注意宝宝的异常消瘦

在婴幼儿阶段，不能单纯从体重减幅度来理解消瘦的概念。因为婴幼儿体重有其特定阶段的生理改变。出生后2～3日可出现生理性体重下降，一般比出生时的体重下降3%～9%，最多不超过10%。正常足月婴儿出生后第一个月

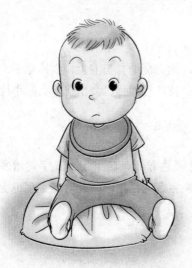

体重多增加1～1.5千克，因此，1周岁时体重约为出生时体重的3倍或稍多，2周岁时约为出生时的4倍。

2周岁后幼儿体重增加缓慢，年平均增重约2千克，可用简单公式推算，即年龄×2+8（千克）。

超越上述幅度的体重下降，可视为"消瘦"。消瘦是否属于病态？个别体质性的代谢特殊，略低于上述幅度，而又不伴有其他症状的，不一定是病态。但一般来讲，如体重减轻到同年龄、同性别的平均值10%以下，就应该引起重视，可认为是异常消瘦。异常消瘦的情况有下列几种：

❶ 营养性消瘦：多因婴儿期喂哺不当或食物的质量和数量不当所致。如不及时纠正，到幼儿期则会进一步恶化。如体重比同年龄、同性别的平均值低15%，属于轻度营养不良；低40%为重度营养不良，表现为皮肤松弛、干燥、苍白、多皱纹，皮下脂肪少或完全消失，肌肉萎缩，易出汗，睡眠不好，烦躁不安，食欲不振，时有慢性呕吐、腹泻、贫血，甚至颈和躯干部出现出血点或大片紫癜。

❷ 慢性病性消瘦：常见的有结核病、慢性消化不良、慢性肠炎、肝硬化、呼吸道疾病、泌尿道感染和寄生虫病、疟疾反复发作等。

🌸 宝宝进行锻炼要遵循什么原则

婴幼儿期应主要培养宝宝锻炼的兴趣、爱好和习惯，锻炼时要遵循以下原则：

❶ 循序渐进。开始锻炼时，宜采用只引起身体最低限度变化的锻炼强度和时间。在宝宝习惯了这种强度和时间后，才能逐渐地、小心地增加强度。锻炼时要随时观察宝宝的心率、呼吸及精神状态。如宝宝心率、呼吸加快，情神状态好，面色红润，说明强度较合适；如呼吸急促，面色苍白，说明强度过大；锻炼后宝宝睡眠好，食欲佳，情绪稳定，说明锻炼强度适宜；若宝宝食欲减退，睡眠不安，情绪低落，头晕头昏，说明强度过大。锻炼的时间，开始每次可持续2～3分钟，逐渐增加到10～15分钟。

❷ 持之以恒。每天都要进行锻炼，没有重要原因不可中断。若中断，锻炼的效果可能会消失。倘若中断时间短，可继续按以前的锻炼强度和时间进行；中断时间长，则应从最小的锻炼强度和最短的锻炼时间开始。

❸ 综合多样。在进行专项锻炼时，要与日常生活中各种增强体质的措施相配合，如户外散步、早操、室内定时通风、三浴等。进行综合性多样化的锻炼，才能取得应有的效果。如与促进幼儿大动作发育的走、跑、跳、攀登、踢等锻炼项目相结合，与散步、游泳、跑步、骑车等项目相结合等。

❹ 注意个别差异。选择锻炼项目时，要根据每个宝宝的特点和身体状况选择合适的锻炼项目、时间和强度。要采用游戏的方法，使宝宝在游戏中锻炼身体、得到成功和乐趣，以利于培养宝宝锻炼的兴趣、爱好和习惯。

🌸 注意保护宝宝的视力

我国大约有3%的宝宝发生弱视。宝宝自己和父母不会发觉，在3岁前如果能够发现，4岁之前治疗效果最好，5～6岁仍能治疗，12岁以上就不可能治疗了。弱视的宝宝会失去立体感和距离感，以后学习和从事许多职业都难以胜任，如司机、飞行员等，学习精密机械、医学等也都较困难。

视力检查可发现宝宝两眼视力是否相等。如果因斜视或两眼屈光度数差别太大，两只眼的成像不可融合，大脑只好选用一眼成像，久之废用的一侧视力会减弱而成弱视。检查时发现异常，要及时治疗。

🔹 宝宝睡眠时间太长该怎么叫醒

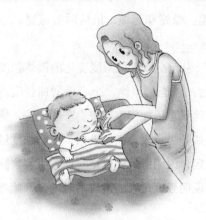

高强度、高频率地喊叫不仅会损害处于睡眠状态宝宝的听觉系统，而且宝宝长期被惊醒会造成生理上的障碍。因为叫声惊醒了大脑，而其他系统并没有随大脑的清醒而活跃起来，这时宝宝虽被喊醒但神态呆滞，反应迟钝，不愿活动，进餐不香，学习时注意力不集中，有的则哭闹不止。

唤起宝宝最佳的办法

妈妈适当提早叫醒宝宝的时间，喊宝宝起床时声音细柔悠长，轻轻按摩宝宝的腰椎和脊椎两边，直到把宝宝唤醒。轻声、低频率地呼唤和按摩，可避免喊叫带来的危害。

对不同的年龄和不同个性的宝宝要采用不同的方法：小的宝宝要在轻呼抚摸中唤醒，大的宝宝可听小闹钟。对"起床气"特重的宝宝，家长可念着宝宝熟悉而又故意念错的儿歌，引起宝宝纠正。宝宝纠正后，妈妈马上表扬宝宝。

🎀 贴心提示 🎀

宝宝在幼儿园午睡起床时，幼儿园的广播室通常会播放幼儿喜爱的音乐，让宝宝在美妙的音乐声中愉快地醒来。老师用表情或动作暗示先醒的宝宝起来，未醒的宝宝受到影响会自然醒来，同时也可请先醒的宝宝轻声唤醒身边的同伴。此种方法不仅使先醒的宝宝更清醒，同时给宝宝创造了交往的机会，练习了交往的技能。

宝宝的饮食和营养

🌢 如何保证宝宝的大脑营养

　　健脑、补脑除了要经常多吃些健脑食物和补脑药膳以外，还必须注意科学的饮食养脑方法，否则同样达不到健脑的目的。因此，要促进脑神经细胞的活动，保证大脑的能量供应，必须重视科学的饮食健脑方法。

　　❶ 不容忽视的类脂。脑神经组织中脂类的含量非常多，但主要是类脂，而不是脂肪。在类脂中，各种磷脂和神经中枢的传导有关。补充卵磷脂或豆磷脂能加强神经系统兴奋和抑制功能。胆碱在体内可合成为乙酰胆碱，是突触传递的重要物质，有增强记忆的作用。鸡蛋黄和鱼类富含类脂。

　　❷ 食物搭配要均衡。众所周知，一日之计在于晨，故上午的精力充沛就显得非常重要。保持上午精力充沛的办法之一是均衡糖类和蛋白质的比例。吃含蛋白质和糖类比例均衡的早餐的宝宝，要比只吃糖类早餐的宝宝更充满活力，下午也极少出现昏昏欲睡的现象。原因是单独吃糖类时，它很容易使色氨酸通过血液循环进入脑细胞，大量的色氨酸在人们就寝时，会起到催眠作用，但绝不需要它出现在人们需集中精力解决难题的时候。倘若在糖类中加入蛋白质，那么较多种类的氨基酸将与色氨酸竞相进入大脑，结果只有极少量色氨酸能进入脑细胞，从而使脑细胞保持了充沛的活力。

🌢 长期大量服用葡萄糖会引起宝宝厌食

　　有的妈妈把口服葡萄糖当作补品，给小孩喝牛奶或开水时，总喜欢放些葡萄糖。其实，这种做法对小孩的健康不利。

　　我们平时更多食用的是白砂糖，宝宝摄入一定量的白砂糖后在胃内也很容易转化成葡萄糖，吸收也很快。如果经常食用葡萄糖，不仅会摄糖过多，还容易引起消化功能减退等不良后果。

　　比如，平时食用的糖类，会先在胃内经消化酶分解，再转化为葡萄糖被吸收，而服用葡萄糖则免去了转化的过程，直接就可由小肠吸收。如果长期以葡萄糖代替白糖，就会使肠道正常分泌双糖酶和其他消化酶的机能发生退化，影响小孩对其他食物的消化和吸收。

另外，经常用葡萄糖水喂宝宝，还会引起厌食、偏食、龋齿、肥胖等不良后果。

❧ 专家叮咛 ❧

有些宝宝按进食的量和成分计算，摄入的营养素已能满足机体需要，甚至还超过一些，但体重却达不到标准体重，皮下脂肪也不丰满，父母比较着急，不知是什么原因。遇到以上情况首先考虑是否有慢性肠道疾病或肠道寄生虫，如排除了疾病就要考虑宝宝活动量的大小、环境因素、睡眠休息状况以及遗传因素等。宝宝的胖瘦、生长发育的好坏，不能单纯以进食情况为标准，应全面综合地分析。在营养因素以外再进一步找出体重增长不足的影响因素，然后根据原因采取不同的矫治方法。

❀ 宝宝的早餐特别重要

现在，许多父母往往因为早晨时间匆忙，来不及为宝宝认真准备早餐，或因为缺乏营养知识，不会为宝宝科学地安排早餐。

由于宝宝的胃容量有限，上午的活动量又比较大，所以早晨这顿饭尤为重要。宝宝早餐要吃饱、吃好并不是说吃得越多越好，也不是说吃得越高档、越精细越好，而是应该进行科学搭配。

据营养专家介绍，科学的宝宝早餐应该由三部分组成，蛋白质、脂肪和糖类。比如，现在最常见的宝宝早餐是牛奶加鸡蛋、馒头加咸菜或是油条加豆浆等，这样看起来宝宝似乎是吃饱吃好了，实际上也有其不科学的地方，营养搭配不够均衡。

举例来说，光喝牛奶吃鸡蛋，这虽然已经有了脂肪和蛋白质，但缺少糖类，即提供热量的淀粉类食品，如果除牛奶鸡蛋外再吃几片面包，营养就全面了。油条加豆浆的早餐缺少蛋白质，应该加1个鸡蛋。只吃馒头咸菜的早餐就更不科学了，倒不如做一个鸡蛋挂面更好些。

总之，父母必须重视科学安排宝宝的早餐，如果宝宝早餐吃不好，营养和热量不足，长期下去会影响宝宝的身体发育和精神面貌。

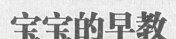
宝宝的早教

❧ "过家家" 锻炼宝宝社交能力

2岁多的宝宝喜欢参与，听从大宝宝的吩咐，帮助拿玩具啦，帮助喂娃娃吃饭啦，帮助"买菜"啦，等等。这时宝宝乐于服务，乐于打下手，也乐于参加到宝宝们的家庭中当个小角色。大宝宝们当爸爸妈妈，小宝宝自然就当宝宝，各得其所，乐在其中。宝宝2岁多时就应进入宝宝们的社会中，渐渐学会与人和平共处，得到点滴人际关系的经验，这是十分重要的。

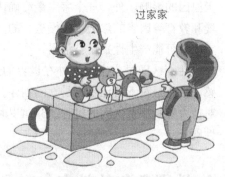

过家家

❧ 专家叮咛

有些宝宝入幼儿园后很快就能适应集体生活，另一些宝宝却迟迟不能适应，问题就在于这些点滴的人际关系上。因此，父母应有意让2岁多的宝宝有机会同年龄不同的宝宝游戏，请他们到家里来玩，或让宝宝参加有同伴的群体活动，使他们能短期离开父母和监护人，同宝宝们一起做各种游戏。

目前几乎所有家庭都仅有一个宝宝，在家中他们习惯于独占一切玩具。与大人做游戏时大人一味迁就，宝宝就不能学会体谅别人。因此要告诉宝宝，同别的宝宝一起玩要时一不能独占，二要听从吩咐，三要体谅别人，否则会遭人拒绝。宝宝们都害怕别人不同自己玩，处处要使自己符合大家的意愿，这种教育是家庭和父母不可能代替的。

🌰 性别角色的确定

性别认同是一个人对自己的生理性别的自然认知，如果宝宝在幼儿期不能及时完成性别认同，日后就有可能会出现不同程度的性别偏差行为，影响各方面的发展，甚至影响身心健康。性别错位有先天原因也有后天原因，我们所要谈的是后天原因。

人的性别认同是通过对自我性别体象的理解，对神经内分泌和排尿等生理活动机制的初步明确，以及通过父母的示范作用、社会的强化作用和语言的影响等得以发展的。很多家长认为，性别认知是件再自然不过的事，随着年龄的增长，宝宝会顺理成章地完成性别认同，确定自己的性别角色。其实，除了先天原因的影响以外，一个宝宝最终确认自己是男孩还是女孩，主要是在外界环境和教育等因素的渗透下缓慢进行的。如果外界没有给予宝宝正确的导向，宝宝就有可能产生性别角色混淆。

性别认同是宝宝探知外在世界的途径之一，是一个人对自我性别的归属感，也就是对于自己是男是女的划分。每个人成长的过程，都是一个对自身、对他人不断探索认同的过程。3～4岁时，大部分宝宝已经能认同自己和他人的性别。

🌰 性别角色的教育

有的家长以为宝宝能准确地叫出"叔叔"或"阿姨"，就是对性别的认知合格了。有的家长则局限于性生理教育，完全忽视了性别角色教育。

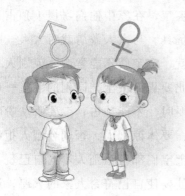

性别角色决定了人的性角色和未来的社会角色，它既包括对自身的认识，又包括对他人及环境的认识。通过性别角色教育，宝宝逐渐知道自己要成为一个怎样的人，承担什么样的责任，如何建立自我的观念，如何尊重异性以及如何与别人交往合作。如果宝宝在幼年时性别认同模糊，性别角色紊乱，长大以后的性取向就很可能受到影响。男女两性生理机能上的差异是先天性的，认知能力、人格特征等方面的差异则是后天形成的，是社会化的结果。男女在家庭生活和社会生活中扮演什么角色，取决于从儿童期开始接受的成人的影响和教育。因此，性别教育在幼儿阶段的实施显得尤为重要。

我们提倡"男孩要有男孩样（刚毅、果断等）""女孩要有女孩样（温柔、细心等）"，培养宝宝与其性别角色相符的个性，这会对宝宝的生活和学习产生极大帮助。如今，大多数的城市宝宝没有兄弟姐妹，又住在封闭单元的生活环境中，这就需要家长从性别教育的角度为宝宝形成良好认知打下基础。

> **贴心提示**
>
> 在对宝宝进行性别教育的时候，家长一定要注意态度，应循循善诱，最好能"润物细无声"地为宝宝上好这人生重要的一课。

❤ 宝宝胆小怎么办

宝宝对某些事物或现象感到恐惧和产生恐怖的情绪是随着年龄的增长、认识的发展而产生和变化的。一般来说，半岁以下的小宝宝对什么都不会感到害怕，即使听到巨大的响声时，也只会产生某种痛苦的表情，而不会有害怕的表现。以后随着宝宝对周围世界的认识能力和想象力的不断提高，会逐渐对一些事情表现出恐惧感，这时才知道害怕。而这时父母为了让宝宝听话，经常用一些方式来吓唬宝宝，宝宝会真的认为有什么危险的事情。在宝宝3～5岁时，不用父母提示，宝宝会经常自己想象并感到害怕。如果父母不能正确引导，则宝宝的胆子会越来越小。

为了避免宝宝胆小，父母平时不应吓唬宝宝，也尽量不要给宝宝讲一些惊险的神话故事。如果发现宝宝的胆子特别小，父母不要训斥宝宝"胆小""没出息"，而应该耐心地给宝宝讲道理、讲科学知识。告诉宝宝，一些惊险的事情是在什么环境下发生的，不要给宝宝看惊险、凶杀等电影、电视。如宝宝不敢自己在房间里，尤其是不敢进黑暗的房间，父母可以先和宝宝一起走进房间里待一会儿，然后讲给宝宝听，没有发生他想象中的事情。再鼓励宝宝自己待在房间里，父母在门外等着，以给他壮胆，过一会儿以后还是没有发生什么事情，这样可逐渐消除他对于独自一人在房间里的恐惧感。

> **贴心提示**
>
> 家长一定不要逼着宝宝做一些他感到害怕的事情，以免加重宝宝的恐惧心理。

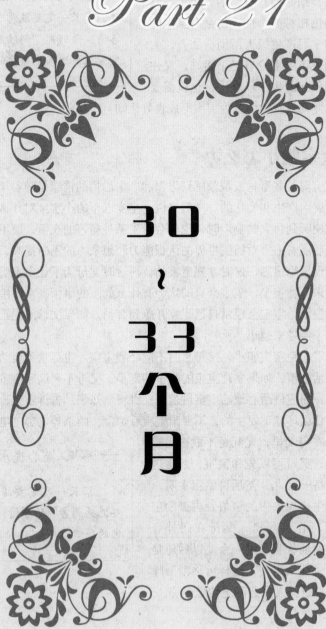

Part 21

30~33个月

宝宝的感觉和心理发育

🥚 宝宝的感觉发育

这一时期的宝宝知道动物的特点、叫声与生活习性，知道图片中的人是"哥哥"还是"姐姐"。此时期的宝宝会按父母的指示伸出左右手、左右脚，会辨认四种以上的颜色，对新玩具很感兴趣，但给予注意的时间不像以前接受一件玩具那样长。

动作发育

这一时期的宝宝会骑小三轮自动车，能快速跑步，但有时还会跌倒；会使用剪刀，能端装水较满的水杯；能自己脱裤子、穿裤子、穿没有纽扣的衣服；能画直线和简单的人物画、风景画。这时的宝宝能随意控制身体的平衡，还学会了跳跃、单脚蹦、拍球、踢球、越障碍、走S线等。家长可以让宝宝单脚跳绳，观察宝宝能否顺利完成动作。

语言发育

这一时期的宝宝说话内容开始丰富，能完整地描述事件，能使用礼貌用语，并对语言有了一定理解，会故意重复说一些自己认为有意思的词来逗笑。

其他发育

这一时期的宝宝会从不同的角度观察事物，具有初步分析问题、思考问题的能力，能通过观察找出事物间的一定联系。由于记忆力的发展，宝宝可以记住内容较短的吩咐。在音乐理解能力方面，宝宝喜欢重复自己爱听的歌曲，还会吹简单的乐器（如喇叭）。这个时期的小宝宝还具有了最简单的计算能力，知道增加与减少的概念。宝宝的独立性增强，其反抗性也不断加强，有时不能自控情绪。

🌰 宝宝的心理发育

这时的宝宝开始了人生的第一个逆反期，特别任性、难管、让人生气，哭闹起来很凶，但只要一满足他的要求，马上就露出笑脸。此时宝宝的情绪很不稳定，且都是暂时的、爆发性的。

宝宝开始会有意识地寻求与父母的亲近，获得父母的情感支持，当父母在时，他们可以将父母作为安全基地进行游戏，出现了对照顾者持续稳定的情感。

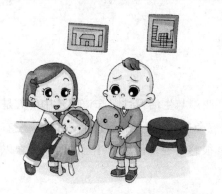

宝宝开始能照顾自己，能理解、照顾他人，在团体中有合作与分享的互动，能与朋友互动玩游戏；宝宝会主动接近别人，并能进行简单的语言交往。

宝宝能在没有外界监控的情况下服从父母的要求，并能根据他人的要求延缓自己的行为。父母说"洗完澡后再……"，宝宝能根据父母所表达的意思去引导自己的行为；当和宝宝玩大狗熊游戏时，宝宝会因为"怕"狗熊吃自己而控制自己不去动、不去说话，即使不断"引诱"他。但良好的自控行为要靠父母培养，否则会造成宝宝将来注意力差、易冲动、抑郁等行为问题。

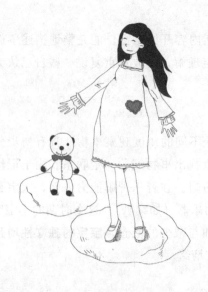

宝宝的保健和护理

🌰 防止对宝宝过度保护

在很多家庭都有对宝宝过度保护、过度干涉的行为，就其标准而言，目前尚无定论。一般认为，过度保护宝宝大部分发生在比较担心或者是有强烈不安感的父母身上，尤其在养育第一胎宝宝或者是独生子女时更容易过度保护。

应该在父母的守护当中让宝宝一点一点地去尝试冒险，父母过度保护可能会让宝宝养成胆小或消极的个性。

此外，宝宝无论做什么事，父母都会插手、插嘴，过度干涉，多半发生在追求完美的父母身上。"手洗干净了没有""要吃干净一点"，像这样深受父母干涉的宝宝渐渐就会消沉，而且会自我否定，变得没有自信，之后可能也会反抗父母。

一般来说，宝宝只要受到父母的信赖就会努力地去做。相反地，如果不受信赖的话，就会觉得反正怎么样都得不到信赖，就会随便做做。所以，相信宝宝是很重要的。要改变过度保护、干涉的做法，对父母来说也不容易，但只要在对宝宝说"不行"之前，停一秒想想看，就会不断改进。

🌰 宝宝该如何打扮

适当的打扮会使宝宝变得更加漂亮，更加活泼可爱。怎样打扮才能恰到好处呢？

首先，宝宝的服装应整洁卫生。整洁与卫生是美育的重要内容，它本身就给人以美感、快乐。如果宝宝的衣服整洁，即使质地、式样一般，也会引人喜爱；反之，如果一个宝宝的衣服质地与式样都非常华丽，但看起来是皱巴巴的、脏兮兮的，照样让人觉得不舒服。

其次，宝宝的打扮应适合宝宝的年龄和活动，利于宝宝的生长发育。宝宝天性活泼好动，宝宝的衣着要裁剪得体、美观大方，不要讲究质地高档，式样

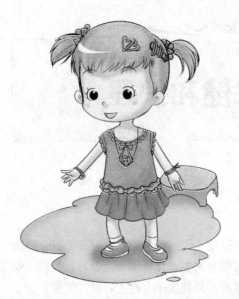

奇异。另外，宝宝衣服的装饰品不能太多。如果让活泼好动的宝宝戴着装饰品爬、跑、跳、攀登、做游戏，宝宝的活动将会受到限制，宝宝的自然美也会减色。这个年龄的宝宝正处于生长发育迅速的时期，父母不应追求时髦给宝宝穿"宽松式""紧身式"的服装，这些式样的服装不利于宝宝的活动和生长发育。

宝宝服装的色彩要鲜明、协调，色彩对比不能过于强烈，以免宝宝有眼花缭乱的感觉。

专家叮咛

宝宝的穿着打扮应符合宝宝的身份。有些父母因为喜欢男孩，就把自己的女孩打扮成男孩样子，剪短发，穿男孩的衣服；也有些父母认为女孩好，就把男孩打扮成女孩样子，给宝宝扎辫子、穿裙子。这些打扮不仅有害无益，而且还会影响宝宝的身心健康。此外，宝宝不宜留长发，因为这样会给宝宝和父母都带来麻烦。

宝宝说话滞涩怎么办

有时宝宝想说什么，但说不出来。宝宝有好多话想说、想聊，这个也想告诉妈妈，那个也想讲给妈妈听。可是话不能流畅地说出来，第一句话就堵住了。宝宝拼命努力，急于把话说出来，可是，结果恰好相反，越着急越讲不出话来。

在这种时候，妈妈越是催宝宝快说、说清楚，宝宝越发紧张，也就更不能流畅地说出来了。这是由于宝宝有意识地努力去讲的结果，催促的效果适得其反。

语言贵在自然地脱口而出。有意识地努力去讲，就会变得不自然起来，因而不可能讲得好。父母切忌说出会引起宝宝心理紧张的语言，要为宝宝建立不着急、心情舒畅的谈话气氛，也就是要耐心地等待。因为在宝宝的头脑里，想说的话很多，可是"表达技术"尚未充分掌握。2岁以后的宝宝，大多容易陷入这种状态。

这种情况极其类似于众多乘客一下子涌到狭窄的检票口，当然会出现堵塞现象。这种现象称作"语言滞涩"，与口吃有所区别。

在这种状态下，如果以催促或性急的态度对待宝宝，会加强宝宝的心理紧张程度，最后把宝宝逼成真正的口吃。父母可以在不抢先的情况下，对宝宝讲的话加以补充，重要的在于用宽容的态度耐心地等待，高高兴兴地听宝宝讲话的内容。

❤ 带宝宝郊游时的注意要点

带宝宝去郊游须注意以下几点：

❶ 穿鞋：宝宝春游免不了走路，要想玩个够又不累，选鞋最关键。给宝宝穿大小合脚、轻便透气、结实防滑的胶鞋为宜。

❷ 穿衣：郊游时的衣着要柔软合体，便于活动；最好穿长裤，以防身体被划伤或者被虫子咬伤。

❸ 戴帽：据测定，在一年四季中，阳光紫外线含量最高的是明媚的春季。春季的紫外线不仅能穿透人的表皮，而且能穿透真皮最深层。所以，为了保护皮肤，应戴遮阳帽。

❹ 白开水：春游活动中耗能大、出汗多，要给宝宝准备足量的白开水。

❺ 餐巾：饭前便后洗手这道程序，在野外可以用消毒的湿餐巾纸擦手代替，以防病从口入。

❻ 清凉油和油脂。万一宝宝被虫类叮咬，可立即擦点清凉油消肿止痛。如果碰伤了额头：可立即擦点植物油或少许熟猪油，效果不错。

❼ 绷带：爱蹦爱跳的宝宝，难免磕磕碰碰，这时绷带就能派上用场。

❽ 塑料袋：装上生活中的废物，领着宝宝一块儿将废品扔进垃圾箱，以保护环境卫生和宝宝的心灵卫生。

🎐 纠正宝宝的不良习惯

宝宝出现以下不良习惯时，要及纠正：

掏耳：有时当耳道内的耵聍（俗称"耳垢""耳屎"）刺激皮肤，耳内霉菌感染或湿疹病变等引起耳内发痒时，不少宝宝会随手取来火柴棒、发夹，或用又脏又长的指甲，在耳内盲目地乱掏。有时不小心会将耳道皮肤戳破，引起皮肤破损、出血，这些工具上的细菌就乘机侵入耳道内，引起感染、发炎，耳内会发生肿胀、疼痛，形成化脓性疖肿。少数宝宝还可将耳道深部的鼓膜刺破，造成中耳腔内感染，脓液流个不断。时间一长，还会影响以后的听觉功能。简单的掏耳动作会造成严重的后果。

挖鼻：不少小朋友在闲得没事做的时候，好将手指伸进鼻腔内挖个不停。这是一个不好的习惯。因为在鼻腔黏膜下，有着很丰富的血管，它们互相交叉成网状，成为血管丛。鼻黏膜是很薄的一层组织，一旦有剧烈的挖鼻动作，容易将鼻黏膜挖破，导致血管破损，不时地流血，少不了由父母陪着去医院就诊，增添不少麻烦。少数人还会因挖破鼻黏膜而引起感染、发炎。

揉眼：当灰尘、沙子飞入眼内时，顿时会引起眼内疼痛、流泪、睁不开眼。有的幼儿马上就用手来揉眼，这样做不但去除不了眼内异物，反而会使异物在角膜上越陷越深，严重时可导致角膜破损引起细菌感染，造成眼角膜溃烂、结疤，一定程度上还会影响宝宝的视力。

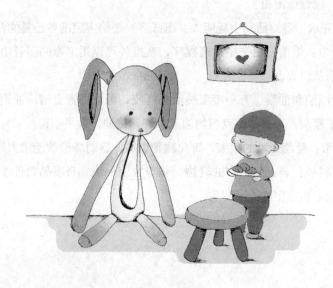

宝宝的饮食和营养

🖤 维持食欲、促进消化的B族维生素

B族维生素是一个大家庭，它又可以分为B_1、B_2、B_5、B_6、B_{12}等许多种，其中对婴幼儿健康最重要的是维生素B_1、B_2、B_6、B_{12}。

B族的维生素之间有协同作用。也就是说，一次摄取全部B族的维生素，要比分别摄取效果更好，而且B族维生素是水溶性物质，无法长期储存在体内，所以，需要每天补充。另外，如果维生素B_1、维生素B_2、维生素B_6摄取比例不均的话，是没有效果的，其最佳摄取比例约为1∶1∶1。

宝宝需求标准

如果宝宝不偏食，营养均衡，粗细粮都爱吃的话，一般不会缺乏。

富含B族维生素的食物

维生素B_1含量较高的食物有米糠、全麦、燕麦、花生、猪肉、西红柿、茄子、小白菜和牛奶等。其中，在粮谷类的表皮部分含量更高，故给宝宝吃的大米和白面碾磨精度不宜过高。动物内脏、蛋类及绿叶菜中含量也较高，芹菜叶、莴笋叶中含量也较丰富，是不错的食物来源。

维生素B_2在牛奶、动物肝脏与肾脏、酿造酵母、奶酪、肉、蛋黄、鳝鱼、豆类、谷类、胡萝卜、香菇、紫菜、芹菜、橘子、柑、橙等食物中含量丰富。

维生素B_6在牛肉、鸡肉、鱼肉、动物内脏、燕麦、小麦麸、麦芽、豌

> **贴心提示**
>
> 维生素B_1、维生素B_2、维生素B_6容易被氧化，所以相应的食物宜采用焖、蒸、做馅等方式加工；维生素B_1、维生素B_2在碱性条件下会分解，而在酸性环境中可耐热，所以可以在烹调时适量加一点醋。长期储藏、罐头加工、肉类的烘烤或炖煮、食品的加工过程等都会或多或少地破坏B族维生素，最好选择新鲜食物。

豆、大豆、花生、胡桃等食物中含量比较丰富。维生素B$_6$与维生素B$_1$、维生素B$_2$、泛酸、维生素C及镁配合作用，效果最佳。

动物肝脏、牛肉、猪肉、蛋、牛奶、奶酪和豆类发酵制品是维生素B$_{12}$的主要食物来源。

不饱和脂肪酸有利于宝宝大脑的发育

脑细胞是思维活动的物质基础，其数量的不足必将严重影响宝宝的智力。因此，从母体怀孕开始到幼儿3周岁前，必须保证宝宝大脑细胞发育所需的营养物质供给充足，使其得到良好的发育。科学研究证明，人脑发育在胎儿时期对营养的缺乏最敏感。宝宝如果营养不良，则大脑细胞数只有正常人脑细胞的82%；如果出生前和出生后均有营养不良，则宝宝大脑细胞总数仅为正常人脑细胞的40%。在此期间因营养不足所造成的损害，是不可逆转的。

国际生物化学界、医学界的大量科学实验已经证明，不饱和脂肪酸是大脑神经细胞发育的"必需营养物质"。

不饱和脂肪酸在人体内不能合成，只能通过饮食供给。因此，在胎儿孕育和婴幼儿哺乳期间，妈妈必须摄入足量的不饱和脂肪酸，以满足宝宝大脑细胞发育的需要。婴幼儿除母乳之外的补充食品及断奶后的食品，也应该富含不饱和脂肪酸，否则，就会严重影响宝宝脑神经的发育，产生无穷的后患。

> **专家叮咛**
>
> 目前，我国居民的饮食结构出现了精化、西化的趋势。高蛋白、高热量的饮食虽使人体出现了某些营养成分过剩，但不饱和脂肪酸的摄取量反而少了。这就是智商低的宝宝不断增多的直接原因。因此，改善不合理的饮食营养结构，补充食品中不饱和脂肪酸的不足是非常必要的。

偏胖和偏瘦宝宝的饮食调理

肥胖的宝宝要避免过量进食，过度营养。超重肥胖儿要适当控制饮食，在满足机体生长发育需要的前提下，使体重减至正常水平，少吃或不吃高热能的食物，如土豆、地瓜、粉条等含淀粉的食物，可常吃些瘦肉、鱼、豆腐、蔬菜、水果等。最好在吃饭前先喝一碗菜汤，有饱胀感后可减少主食的数量。平时有饥饿感时也可吃些蔬菜和汤充饥。

宝宝偏瘦常与少食有关，平时零食吃得多，到正常进餐时就吃得少，如此周而复始，就会养成不良的饮食习惯。另外，偏食也是原因之一，宝宝得不到全面的营养素，身高、体重均较正常宝宝滞后。对偏瘦的宝宝应该注意以下几点：

❶ 父母首先要纠正自身偏食，以免影响宝宝。

❷ 从小按时添加辅食，如鸡蛋、饼干、米饭、蔬菜等。

❸ 进食时注意心理影响，对宝宝进行正面教育。

❹ 做到食物多样化，品种齐全，保证营养素的平衡，促进宝宝的食欲。

❺ 每日热能的供给量可稍高于标准供给量，给予高蛋白、高热能又易消化吸收的食物。

怎样让宝宝养成细嚼慢咽的好习惯

狼吞虎咽的饮食习惯对健康很不利。食物未经充分咀嚼就进入胃肠道，主要会造成两种情况：

❶ 使消化液分泌减少。咀嚼食物能通过神经反射引起胃液分泌，胃液分泌又进而诱发其他消化液分泌。少咀嚼就会使消化液分泌减少，进而影响对食物的消化吸收。

❷ 使食物未能与消化液充分接触。食物未经充分咀嚼就进入胃肠道，食物与消化液接触的表面积会大大缩小，这样人体从食物中吸收的营养素势必也大大减少。

上述两种情况导致了同一个结果：影响了人体对食物的消化吸收。此外，有些食物比较粗糙，如不咀嚼得较细，食入后可能损伤消化道。

口腔是食物进入身体的第一关，是人体消化食物的开始，细嚼慢咽，可使食物在口腔中磨碎，减轻胃的工作；同时通过咀嚼，可以使食物更好与口腔中的唾液混合成为食团，便于吞咽；而且能反射性地引起胃液的分泌，为食物的下一步消化做好准备。细嚼慢咽对于保护宝宝牙齿和牙周组织的健康、促进颌骨的发育以及帮助消化吸收、增进身体健康大有益处。家长应经常提醒宝宝细嚼慢咽，给宝宝讲吃东西细嚼慢咽的好处，还可以和宝宝一起探讨各种食物的味道，让宝宝通过细细咀嚼体味食物的味道，培养细嚼慢咽的好习惯。

> **育儿妙招**
>
> 吃饭过急常常和宝宝性格有关，因此，妈妈可以让宝宝玩一些培养耐心的游戏。

宝宝的早教

❋ 宝宝发脾气妈妈怎么办

宝宝爱发脾气，有其生理、心理上的原因。宝宝的大脑神经系统功能发育还不完善，兴奋和抑制过程发展不平衡，容易兴奋而难以抑制。遇到不顺心的事情容易冲动，甚至完全不能控制自己。另外，宝宝的道德意识、是非概念还不十分明确，还停留在比较幼稚的水平。当宝宝发脾气时，父母要沉住气，静下心来，心平气和地来处理。如果父母不分青红皂白，采取简单粗暴的方法，只会给宝宝火上浇油。

遇到宝宝发脾气，要分析一下宝宝发脾气的原因，但无论是什么原因引起的，这时父母最好采用转移其注意力的办法，让宝宝离开这个环境，进行适当的"冷处理"。简单讲明这样发脾气是没有道理的，但也不要过分和宝宝纠缠。当宝宝平静以后，再慢慢地讲道理，分析给宝宝听，加以引导，使宝宝明辨是非。

宝宝发脾气，赶快"救火"固然必要，但这毕竟是消极的，应该注意平时对宝宝加强教育和培养。每个宝宝的性格都不一致，对于那些较为任性暴躁、性格外向的宝宝，父母应该做到宽严结合，平时多为宝宝创造良好的生活环境与教育环境，经常利用讲故事等方式，给宝宝讲一些浅显易懂的道理，在他们心目中树立好宝宝的榜样，使宝宝情绪稳定、心情舒畅、懂得道理，尽量避免无知任性和随便发脾气。

❋ 培养宝宝的同情心

每位父母都为宝宝确定了一个行为标准，就是要善待他人，同情他人，帮助缓解他人的痛苦，心理学家称之为"亲社会"行为。虽然人天生具有怜悯心和同情心，但教育宝宝理解其中的具体细节则是父母的任务。这一时期，宝宝可以通过自己的观察，感受到别人的喜怒哀乐，而且会受这种气氛的感染。如一个小朋友在大哭，他会去试探性地与小朋友亲近，并观察父母对自己行为的反应。此时父母应鼓励宝宝。父母要教育宝宝在游戏时不要互相争吵，培养他与小朋友分享玩具和友好地玩耍。

从这一时期开始，让宝宝关注他人的存在，有助于宝宝将来的发展，克服由于独生子女所带来的不良习惯，如喜欢独占玩具、一切要以自我为中心等。父母在引导宝宝时，要从不同角度出发，以身作则，利用宝宝的模仿心理，培养宝宝的社会性和关爱他人的情绪。

例如，父母可以通过游戏激发宝宝的同情心。找一个布娃娃对宝宝说："布娃娃生病了，她妈妈又不在家，多可怜呀！宝宝帮着照顾布娃娃好吗？"此时妈妈引导宝宝，给布娃娃盖被子，用毛巾给布娃娃热敷，经过一阶段的照顾，游戏可以结束。妈妈代表布娃娃感谢宝宝的照顾。让宝宝在带给别人温暖时，得到应有的肯定，增强同情心和责任感，为宝宝将来在社会上成为一个有价值的人打下基础。

❀ 正确对待宝宝的"第一反抗期"

2岁以前的宝宝，其生活中的一切均需要依附于别人。2岁以后，宝宝能够独立行走，并能用语言表达自己的一些要求，能够手眼协调地进行一些较为复杂的动作，这时正是宝宝独立性和自尊心发展的大好时机。宝宝开始有了自我意识，能够把自己从周围环境中分辨出来而作为一个主体来认识，会开始说"不"。有人做过调查，在这一阶段具有反抗精神的宝宝，长大后大部分成为有个性和意志坚强的人。所以父母应该正确理解宝宝的心理活动，正确处理宝宝在第一反抗期的行为，否则将会对宝宝的成长产生不利影响。

❶ 要尊重宝宝的主张。这一时期的宝宝往往善于模仿，如常常要求自己拿东西，吃饭时要用筷子，自己穿衣服。尽管各种动作还不熟练，要花费较长的时间，甚至还会损坏东西，但是父母应该让宝宝自己去做，并且给予适当的帮助和鼓励。不要训斥宝宝，要有耐心，否则因为对宝宝的干涉过多，保护过分，会使宝宝变得胆怯，不能独立自主，甚至伤及宝宝的自尊心。

❷ 善于诱导和转移宝宝的注意力。对一些不适于宝宝干的事情，父母应该善于诱导或让宝宝去做其他事情，以转移宝宝的注意力，不要强迫命令。如有的宝宝在商店里看到喜欢的玩具要买，不买就赖着不走，最好的办法就是带他离开商店，宝宝来到其他地方后会把商店的玩具忘得一干二净。

❸ 态度明确，是非分明。对宝宝的一些不合理的要求或不正确的行为，

父母应该态度明确，向宝宝说明哪些行，哪些不行，即使宝宝再三要求也不能满足。这样宝宝会逐渐地产生出哪些事情该做、哪些事情不该做的潜意识，这对宝宝心理健康发展很有益处。

> **名词解释**
>
> 心理学家把2～4岁的宝宝称为"第一反抗期"的宝宝。

给宝宝一点自由的时间

2～3岁的宝宝常常要求"我自己来"，如自己用饭勺、自己用筷子、自己过马路等，说明这年龄的宝宝有要求自由的想法。

对于宝宝的这些要求，妈妈要给他尝试的机会。每天给宝宝一点自由时间，让他处理自己想干的事，不要把一天的活动给安排得太满。如有一个3岁的宝宝，早饭后要练钢琴、画画；午饭后睡觉；下午起来认字、写字；晚上还要背诗。这样对一个3岁幼儿来说，负担太重了。3岁幼儿的一天应以吃、睡、玩为主，每天给他一定的自由时间。宝宝也跟成年人一样，他有时也需要自己一个人在屋里待一会儿，静静地躺一会儿、坐一会儿或自己边玩边唠叨着，嘴里发出声音。让宝宝一个人待着，让他一个人去玩，他会感到很自在。只是妈妈不要关门，要让他能听到妈妈的脚步和说话声，使他感到妈妈就在他身边，这样宝宝就不会感到孤独了。

开发宝宝的自然智能

绝大多数的宝宝天生都是喜欢接触自然、回归自然的。具有自然智能的宝宝，在生活中会表现出敏锐的观察力与强烈的好奇心，对事物有特别的分辨、记忆的能力。

父母要培养宝宝的自然智能，一定要让他接触自然。而接触和了解大自然，需要一颗随性的心来观察，而不是填鸭式的教育。

在观赏、接触自然之外，应该让宝宝懂得照顾自然。而这时一些游戏的适时加入也就是让宝宝在生活中照顾自然，例如栽种并记录土豆的生长情况。让宝宝学习自己照顾植物，让他体会生命成长的可贵，这些实际操作对培养宝宝的自然智能会起到事半功倍的效果。

通过玩游戏，宝宝对自然界的兴趣会提升，而兴趣是开发宝宝自然智能的基础和前提。游戏起到把宝宝对周围世界的认知同化的作用，它把宝宝已经开发的大脑，也就是宝宝大脑已经发散出的"触须"强化并稳固下来，有助于巩固宝宝智力开发的成果。

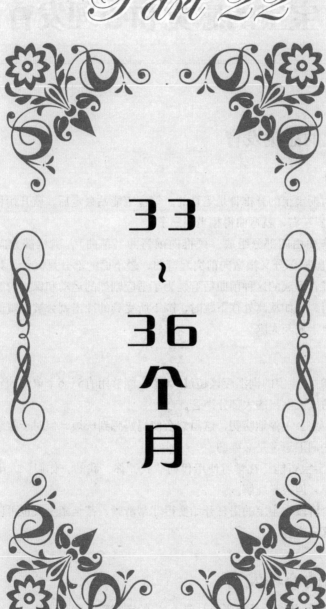

Part 22

33~36个月

宝宝的感觉和心理发育

🌰 宝宝的感觉发育

动作发育

婴儿时期宝宝的脊椎骨是笔直的。等宝宝能站会走后，就开始稍稍弯曲起来，到了3岁左右，就弯曲得相当明显了。

这种弯曲由四部分组成，颈椎向前弯曲（前曲），胸椎部分向后突（后弯），下面腰椎部分又微微向前突起弯曲，最下面的部分是骶骨，其弯曲是向后的。脊椎骨形成的这种前曲后弯是为了适应剧烈的运动和保护内脏而起一种弹簧的作用。比如从高处往下跳时，脚下所受到的冲击就会被弹簧似的脊椎骨吸收而不至于波及大脑。

语言发育

在3岁时，宝宝的词汇应该超过300个，能够用有5~6个单词的句子交谈，并可以模仿成人发出的大部分声音。

有时宝宝会不停地唠叨，这虽然会使妈妈感到厌烦，但对于宝宝学习新词并利用这些词汇思考是必要的。

3岁的宝宝可能正在学习使用代词"我、你、我的、你们"。虽然这种词看起来简单，但很难理解。

在这个阶段，宝宝的语言开始变得非常清晰，甚至陌生人也可以听懂宝宝所说的大部分内容。

🌰 宝宝的心理发育

3岁，是幼儿期中最重要的时期。3岁的宝宝整天蹦蹦跳跳，活泼、灵巧、讲话流利，智力和感情的成长速度非常惊人。在3岁宝宝身上同时有着独立欲望和缠着妈妈撒娇的强烈依赖性。

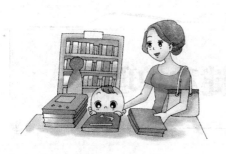

宝宝的思维开始向具体形象思维过渡，可以把记忆里的事物和具体的事物联系起来，能用已经知道的、见过的、听过的知识来思考问题。宝宝能初步理解时间概念，知道父母的工作单位，能分清冬夏天的衣服和食物，知道自己的性别、姓名与年龄。

宝宝观察得越来越仔细，开始注意物品间的不同，并能做出较复杂的分类工作。在这一时期父母可以在宝宝面前摆放颜色一样的水果、蔬菜、文具等，让宝宝自己分类。

宝宝已经会倒数10以内的数，能说出各类图形形状，会做5以下的连加，少数宝宝会做10以下的连加。

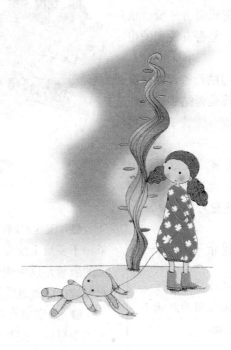

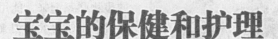
宝宝的保健和护理

带宝宝到游乐场所要注意安全

父母在带宝宝到游乐场所游玩时要注意安全，主要的注意事项有：

❶ 要先检查一下游戏的设备是否安全，如滑梯的滑板是否平滑、秋千的吊索是否牢固、是否有锐利的边缘或突出物等。

❷ 如果是新修过的设备，要检查油漆是否已干，安装是否结实，如转椅、荡船要先空转或空摇试一试，再让宝宝使用。

❸ 宝宝在游戏前，父母要简单地告诉他几条安全注意事项，如手要抓牢、脚要蹬稳、注意力要集中等。

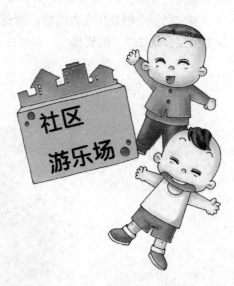

社区游乐场

❹ 宝宝的衣服一定要舒适简单，不要给宝宝穿有腰带或者很多装饰的服装，以免快速下滑或旋转时，衣服被挂住而造成危险。

❺ 大宝宝在参加刺激性较大的游乐项目时，要按管理人员的要求系好安全带。

贴心提示

给宝宝穿一双防滑的鞋子，系好鞋带，避免宝宝因为踩着鞋带被绊倒而出现危险。

宝宝不宜进行的体育运动有哪些

运动有助于增强宝宝各组织器官的生理功能，使之协调一致，进而促进生长发育，使身体强健有力，同时能提高身体的免疫抗病力。此外，运动还有助于智力的开发。但宝宝正处于生长发育期，有一些项目是不适合他们参加的。

❶ 不宜长跑。长跑是一项肌肉负荷锻炼。首先，宝宝过早进行长跑，会使心肌壁厚度增加，随之心腔扩张，影响心肺功能发展；其次，宝宝体内水分占的比重相对较大，蛋白质及矿物质的含量少，肌肉力量薄弱，若参加能量消耗大的长跑运动，会使营养入不敷出，妨碍正常的生长发育；最后，人的高矮主要取决于长骨细胞的生长，宝宝参加长跑运动，会使骨细胞生长速度减慢，甚至引起骨骼过早钙化，影响身体的正常发育。

❷ 不宜扳手腕。宝宝体内的软组织柔嫩，骨骼相对较软，扳手腕容易发生软组织损伤，甚至骨折。

❸ 不宜倒立。倒立运动会使视网膜的动脉压升高，严重者可引起眼睑出血。尽管宝宝的眼压调节能力较强，但若经常进行倒立或每次倒立持续时间过长，可能会损害眼压调节能力。

❹ 不宜参加拔河比赛。拔河是一种强力对抗运动，宝宝参加拔河比赛弊病有三：其一，婴幼儿时期宝宝身体的肌肉主要为纵向生长，固定关节的力量很弱，骨骼处于迅速生长时期，弹性大而硬度小，拔河时极易引起关节脱位和损伤，抑制骨骼的生长。其二，拔河需屏气用力，有时一次憋气长达十几秒。而由憋气突然变成开口呼气时，由于胸腔内压骤然降低，静脉血流会猛然冲达心房，容易损伤宝宝柔薄的心房壁。其三，宝宝争强好胜，比赛中往往难以控制保护自己，极易受伤。

❤ 家庭应准备的外用药有哪些

❶ 红汞（红药水）：常用于皮肤擦伤、切割伤和小伤口的创面消毒。红汞不能用于大面积的伤口，以免发生汞中毒；也不能与碘酒同时用，否则，两种药水相互作用会产生有毒的碘化汞，不但不能消毒杀菌，反而会损伤正常皮肤，使伤口糜烂。

❷ 龙胆紫（紫药水）：常用浓度为0.5%～2%，有杀菌作用。龙胆紫常用于皮肤、黏膜创伤感染时及溃疡发生时，也可用于小面积烧伤的创面。

❸ 碘酒：常用浓度为1%～2%。碘酒用于刚起的皮肤未破的疖肿及毒虫咬伤等。因为碘酒的刺激性很大，当伤口皮肤已经破损时，就不要再用了（对碘过敏的人也不能用碘酒）。如用碘酒消毒伤口周围的皮肤，应在稍干之后即刻用75%酒精擦掉。

❹ 乙醇（酒精）：作为消毒剂使用时，常用浓度是75%，低于75%达不到杀菌目的，高于75%又会使细菌表面的蛋白质迅速凝固而妨碍酒精的内渗透，也会影响杀菌效果。所以，当消毒伤口周围皮肤损伤时，应用75%浓度酒精。由于乙醇涂擦皮肤，能使局部血管舒张，血液循环增加，同时乙醇蒸发，使热量散失，故酒精擦浴可使高热病人降温。用于物理降温的酒精浓度为20%～30%，也就是说，用一份75%的酒精兑两份水即可用于擦浴。

❺ 创可贴：用于外伤和伤口出血时消毒止血。

> **贴心提示**
>
> 家庭中外用药需与内服药严格分开，贴上标签，妥善保存，放在宝宝不能拿到的地方，以防宝宝误服而发生意外。

❀ 注意预防宝宝吃糖上瘾

红糖、白糖都属于精制糖，奶糖、水果糖、巧克力等也含有许多精制糖，吃精制糖过多对人体健康不利。据有关报道：英、美、日等国科学家惊奇地发现，各国人口死亡率竟然与该国糖的消耗量成正比关系。

多吃糖会使血液变酸，引起许多疾病。对一个几岁的宝宝来说，只要摄入不到10克白糖，即可导致其血液变酸，所以宝宝尤其不应该多吃糖。国外有的科学家认为，当细胞经常被酸性体液包围时，就可能发生畸变，最终导致癌症的发生。

不少宝宝都非常喜欢吃奶糖，而许多父母也投其所好，宝宝喜欢吃什么，就买什么。这样做的后果恰恰是害了自己的宝宝。

人一生要长两次牙，先长出来的是乳牙，后长出来的是恒牙。宝宝的乳牙骨质比恒牙脆弱得多，最怕酸类物质腐蚀。而奶糖发软发黏，很容易残留在牙缝中。这些残留的糖经口内细菌作用，很快转化成酸性物质。加上工厂在制糖过程中为了促进蔗糖转化，也加有少量有机酸。这样一来，大量的酸性物质就会腐蚀牙齿，使牙的组织疏松、脱钙，形成龋齿。

由上可知，父母还是少给宝宝吃奶糖为好，而且在吃糖后要漱口、刷牙，以防止糖分残留，最大限度地减少存留成分。

宝宝的饮食和营养

宝宝饮食七忌

❶ 不强制。强制饮食对于机体和个性来说，是一种最可怕的压制，是宝宝身心健康的大敌。有时宝宝不想吃东西，那就是说他当时并不需要吃。

❷ 不强求。强求是以软磨的形式出现的变相强制。有的父母强求宝宝吃，变着法说呀、劝呀、提要求呀、许愿呀……千万不要如此。

❸ 不讨好。有的父母因为宝宝表现好或者宝宝原不想吃饭，后来还是吃了，就"讨好"宝宝，滥发奖，什么冰激凌、糖块、大蛋糕、巧克力、玩具呀……殊不知，这不利于宝宝养成健康的饮食习惯，只能达到娇生惯养、破坏宝宝胃口、损害身体健康的结果。

❹ 不催促。吃东西时急急忙忙吞下去是有害的，要教育宝宝细嚼慢咽。

❺ 不分散注意力。宝宝吃东西时，应当关上电视，把玩具收起来，使宝宝吃饭时不分心。

❻ 不纵容。不该吃的东西就不要让宝宝吃，该少吃的东西，要坚决有所限制。

❼ 不发火。吃饭时需要宝宝专心，父母要营造一个轻松愉快的气氛，切忌在吃饭时训斥宝宝。

宝宝胃口不好是怎么回事

有些宝宝总不好好吃饭，一碗饭吃两口就不吃了，为什么宝宝胃口不好呢？

❶ 宝宝进食的环境和情绪不太好。不少家庭没有宝宝吃饭的固定位置；有些家庭没让宝宝专心进餐；还有些家长依自己主观的想法，强迫宝宝吃饭，宝宝觉得吃饭是件"痛苦的事情"。

❷ 宝宝肚子不饿。现在许多父母过于疼爱宝宝，家里各类糖果、点心、

水果敞开让宝宝吃，宝宝到吃饭的时候就没有食欲，尤其是饭前1小时内吃甜食对食欲的影响最大。

❸ 饭菜不符合宝宝的饮食要求。饭菜形式单调，色香味不足，或者是没有为宝宝专门烹调，只把大人吃的饭菜分一点给宝宝吃，饭太硬，菜嚼不动，宝宝就会提不起吃饭的兴趣。

❹ 一些疾病的影响。如缺铁性贫血、锌缺乏症、胃肠功能紊乱、肝炎、结核病等，都有食欲下降的表现，这些病要请医院的医生帮助诊断并进行相应的治疗。

对于胃口不好的宝宝，家长应针对教养方法、饮食卫生及饮食烹调等方面试着进行些调整，观察一下效果。在调整进食方式上不要操之过急，但也不能心太软，一定要逐步做到进餐的定时、定点、专心并营造温馨的气氛。

🌰 宝宝营养补充常见误区

❶ 宝宝爱吃什么就是身体缺什么。有的父母认为宝宝爱吃什么就是身体缺什么，尽管让他去吃。如有的宝宝爱吃肥肉，父母以为宝宝缺油就满足他的要求。殊不知宝宝爱吃什么只是饮食习惯问题，而宝宝有无良好的饮食习惯则在于父母的影响和培养。有的父母娇惯宝宝，一味迁就宝宝，宝宝想吃什么就给什么，"让宝宝领导父母"，久而久之使宝宝养成挑食、偏食的毛病，导致宝宝营养失调。

❷ 身体缺什么就大量补充。父母最不愿意看到自己的宝宝被医生诊断为缺锌、缺钙……宝宝缺什么马上想办法大量补充。在某医院曾发生过这样一件事，有个宝宝因缺钙得了佝偻病，父母立即给宝宝频繁打钙针，可宝宝还是吸收不好。到后来发现宝宝的两肾完全钙化，生命已无法挽救了。在医院还经常出现宝宝吃维生素过量导致中毒的病例。可见父母疼爱不当也会导致严重后果。

❸ 多花钱才能讲营养。有些父母认为价格高的食品营养价值就高，于是常给宝宝买鱼吃，甚至买来补品长期服用。其实食物的营养价值并不能以价格来衡量，有的东西价格高只表明它稀有或加工程度深，如冬笋的营养价值就远不如胡萝卜。有的人认为鸡蛋有营养，一天吃五六个，其实宝宝一天吃一个鸡蛋已基本满足需要。因为某一种食品营养再好，也不能包含人体所需的全部营养素，每日所吃食物还需多样化。

🌸 宝宝的肠道卫兵——乳酸菌

以乳酸菌为代表的益生菌是人体必不可少的且具有重要生理功能的有益菌。乳酸菌可以有效防治乳糖不耐症（喝鲜奶时出现的腹胀、腹泻等症状），促进蛋白质、单糖及钙、镁等营养物质的吸收，并使肠道菌群的构成发生有益变化，改善人体胃肠道功能，恢复人体肠道内菌群平衡，形成抗菌生物屏障，提高人体免疫力和抵抗力，控制宝宝体内毒素水平，保护肝脏并增强肝脏的解毒、排毒功能，维护宝宝健康。

宝宝需求标准

新出生的婴儿体内存在大量的乳酸菌，并不需要特别补充。但随着年龄的增长，宝宝体内的乳酸菌也逐渐减少。此时，适量补充即可，如可以给宝宝喝点酸奶。

富含乳酸菌的食物

酸奶、经过发酵制成的发酵大豆食品中均含有丰富的乳酸菌。

❦ 贴心提示 ❧

抗菌素，尤其是广谱抗菌素不能识别有害菌和有益菌，所以它杀死敌人的时候往往把有益菌也杀死了。宝宝服用抗菌素以后再补点益生菌，会对维持肠道菌群的平衡起到很好的作用。不过益生菌不要与抗菌素同时服用，可以先服用抗菌素，间隔两小时再服用益生菌。此外，消化不良、牛奶不适应症、急慢性腹泻、大便干燥及吸收功能不好引起营养不良时，都可以给宝宝补充益生菌。

宝宝的早教

❀ 让宝宝懂得做事情要有次序

学习次序是培养逻辑思维的重要步骤，讲故事时叙述事情发生的始末，总是按照先后次序叙述的。给2岁多的宝宝讲故事时，父母要特别注意按照书上每一个字去朗读。有时宝宝快要睡觉了，父母也十分疲劳，如果一时拿着书没有照着书一字一句叙述，宝宝会忽然睁开眼睛叫嚷："错了，错了。"因为每一次讲同一个故事时，宝宝是用心去听，并跟随背诵的。如果不照着书的字句叙述，虽然讲的意思相同，但与宝宝早已背熟了的句子不同，难怪他会叫嚷起来。可见宝宝是闭着眼睛在背诵，在欣赏着故事的情节，按照故事发生的次序去记忆。

在讲故事时可以提问，宝宝会按照故事的情节回答问题。也可以问一些"如果"的问题，如："如果妈妈忘了带锁匙，能将门打开吗？""如果小白兔以为妈妈回来了将门打开，后来会怎样？""如果先穿上鞋再穿袜子行吗？"父母提问的目的是让宝宝想一下事情发生的次序，否则效果就不好。多复习一下日常做事的次序，可以使宝宝在做事情之前考虑更加周全。

在日常生活中培养宝宝按次序做事情，宝宝养成做事有条不紊的良好习惯，这对宝宝将来的学习和工作都十分有用。在厨房操作时，让宝宝当助手，先干一样，再干另一样，有次序地操作。早晨先漱口、刷牙，后洗脸、涂上润肤油，也是不可颠倒的次序。晚上脱衣服时先脱下的依序放好，到早晨穿衣服时先内后外也应有条不紊。家中一切用具放在固定的地方，使用时才不至于因寻找而浪费时间。有次序的习惯是从小培养起来的。

❀ 宝宝的人际交往能力培养

人际智能是一项非常重要的智能，是人与人进行有效交往的能力。角色游戏是培养宝宝人际智能的重要方法。

角色游戏是幼儿通过想象，创造性地模仿现实生活的活动。它为宝宝提供了模仿、再现人与人关系的机会，为他们形成良好的社会交往能力打下基础。

在角色游戏中，宝宝们通过对现实生活的模仿，练习着社会人际交往的技能，不知不觉中就提升了人际智能。游戏中，宝宝们的行为要与所扮演的角色行为相吻合，要把自己放在角色的位置上。为了使角色游戏成功地继续下去，他们之间就先要协商由谁担任什么角色，使用什么象征性物品及动作。游戏中常常要改变计划，这就需要共同合作，学会从他人角度看问题，更好地进行人与人之间的交往。同时，在游戏中宝宝还可学习如何坚持自己正当的权利、合理的要求，以及怎样控制自己的言行，以符合游戏规则。

因此，宝宝角色游戏水平的高低能反映宝宝社会交往能力水平的高低及人际智能水平的高低。

在玩游戏的过程中，父母可以给宝宝一些指导和帮助，共同完成游戏，以达到人际智能训练的目的。

> **❧ 贴心提示 ❧**
>
> 在选择角色游戏时，也要考虑到角色、情境是不是能让宝宝充分投入其中。选择宝宝看到过的、有所了解的角色和情境，才能使宝宝投入其中，激发他的情绪，对人际智能的培养才有实际的效果。

❀ 3岁宝宝想象力的特点

幼儿想象的特点

❶ 想象的内容和主题易变化。这是因为婴幼儿的神经系统还不够健全，神经活动还不够稳定，所以婴幼儿常常在想象中把一种东西变成另一种东西，而不管这两种东西之间有没有共同的地方。幼儿想象主题不稳定，不能长时间想象同一主题，极易改变想象的焦点。如在画画时，开始想画小鸟，在画的过程中有可能产生新的想法，又改画别的东西。随着年龄的增长，宝宝想象的主题逐渐变得比较稳定，在游戏、画画、搭积木前都会有一定的想法，并能根据想法去做。

❷　想象夸张且易与现实混淆。幼儿的想象常常带有夸张的成分。幼儿画画时，会把他认为重要的地方画得特别大，如兔子的耳朵、猫的眼睛等。另外，幼儿又容易把想象和现实混淆起来，把自己的想象当成现实，如他非常喜欢恐龙，就告诉小朋友自己家里有一只大恐龙，每天骑着玩。父母要注意把宝宝的想象和说谎区分开来，不要误解宝宝。宝宝往往把想象的东西当作现实的东西，并且说起来有声有色，好像是他自己耳闻目睹的事情。

❸　幼儿的想象受兴趣的影响。幼儿感兴趣的事情、熟悉的事情往往能引起他们的想象。如宝宝对喜欢的故事百听不厌，在讲自己喜欢或熟悉的故事时能加上自己所编的情节。

❹　幼儿容易对想象的过程感到满足，而不去对想象的目的和结果加以认真的分析。产生这些特点的原因是婴幼儿的生活经验和知识相对成人而言比较浅，抽象思维的能力也比较弱。

❺　幼儿的再造想象多于创造想象，如宝宝们非常喜欢玩的过家家等角色游戏，游戏的情节、内容和宝宝的生活经验有密切的关系。如他们扮演的角色多是生活中常见的爸爸、妈妈、医生、老师、司机等，他们的想象离不开生活经验。一般来说，年龄越小的宝宝游戏的内容越单调，想象越贫乏，而随着年龄的增长，宝宝的想象也越丰富，游戏内容也越充实。

❤ 锻炼宝宝的想象力

想象对幼儿的生活、学习和活动都起着重要的作用，想象力也是创造力的基础。

丰富的想象力是宝宝理解故事、进行游戏、绘画、做手工、搭积木等所必需的，如宝宝把自己想象成妈妈给宝宝喂饭，把一块积木当作汽车、石头，听到音乐时即兴地表演，假装自己开着汽车飞奔在崎岖不平的路上，假装自己是怪兽，画出会飞的小朋友、会劳动的小猪等想象的画面，给没有生命的玩具赋予生命，想象手中的玩具会说话。这些活动体现出宝宝有丰富的想象力。同时，在这些活动中，宝宝的想象力得到充分的发展和锻炼。总之，在游戏中幼儿最能发挥想象力，想象力最能得到锻炼。

🌰 教宝宝学习礼貌用语

家庭中要注意应用礼貌语言，通过日常的模仿，宝宝很容易学会。例如每天早晨起床要说"早上好"，父母可以先做示范，也可趁势用英语说"Good morning"。渐渐成为习惯，宝宝每天早晨第一次遇到人时就会说："早上好。"平常父母让宝宝干一些杂事时，也不要忘记说："请你给我拿××。"当他递过来时说："谢谢。"也要求宝宝在请求父母帮忙时说"请"。父母帮忙后也说"谢谢"。这样礼尚往来才能培养有礼貌的宝宝。

当有人离开时要互道"再见"，晚上睡前要说"晚安"。有亲朋来访时要问候"您好"或说"叔叔阿姨好"。客人离开时一定要送出门口，请客人有空再来。客人带来的小朋友由小主人负责接待，拿出玩具共同玩耍。如果宝宝躲避怕生可以暂时不管，千万不要在客人面前数落宝宝。待客人离开之后，只有两个人时再告诉宝宝应该如何去做，鼓励宝宝点滴的进步。

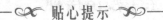

贴心提示

有些宝宝特别胆小害羞，不要勉强他非叫"××叔叔或××阿姨"，如果宝宝不作声就不必勉强，以免宝宝由于害怕而重复发音出现口吃。

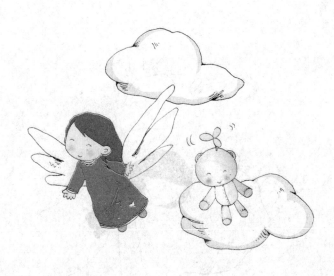

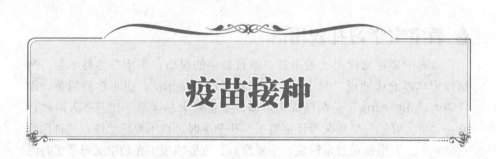

疫苗接种

宝宝疫苗接种

　　脑及神经系统疾患（癫痫、癔症、脑炎后遗症、抽搐等）、过敏体质、严重心肾疾病、活动性结核病的宝宝禁止接种疫苗；发热、急性疾病的宝宝可缓种。

　　有些宝宝在接种疫苗以后出现发热反应，如果发热在38.5℃以下，宝宝没有其他明显不适，就不必进行特殊处理，让宝宝多喝水，多休息，一般1～2天内体温就能恢复正常。如果宝宝体温超过38.5℃，同时还伴有较严重的烦躁、呕吐等症状，或体温2天后持续不退并有继续上升的趋势，要考虑是不是在此期间宝宝又受到了其他病菌的感染，这时一定要及时去医院就诊。

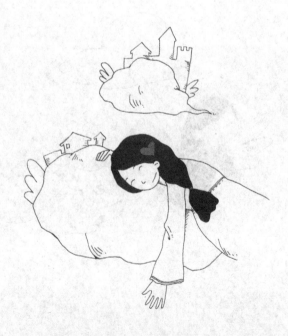

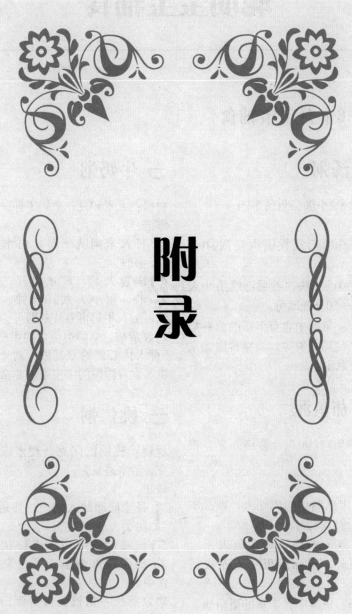

附 录

聪明宝宝辅食

❀ 4～6个月宝宝辅食

🍲 鱼汤粥

材料：大米2小匙，鱼汤半碗。

做法：

1 大米洗净后放在锅内浸泡30分钟。

2 加入鱼汤煮沸，然后继续用小火煮40～50分钟即可。

功效解析：鱼汤中含有丰富的营养物质，特别是钙、磷等，经常食用，宝宝会越来越聪明。

🍲 番茄鱼泥

材料：净鱼肉100克，番茄50克，鸡汤1小碗。

做法：

1 将鱼肉煮熟后切成碎末；番茄用开水烫后剥去皮，切成碎末。

2 锅内放入鸡汤，加入鱼肉末、番茄末，煮沸后用小火煮成泥状即可。

功效解析：鱼肉中含丰富的蛋白质，蛋白质是宝宝代谢反应不可缺少的酶、神经递质、血液成分、抗体的原料，同时也是能量来源。

🍲 牛奶粥

材料：大米50克，牛奶半杯。

做法：

1 将大米淘洗干净，用水泡1～2小时。

2 锅置火上，放水烧开，下入大米，用小火煮30分钟，煮成糊状，加入牛奶再煮片刻即可。

功效解析：牛奶中所含的蛋白质中有8种人体必需的氨基酸，对于正处在生长发育阶段的宝宝来说非常重要。

🍲 桃仁粥

材料：核桃仁10克，粳米或糯米30克，清水适量。

做法：

1 将米洗净放入锅内，加适量清水用小火煮至半熟。

2 核桃仁炒熟后压成粉状，择去皮后放入粥里，煮至黏稠即可食用。

功效解析：核桃仁富含蛋白质、脂肪、钙、磷、锌等营养素，以及多不饱和脂肪酸，对宝宝的大脑发育极为有益。

米汤

材料：大米3大匙。

做法：

1 将大米洗净用水泡开，放入锅中加入3～4杯水煮，小火煮至水减半时关火。

2 将煮好的米粥过滤，只留米汤，微温时即可喂食。

功效解析：大米含有丰富的碳水化合物，能给宝宝补充能量。

蔬菜泥

材料：嫩叶蔬菜（如小白菜）50克，牛奶半杯，玉米粉少量。

做法：

1 将绿色蔬菜嫩叶部分煮熟或蒸熟后，磨碎、过滤。

2 取碎菜加少许水至锅中，边搅边煮。

3 快好时，加入牛奶和玉米粉及适量水，继续加热搅拌煮成泥状即可。

功效解析：可补充各类维生素，如胡萝卜素、维生素A、维生素C等，能促进骨髓与牙齿的发育，有助于血液的形成。

香蕉苹果泥

材料：香蕉半根、苹果半个。

做法：

1 将香蕉去皮，苹果去皮去核。

2 用榨汁机将果肉打成泥状即可。

功效解析：水果泥能提供维生素、矿物质及酶等，可促进宝宝生长发育。

蛋黄粥

材料：大米适量，肉汤半碗，熟鸡蛋黄1/4个，清水适量。

做法：

1 煮大人饭时，放米及水在电饭煲内，用汤匙在中心挖一个洞，使中心的米多些水。煮成饭后，中心的米便成软饭，把适量的软饭研成糊状。

2 将适量的汤滤去渣，如用鱼汤要特别小心以防有鱼刺，除去汤面的油。

3 将汤和饭糊放入小煲内煲滚，用小火煲成稀糊状，然后放入熟鸡蛋黄1/4个（要搓成蓉）搅匀煮沸即可。

功效解析：鸡蛋黄中含有丰富的维生素A、维生素B$_2$、维生素D、铁及卵磷脂。卵磷脂是脑细胞的重要原料之一，能够促进宝宝智力发育。

肝泥粥

材料：鸡肝20克，大米20克。

做法：

1 鸡肝去膜、去筋，剁碎成泥状备用。

2 大米洗净加水煮开后，改用小火，加盖焖煮至烂，拌入肝泥，再煮开即可。

功效解析：肝脏是动物体内储存养料和解毒的重要器官，含有丰富的营养物质，具有营养保健功能，是理想的补血佳品之一。

鸡肝糊

材料：鸡肝25克，鸡架汤15克，酱油、白糖各少许。

做法：

1 将鸡肝放入水中煮，除去血后再换水煮10分钟，取出剥去鸡肝外皮，将肝放入碗内研碎。

2 将鸡架汤倒入锅中，加入研碎的鸡肝，煮成糊状，加入少许酱油和白糖，搅匀即可。

功效解析：食用动物肝脏，可以促进宝宝体内的红血球生成，帮助宝宝预防缺铁性贫血。动物肝脏中还含有维生素B$_2$，可以帮助宝宝提高免疫力，预防各种疾病，让宝宝更加健康地成长。

菠菜粥

材料：菠菜100克，粳米50克。

做法：

1 将菠菜洗净，在沸水中烫一下，切段。

2 粳米淘净置锅内，加水适量，熬至粳米熟，然后加入菠菜，继续熬，直至成粥时停火。

功效解析：菠菜中含有比较丰富的膳食纤维，可以促进肠道蠕动，帮助宝宝预防便秘。

土豆牛奶糊

材料：中等个头的土豆1/4个，牛奶2大匙，黄油半小匙。

做法：

1 将土豆洗净，削去皮，放锅内煮或蒸。

2 土豆熟后用勺子研成泥状（也可用市场上卖的现成土豆泥），再加入牛奶和黄油，边煮边搅拌，至黏稠状即可。

功效解析：土豆中的膳食纤维具有吸附肠道毒素、刺激胃肠蠕动、宽肠通便的功效，对帮助宝宝预防和治疗便秘、帮助宝宝排出体内的毒素具有很大的帮助，是便秘宝宝进行食疗的好食物。

🍜 鳕鱼苹果糊

材料：新鲜鳕鱼肉25克，苹果1小片，婴儿营养米粉2大匙，冰糖1小块，清水适量。

做法：

1 将鳕鱼肉洗净，挑出鱼刺，去皮，煮熟，研碎成泥状。

2 苹果洗干净，去皮，放到榨汁机里打成糊（或直接用小勺刮出苹果泥）备用。

3 锅里加上水，放入准备好的鳕鱼泥和苹果泥，加入冰糖，煮开，加入米粉，调匀即可。

功效解析：鳕鱼中含有丰富的不饱和脂肪酸，特别是对宝宝的大脑发育具有重要促进作用的DHA，能够促进宝宝的大脑和视网膜发育，是宝宝成长过程中重要的益智食物。

🍜 胡萝卜奶羹

材料：胡萝卜25克，炼乳10克，婴儿米粉25克。

做法：

1 胡萝卜洗净，去皮，切丝，煮熟，捣成泥。

2 在米粉中加入炼乳和胡萝卜泥调成糊状即可。

功效解析：胡萝卜味甘，性平，还有健脾和胃、补益肝肾、清热解毒、透疹、降气、止咳等多种功效，对肠胃不好、食欲不振、咳嗽、正在出麻疹的宝宝来说是非常好的食疗食物。

🍜 鳕鱼面

材料：鳕鱼50克，婴儿面适量（面条可用干粉机打成颗粒状，也可掰碎）。

做法：

1 将鳕鱼连皮一起放入水中煮10分钟，然后取出，去皮去刺。

2 锅（最好用不粘锅）置火上，放入少许植物油，放入鱼肉稍煎一下，用铲子压碎，加入适量清水，煮沸后，再煮2分钟，捞起过滤，去鱼肉留汤。

2 把鱼汤倒入煮熟的面条中，煮10分钟即可。

功效解析：鳕鱼肉可以为宝宝补充多种营养素，使宝宝能够更加健康地成长。

🍜 豆腐拌沙拉

材料：豆腐适量，沙拉酱1小匙，鸡蛋1个。

做法：

1 豆腐用开水氽烫1分钟左右，捞起来沥干水再捣碎；鸡蛋1个煮熟后取出1/4个蛋黄，捣碎。

2 将沙拉酱加入捣碎的豆腐里，充分拌匀。

3 将捣碎的熟蛋黄倒在上面。

功效解析：豆腐中丰富的钙和磷是宝宝骨骼和牙齿的重要构成部分，对维持宝宝骨骼和牙齿的正常发育、帮宝宝预防佝偻病有很大好处。

🍚 橙汁香蕉泥

材料：香蕉半根，甜橙半个。

做法：

1 香蕉剥开，甜橙洗净切开，去皮，切成小块。

2 将甜橙块放入榨汁机中加适量纯净水榨汁，甜橙汁倒入杯中。

3 香蕉去皮，用汤匙刮泥置入甜橙汁中即可。

功效解析：橙子含有丰富的维生素C，是宝宝补充维生素C的理想食物。

🍚 香蕉土豆糊

材料：香蕉半根，鸡蛋1个，土豆1/4个，牛奶适量。

做法：

1 土豆去皮切粒，隔水蒸20分钟，压成泥；香蕉去皮，压成泥。

2 把鸡蛋煮熟，去壳，取出1/4个蛋黄，压成泥。

3 把蛋黄泥、土豆泥及香蕉泥拌匀，再下牛奶拌匀即可。

功效解析：香蕉属于寒性水果，体质燥热的宝宝和由于患热病而出现烦渴、便秘的宝宝吃香蕉，具有清热除烦、消炎解毒、解除便秘的功效。

💧 7~9个月宝宝辅食

🍚 玉米豌豆汁

材料：新鲜玉米100克，豌豆50克，清水适量。

做法：

1 将玉米、豌豆去皮、去蒂洗净。

2 将玉米、豌豆打成汁，只取汁，加一点水入锅煮，煮10分钟即可。

功效解析：玉米中的植物纤维含量很高，可起到刺激胃肠蠕动、加速粪便排泄的作用，可有效防治便秘。

🍚 炒面糊

材料：大米、小麦、黏米、大豆、芝麻各50克，温开水适量。

做法：

1 将大米、小麦、黏米等谷物以及大豆、芝麻等放在蒸锅里蒸，蒸后的食物在阳光下晾干并炒制。

2 将炒好的粮食磨成粉，即制成炒面，然后用40℃的温开水冲开搅匀。

功效解析：此面糊含丰富的营养，能强身健体，促进消化，防止便秘。

菠菜酸奶糊

材料：菠菜叶5片，牛奶1大匙，酸奶1小匙，清水适量。

做法：

1 将菠菜叶加水煮烂，过滤（留菜）并磨碎。

2 将熟牛奶与酸奶混合并搅匀，加入碎菠菜搅拌均匀即可。

功效解析：菠菜中含有大量的抗氧化剂，如维生素E和硒元素，能促进细胞增殖作用，激活大脑功能。酸奶中的酪氨酸有助于大脑发育。

菜花虾末

材料：虾10克，菜花30克，酱油和盐少许。

做法：

1 菜花洗净，放入开水中煮透后切碎。

2 将虾放入开水中煮后剥去皮，切碎，加入酱油、盐少许，使其具有淡咸味，倒在菜花上即可。

功效解析：菜花含丰富的维生素C、维生素E及胡萝卜素等；虾米含丰富的蛋白质、不饱和脂肪酸、钙、维生素A、B族维生素等，这些都是健脑的重要营养素，可提高智力。

鲜奶南瓜汤

材料：南瓜200克，鲜奶1杯。

做法：

1 南瓜去皮，洗净后切片，放入锅内，外锅加适量水，蒸熟取出。

2 南瓜稍凉时倒入果汁机，加入鲜奶打匀。

3 将打好的汤汁倒入锅内用小火煮沸即可熄火，盛出食用。

功效解析：南瓜含有丰富的维生素A，多吃可预防感冒。

骨汤面

材料：猪骨头200克，龙须面50克，青菜50克，清水适量，米醋和精盐少许。

做法：

1 将猪骨头砸碎，放入冷水中用中火熬煮，煮沸后加入少许米醋，继续煮30分钟。

2 将骨弃去，取清汤，将龙须面下入骨汤中，将洗净、切碎的青菜加入汤中煮至面熟烂，加少许盐调味即可。

功效解析：此品含钙丰富，有助于预防小儿佝偻病。而且猪骨头中的脂肪可促进胡萝卜素的吸收。胡萝卜素能促进生长发育，维持和促进免疫功能。

🍲 三色肝末

材料：猪肝（或牛、羊肝）25克，胡萝卜、西红柿、菠菜叶各10克，盐2克，肉汤适量，洋葱少许。

做法：

1 将猪肝洗净，去筋膜，切细末。

2 将洋葱去外衣，切细末；胡萝卜洗净，切碎；西红柿入沸水中略烫，捞出去皮，切碎。

3 上述各料一起放入肉汤中煮沸，加少许盐拌匀即可。

功效解析：富含优质蛋白质、钙、磷、铁及维生素A、维生素B$_1$、维生素B$_2$、维生素B$_{12}$、维生素C和胡萝卜素、纤维素，可补充营养，预防贫血。

🍲 肉蛋豆腐粥

材料：粳米30克，瘦猪肉25克，豆腐15克，鸡蛋半个，盐少许。

做法：

1 将瘦猪肉洗净，剁成末；豆腐研碎；鸡蛋磕入碗里，打散。

2 将粳米洗净，加入适量清水，小火煨至八成熟时下肉末，继续煮至粥成肉熟。

3 将豆腐、蛋液（一半）倒入肉粥中，旺火煮至蛋熟，加入盐调味即可。

功效解析：富含蛋白质、脂肪、碳水化合物，且比例搭配适宜，还富含锌、铁、钠、钾、钙和维生素A、维生素B、维生素D，有利于宝宝健康发育。

🍲 肉末菜粥

材料：大米（或小米）50克，肉末30克，青菜50克，葱、姜、酱油、盐各少许。

做法：

1 将米淘洗干净，放入锅内，加入清水适量，用大火烧开后，转小火熬成粥。

2 青菜切碎，然后将油倒入锅内，锅置火上，倒入肉末炒散，放入姜、葱、酱油、盐炒匀，放入切碎的青菜炒几下。

3 将炒好的碎青菜加入米粥内，稍煮片刻即可。

功效解析：此粥色美、酥烂，含有丰富的蛋白质、碳水化合物、钙、铁、磷及多种维生素，能够提供宝宝生长发育所需的营养。

🍲 红薯粥

材料：红薯半个，粳米50克，白糖适量。

做法：

1 将红薯洗净，连皮切成块；粳米淘洗干净。

2 将粳米、红薯及清水适量放入锅中，置火上，煮粥，待粥好后，加白糖调味即可。

功效解析：红薯中含有人体所需的多种营养物质，适合断奶期宝宝食用。

鸡汤南瓜泥

材料：鸡胸肉1块，南瓜1小块。

做法：

1 将鸡胸肉放入淡盐水中浸泡半小时，然后将鸡胸肉剁成泥，加入1大碗水煮；将南瓜去皮，放另一只锅内蒸熟，用勺子研成泥。

2 当鸡肉汤熬成1小碗的时候，用消过毒的纱布将鸡肉颗粒过滤掉，将鸡汤倒入南瓜泥中，再稍煮片刻即可。

功效解析：鸡胸肉具有温中、益气、补虚、活血、健脾胃、强筋骨的功效，对营养不良、怕冷、容易疲劳、贫血的宝宝来说，鸡胸肉还是非常好的食疗食物。

牛肉软饭

材料：白萝卜25克，牛肉50克，粳米50克。

做法：

1 牛肉洗净，切碎；白萝卜洗净，去皮，切小块；粳米淘洗干净，放水在电饭煲内煮成软饭。

2 将牛肉汆烫后煮熟，放入白萝卜，炖至软烂，加入少许盐，盖在软饭上边喂给宝宝，边吃边拌。

功效解析：白米饭中含量最高的营养物质是碳水化合物，可以为宝宝的生长发育提供足够的热量。

水果面包

材料：面包1片，酸奶2小匙，宝宝喜欢的水果少许。

做法：

1 将面包的硬边去掉，切片，涂上2小匙酸奶。

2 水果洗净，切薄片或切碎，放在面包上。

3 将面包卷起包好后切成适合宝宝入口的小块即可。

功效解析：面包中主要的营养物质是碳水化合物，此外还含有一定量的蛋白质、脂肪、维生素等。

牛奶鸡蛋羹

材料：鸡蛋1个，牛奶1杯，白糖10克。

做法：

1 将鸡蛋的蛋白与蛋黄分开，把蛋白打至起泡待用。

2 锅内加入牛奶、蛋黄和白糖，混合均匀用小火煮一会儿，再用勺子一勺一勺把打好的蛋白放入牛奶蛋黄锅内稍煮即可。

功效解析：牛奶中除了含有丰富的优质蛋白质，还含有大量的脂肪、水、乳糖、B族维生素、钙、磷、铁、钾等营养物质。

🍲 鱼肉豆腐

材料：豆腐100克，鱼肉50克，西红柿1/4个，鱼汤半碗，白糖、葱、姜、料酒各少许。

做法：

1 将鲜鱼洗净，切成小段，放入锅中，加水、葱、姜、料酒上火煮至开锅，然后把鱼块捞出去掉鱼骨、皮和刺，用勺研碎。

2 把豆腐放入开水中余烫后捞出放入小碗内用勺研碎。

3 把鱼肉末和豆腐末放在一起，再加鱼汤和切碎的西红柿及少许白糖，上火煮至糊状即可食用。

功效解析：豆腐中的维生素B$_{12}$含量相对较高，可帮助宝宝提高造血机能、维护宝宝的神经系统健康。

🍲 豆腐蛋花羹

材料：豆腐100克，鸡蛋1个，水淀粉、葱、盐各少许。

做法：

1 将豆腐先在沸水中浸泡数分钟，去掉豆腥味，切成小块备用。

2 把小块豆腐放入锅中煮热，加入盐、葱末，再将打匀的鸡蛋倒入锅中，与豆腐一起搅拌，最后加少许水淀粉，边煮边搅拌成羹状，即可喂食。

功效解析：这道辅食可帮助宝宝补充蛋白质，促进宝宝的骨骼生长。

🍲 煎蛋饼

材料：面粉50克，鸡蛋1个，牛奶、蜂蜜各少许。

做法：

1 鸡蛋磕入碗中，搅拌均匀，加少许牛奶和蜂蜜混合拌匀，然后再放面粉，用适量水调和成稀糊。

2 平底锅里放适量植物油，置火上，烧热后，把调好的鸡蛋羹倒入平底锅上摊平，用小火煎5分钟即可。

功效解析：鸡蛋营养丰富，是4个月以上的宝宝的理想营养食物。

🍲 番茄猪肝

材料：番茄半个，猪肝50克，洋葱半个，盐少许。

做法：

1 将番茄置于滚水中烫过，取出剥去外皮，切碎；猪肝洗净，切碎；洋葱洗净，切碎。

2 切碎的猪肝取2小匙，切碎的洋葱取1小匙同时放入锅内，加水或肉汤煮，然后加入番茄、盐少许稍煮，搅匀即可。

功效解析：西红柿中的苹果酸、柠檬酸等有机酸，能促进胃液分泌，加强宝宝对脂肪和蛋白质的消化吸收能力，对肠胃不好、食欲不振的宝宝来说是比较理想的食物。

草莓麦片粥

材料：麦片50克，草莓4颗，蜂蜜少许。

做法：

1 将水放入锅内烧开，下入麦片煮2~3分钟。

2 将草莓用勺子背研碎，再加入少许蜂蜜混合均匀，然后放入麦片锅内，边煮边搅拌，稍煮片刻即可。

功效解析：草莓中所含的胡萝卜素能够在宝宝的体内转化成维生素A，不但能维持宝宝骨骼的正常发育，还具有明目养肝、帮宝宝预防夜盲症的作用。

10~12个月宝宝辅食

小馒头

材料：面粉适量，发酵粉少许，牛奶1大匙。

做法：

1 将面粉、发酵粉、牛奶和在一起揉匀，放入冰箱15分钟后取出。

2 将面团切成3份，揉成小馒头。

3 将小馒头放入上汽的笼屉蒸15分钟。

功效解析：此馒头含有丰富的维生素E，以及钙、磷、铁及帮助消化的淀粉酶、麦芽糖酶等，非常适合此阶段的宝宝食用。

南瓜饭

材料：南瓜1片，米50克，白菜叶1片，高汤适量，香油和盐少许。

做法：

1 南瓜去皮，切成碎粒。

2 白米洗净，加汤泡后，放在电饭煲内，加水煮，待水沸后，加入南瓜粒、白菜叶煮至米、瓜糜烂，加入少许香油、盐调味即可。

功效解析：南瓜有驱除蛔虫、绦虫的功效。

🍲 南瓜菠菜面

材料：干细面条30克，南瓜50克，菠菜20克，鸡蛋半个，高汤半碗，酱油少许。

做法：

1 将干细面条对折，煮软后用冷水洗净，沥干水；南瓜切薄片；菠菜洗净，去根，放入锅中加水煮过后泡冷水，捞出，沥干水后切碎。

2 将高汤和南瓜倒入锅内，加热，煮软，加入面条和菠菜继续煮，待煮沸后加入少许酱油调味，再倒入打匀的鸡蛋，煮至半熟状态即可。

功效解析：香甜的南瓜搭配营养的菠菜，既合宝宝口味又利于宝宝生长发育。

🍲 鱼蛋饼

材料：洋葱10克，鱼肉20克，鸡蛋半个，黄油、奶酪各适量。

做法：

1 将洋葱切成碎末；鱼肉煮熟，放入碗内研碎。

2 将鸡蛋磕入碗内，加入鱼泥、洋葱末搅拌均匀，成馅。

3 平底锅置火上，放入黄油烧热，将馅做成小圆饼，放入油锅内煎炸，煎好后把奶酪浇在上面即可。

功效解析：此饼含维生素C和胡萝卜素以及磷脂等，可补充身体及大脑所需营养素。

🍲 豆腐饭

材料：大米150克，豆腐150克，青菜50克，肉汤和水各适量。

做法：

1 将大米淘洗干净，放入小盆内加入清水，上笼蒸成软饭，待用。

2 将青菜择洗干净切成末；豆腐放入开水中煮一下，切成末。

3 将米饭放入锅内，加入适量肉汤一起煮，煮软后加豆腐、青菜末稍煮即可。

功效解析：豆腐营养丰富，含有铁、钙、磷、镁等人体必需的多种矿物质。

🍲 红枣花生粥

材料：花生米20粒，红枣5枚，大米30克，白糖适量。

做法：

1 将花生米洗净去皮放锅中加清水煮至六成熟，再加入枣继续煮烂，将煮熟的红枣去皮核后和花生米一同研成泥备用。

2 将米淘洗干净放入锅中，加清水煮成稀粥。

3 粥熟后，倒入红枣花生泥，加白糖，搅拌均匀即可出锅。

功效解析：花生含有人体所必需的氨基酸，可促进脑细胞的新陈代谢，促进宝宝智力发育。

肉蛋丸子

材料：肉馅100克，鸡蛋1个，高汤适量，葱末、姜末、料酒、盐、香油、清水和水淀粉各适量。

做法：

1 将肉馅放入盆内，放入葱姜末、盐、香油、清水各少许，用筷子搅至有黏性后，把肉馅挤成15个小丸子待用。

2 将鸡蛋和水淀粉调成较稠的蛋粉糊。

3 将蛋粉糊放入油锅内炒匀，随即逐个加入丸子，炸至八成熟时，捞出装入小碗内，浇点高汤，加入精盐、料酒、葱姜末，调好味，上笼蒸1分钟即可。

功效解析：可以为宝宝生长发育提供丰富的蛋白质、脂肪、维生素及矿物质等营养物质，还能锻炼宝宝的咀嚼能力。

水果藕粉

材料：藕粉1大匙，香蕉、梨、苹果各适量。

做法：

1 将藕粉加适量水调匀；水果去皮，切成细末。

2 锅置火上，加适量水烧开，倒入调匀的藕粉，用小火慢慢熬煮，边熬边搅动，熬至透明为止。

3 加入切碎的水果，稍煮即可。

功效解析：此羹味香甜，易于消化吸收，含有丰富的碳水化合物以及钙、铁、磷和维生素等，是宝宝良好的保健食品。

牛肉萝卜汤

材料：瘦牛肉50克，萝卜50克，豌豆10粒，盐少许。

做法：

1 牛肉洗净，切小块；萝卜切成与牛肉同样大小；豌豆切碎。

2 在锅内放入适量水、盐、牛肉和萝卜，煮沸后转小火，并捞掉汤面浮起的渣沫。

3 将切碎的豌豆加入锅中，煮至变软即可。

功效解析：牛肉中蛋白质的含量很高，对正值生长发育旺盛期的宝宝来说无疑是一款极好的强身健脑的食物。

冬瓜蛋花汤

材料：冬瓜50克，鸡蛋半个，鸡汤半碗，盐少许。

做法：

1 将冬瓜去皮，切片；鸡蛋磕入碗内，搅匀待用。

2 将植物油放入锅内，热后下入冬瓜煸炒几下，加入鸡汤半碗烧开，淋入鸡蛋液一半，加入少许盐即可。

功效解析：冬瓜为高钾低钠的食物，每100克含钾78毫克，含钠仅1.8毫克，对改善机体的钾/钠比值，无疑有明显的作用。

🍲 牛肉蛋花汤

材料：剁碎的牛肉150克，西芹50克，鸡蛋1个，番茄1个，盐、胡椒粉、料酒、清水各适量。

做法：

1 西芹洗净，切成小粒，用开水烫一下；番茄去皮切碎；鸡蛋磕入碗内，搅散，备用。

2 将牛肉、清水放入锅内，烧滚后，改用小火炖煮熟，加入盐和胡椒粉调味，然后放入西芹末、番茄末，待滚烫后淋入鸡蛋液，烹入少许料酒即可。

功效解析：牛肉中的维生素B$_6$可以帮助宝宝增强免疫力，促进身体对蛋白质的代谢和合成，有助于满足宝宝快速生长对蛋白质的需要。

🍲 紫菜猪肉汤

材料：紫菜15克，猪瘦肉150克，葱花、姜、料酒、肉汤、盐各适量。

做法：

1 将紫菜用清水泡发后去杂；将猪肉洗净，下沸水锅氽烫，捞出洗去血水剁成末。

2 烧热锅放入肉末煸炒，放入料酒，炒至水干，注入肉汤，加入葱、姜、盐，煮至肉熟。

3 加入紫菜烧沸，出锅装入汤碗即可。

功效解析：猪肉除了为宝宝提供丰富的优质蛋白质和必需的脂肪酸外，还含有大量的有机铁和促进铁吸收的半胱氨酸，对为宝宝补充铁质、预防和改善缺铁性贫血具有很大的帮助。

🍲 洋葱奶酪汤

材料：洋葱1个，鸡汤半碗，奶酪1片。

做法：

1 将洋葱洗净，切成长条。

2 将鸡汤、清水、切好的洋葱一起倒入汤锅中，煮沸后，转小火继续熬煮大概40分钟至大部分的洋葱都化入汤中。

3 将奶酪片加进汤中搅拌至充分溶解即可。

功效解析：洋葱中的硫醇、三硫化物等含硫化合物能刺激胃、肠及其他消化腺分泌消化液，促进消化，增进食欲，帮助宝宝治疗消化不良、食欲不振等病症。

🍲 金针菇鸡汤

材料：金针菇100克，鸡肉200克，姜、葱、盐各适量。

做法：

1 金针菇洗净，撕开；鸡肉洗净，切片。

2 油锅烧热，将姜片、葱末爆香，倒入鸡肉片炒，加酱油和开水烧，然后倒入金针菇一起煮。

3 起锅时放盐调味即可。

功效解析：金针菇所含的各种氨基酸中，赖氨酸的含量特别高，这对促进宝宝对食物中蛋白质的吸收和利用、促进生长发育、增强免疫力、增强宝宝的中枢神经组织功能具有十分重要的意义。

🍲 洋葱牛排

材料：牛肉200克，洋葱1个，鸡蛋1个，葡萄酒、清汤各适量，盐、酱油、白糖、水淀粉各少许。

做法：

1 洋葱洗净切成末；牛肉洗净剁成蓉；洋葱与牛肉放一大碗内，并加盐、酱油、白糖少许，鸡蛋1个，葡萄酒数滴，水淀粉少许，拌和均匀。

2 将牛肉和洋葱平铺在涂油盘中，上笼蒸成牛肉饼，冷却后用刀切成小牛肉排，排列于盆中。

3 炒锅加热，放入少许油，煸炒洋葱出香味，加入少许清汤、酱油、白糖稍煮片刻，加入水淀粉勾芡，淋在牛肉排上即可。

功效解析：洋葱中的大蒜素是天然的广谱抗菌剂，不但可以抑制痢疾杆菌、伤寒杆菌等细菌的繁殖，还对葡萄球菌、肺炎球菌等细菌有明显的灭杀作用，可以帮助宝宝预防痢疾、伤寒、肺炎等疾病。

🍲 猕猴桃果羹

材料：猕猴桃2个，苹果半个，香蕉半根，梨半个，白糖、水发银耳、清水、淀粉各适量。

做法：

1 将猕猴桃洗净后，用纱布包好，挤出汁，放入锅中，加入白糖、清水煮沸；银耳洗净，上笼蒸一会儿，撕成小片。

2 苹果、香蕉、梨去皮、去核，切成丁，和银耳一起放入猕猴桃汁中，再次煮沸。

3 用清水调开淀粉，慢慢倒入锅内的果羹中，边煮边搅，煮沸即可。

功效解析：猕猴桃除了维生素C，还含有丰富的氨基酸、B族维生素、维生素E、胡萝卜素、碳水化合物、钙、磷、铁、钾、镁等多种营养成分，可以为宝宝补充比较全面的营养。

🍲 蘑菇芦笋汤

材料： 芦笋250克，蘑菇（鲜蘑）100克，木耳（干）50克，酱油、盐、胡椒粉、香油各少许。

做法：

1 芦笋切去老部，再切薄片；蘑菇去泥沙放入锅中，用开水烫一下冲冷，切片；木耳切成同芦笋一样的薄片。

2 炒锅置火上，放入适量清水，加入盐、胡椒粉煮开，再入芦笋、蘑菇、木耳同煮2分钟，倒入装有酱油、香油的碗内即可。

功效解析： 芦笋中的维生素A可以帮宝宝维持骨骼、牙齿、上皮组织的正常发育，预防夜盲症。芦笋中的维生素C可以帮助宝宝提高对铁的吸收利用率，预防缺铁性贫血，并能保护宝宝的血管，帮助宝宝预防坏血病。

🍲 西蓝花浓汤

材料： 西蓝花50克，牛奶1大匙，土豆20克，橄榄油1大匙，盐少许。

做法：

1 将西蓝花洗净，分成小朵；土豆洗净，煮熟，去皮后切成小块。

2 锅中倒入橄榄油，放入西蓝花和土豆翻炒均匀后，加入适量清水，滚开后转中火继续煮5~8分钟。

3 将煮好的西蓝花、土豆连汤倒入搅拌机中，搅拌成糊状，之后重新倒入锅中，加入牛奶再次煮开，加盐调味即可。

功效解析： 西蓝花中含丰富的蛋白质、维生素C，此外，西蓝花含有丰富的胡萝卜素、叶酸等营养物质，并且口感脆嫩，味道鲜美，是蔬菜中的精品。

🍲 芦笋汤

材料： 鲜青芦笋6根，鲜奶油半杯，洋葱半个，牛奶1杯，面粉1小匙，盐、胡椒粉各少许。

做法：

1 将芦笋切成小段，用清水煮一下；洋葱洗净，切片。

2 锅置火上，油烧热，倒入洋葱片略炒一下，加入面粉，陆续注入煮芦笋的水以及少许胡椒粉和盐。

3 煮沸后，滤去渣，将汤倒入汤锅内，加入牛奶及鲜奶油，不停搅拌，稍煮即可。

功效解析： 芦笋中的B族维生素，具有促进细胞的生长和分裂、调节新陈代谢、增强免疫系统和神经系统的功能、维持皮肤和肌肉健康的功效，可预防贫血、脚气病、神经炎、角膜炎、口角炎、消化不良等多种疾病。